Lesenswert

vor der Arbeit

als Pflegehelfer/in

auf der Station

für Brandverletzte.

MARTIN STERLING

Inhaltsverzeichnis

« *In der Abteilung für schwere Verbrennungen kann man sagen, dass die Spannung immer auf dem Höhepunkt ist ... aber zum Glück sind wir Experten darin, mit den heißesten Situationen umzugehen!* »

Einleitung :

Die entscheidende Rolle des Pflegers in der Abteilung für Brandverletzte

Ein Beruf im Herzen der
Schmerztherapie und der Rehabilitation

- Definieren Sie die Abteilung für Brandverletzte

Die Abteilung für Brandverletzte ist eine Spezialabteilung in Krankenhäusern, die sich der Behandlung von Patienten mit schweren und großflächigen Verbrennungen widmet. Diese Verletzungen können durch Unfälle im Haushalt, in der Industrie, durch Naturkatastrophen oder auch durch absichtliche oder unabsichtliche Vorfälle verursacht werden. Sie betreffen nicht nur die Haut, sondern auch andere lebenswichtige Systeme wie das Kreislauf- und das Atmungssystem.

Die Behandlung von Brandverletzten erfordert einen multidisziplinären Ansatz, bei dem ein komplettes Team aus Ärzten, Krankenpflegern, Physiotherapeuten, Psychologen, plastischen Chirurgen und Pflegekräften zusammenarbeitet. Jede Fachkraft spielt eine bestimmte Rolle bei der Behandlung, doch häufig ist es der Pfleger, der an vorderster Front steht und den Komfort und das Wohlbefinden des Patienten in einem hochtechnischen und oft intensiven Pflegeumfeld gewährleistet.

In dieser Abteilung ist die Haut nicht nur ein verletztes Organ, sondern auch die entscheidende Grenze zwischen dem Patienten und potenziellen Infektionen. Die zentrale Herausforderung besteht darin, diese Barriere wiederherzustellen und dabei schwere Komplikationen wie systemische Infektionen)Sepsis), hypovolämische Schocks und Organversagen zu vermeiden. Neben der unmittelbaren Reanimation, die das Flüssigkeitsmanagement und die Stabilisierung der Vitalfunktionen umfasst, konzentriert sich die Abteilung für Brandverletzte auf die Wundheilung, die Vermeidung von Kontrakturen und die physische und psychologische Rehabilitation des Patienten.

Neben dem rein technischen Aspekt der Pflege ist die Abteilung für Brandverletzte auch ein Ort, an dem Menschlichkeit und

Mitgefühl die Oberhand gewinnen müssen. Patienten durchleben häufig Phasen starker Schmerzen und Ängste, die manchmal durch das Bewusstsein der bleibenden Narben und zukünftigen körperlichen Einschränkungen noch verstärkt werden. Daher sind Schmerzmanagement, psychologische Unterstützung und die Begleitung bei der Akzeptanz des veränderten Körperbildes unverzichtbare Dimensionen dieses Dienstes.

Eine Besonderheit der Abteilung für schwere Verbrennungen ist schließlich die Dauer der Behandlung. Im Gegensatz zu anderen Abteilungen, in denen der Patient schnell ein- und ausgecheckt wird, bleiben die Patienten hier oft wochen- oder monatelang im Krankenhaus. Dies erfordert ein rigoroses Vorgehen, eine tadellose Organisation, aber auch die Fähigkeit, Beziehungen zu den Patienten aufzubauen, sie langfristig zu begleiten und eine hohe Belastbarkeit zu zeigen. Es ist ein Dienst, in dem es keine Routine gibt und in dem jeder Tag neue Herausforderungen mit sich bringt, die es zu bewältigen gilt, während man gleichzeitig daran erinnert wird, wie wichtig Empathie bei der Pflege ist.

- Die Stellung der Pflegekraft im pluridisziplinären Team
Die Pflegekraft nimmt eine zentrale Stellung im multidisziplinären Team der Abteilung für Verbrennungen ein und spielt eine unverzichtbare Rolle, die weit über die Ausführung technischer Aufgaben hinausgeht. Als echte Stütze im Pflegealltag steht er an vorderster Front bei der Betreuung der Patienten, indem er sowohl deren Komfort und Sicherheit gewährleistet als auch die Arbeit der anderen Teammitglieder wie Ärzte, Krankenpfleger und Physiotherapeuten erleichtert. Die Pflegekraft ist das Bindeglied zwischen den verschiedenen Berufsgruppen und dem Patienten und sorgt für eine kontinuierliche und reibungslose Pflege, die für die Genesung dieser oft schwer verletzten Patienten von entscheidender Bedeutung ist.

Seine Anwesenheit beim Patienten ist nahezu konstant. Er kümmert sich um viele grundlegende Aspekte der Pflege, wie z. B. das Waschen, das Beziehen von Betten, die Nahrungs- und

Flüssigkeitszufuhr, aber diese Aufgaben nehmen im Zusammenhang mit Brandverletzten eine viel komplexere Dimension an. Jeder Handgriff muss sorgfältig ausgeführt werden und auf den besonderen Zustand des Patienten abgestimmt sein. Bereits die Neupositionierung eines Patienten kann starke Schmerzen verursachen, weshalb der Pflegehelfer äußerst behutsam und aufmerksam vorgehen muss. In Zusammenarbeit mit dem Pflegepersonal ist er auch am Verbandwechsel beteiligt, einem heiklen und schmerzhaften Verfahren, bei dem seine moralische und physische Unterstützung des Patienten von entscheidender Bedeutung ist.

Die Rolle des Pflegehelfers beschränkt sich jedoch nicht auf diese direkte Pflege. Er spielt eine wesentliche Rolle bei der klinischen Überwachung der Patienten. Da er ständig mit den Patienten in Kontakt ist, ist er oft der Erste, der subtile Veränderungen im Zustand des Patienten bemerkt, wie z. B. zunehmende Schmerzen, Anzeichen einer Infektion oder eine Verschlechterung des Allgemeinzustands. Diese Beobachtungen, die er mit Pflegekräften und Ärzten teilt, ermöglichen eine schnellere Reaktion bei der Behandlung von Komplikationen, was bei diesen extrem anfälligen Patienten manchmal über Leben und Tod entscheiden kann.

Die Pflegekraft ist auch ein wichtiger Akteur in der psychologischen Dimension der Pflege. Menschen mit schweren Verbrennungen durchleben Momente großer emotionaler Not. Der anfängliche Schock des Unfalls, die körperlichen Schmerzen, die Angst vor den langfristigen Folgen und die Konfrontation mit dem veränderten Körperbild sind Faktoren, die die Patienten psychisch schwächen. Der Pfleger wird durch seine Nähe und Verfügbarkeit oft zu einer beruhigenden Figur für den Patienten. Manchmal ist er sogar die einzige Person, an die sich der Patient wenden kann, um seine Ängste zu äußern oder einfach etwas Trost zu finden. In diesen Momenten des täglichen Austauschs beweist der Pflegehelfer ein großes Einfühlungsvermögen, indem er dem Patienten zuhört und ihm eine entscheidende moralische Unterstützung bietet.

Innerhalb des multidisziplinären Teams sorgt der Pflegehelfer auch für eine reibungslose Kommunikation zwischen den verschiedenen Berufsgruppen. Er beteiligt sich an der Informationsweitergabe zwischen den Teams, was für die Gewährleistung der Kontinuität der Pflege, insbesondere bei Teamwechseln, von entscheidender Bedeutung ist. Die Beobachtungen, die er im Laufe des Tages macht, sind wertvoll für Krankenpfleger, Ärzte, aber auch für Physiotherapeuten und Psychologen, die ihre Maßnahmen an die Entwicklung des Zustands des Patienten anpassen. Er ist also nicht nur ein Ausführender der täglichen Aufgaben, sondern ein vollwertiges Mitglied des Teams, dessen Meinungen und Beobachtungen berücksichtigt werden, um die Betreuung jedes einzelnen Patienten anzupassen.

Schließlich ist der Krankenpflegehelfer in Zusammenarbeit mit anderen Gesundheitsfachkräften aktiv an der Rehabilitation des Patienten beteiligt. Indem er den Patienten hilft, ihre Selbstständigkeit allmählich wiederzuerlangen, bringt er ihnen einfache, aber grundlegende Dinge bei, wie sich zu waschen oder anzuziehen, die nach einer schweren Verbrennung zu einer echten Herausforderung werden können. Dieser Bildungsaspekt ist entscheidend, um die Rückkehr des Patienten nach Hause vorzubereiten, und die Pflegekraft spielt bei diesem Übergang eine entscheidende Rolle.

- Die erforderlichen menschlichen und beruflichen Qualitäten

Die Arbeit als Pflegehelfer/in in der Abteilung für Brandverletzte erfordert eine einzigartige Kombination aus menschlichen und beruflichen Qualitäten. Dieser Dienst, der Sie täglich mit extremen Situationen von Schmerz, Leid und Not konfrontiert, erfordert hohe technische Fähigkeiten, vor allem aber tiefes Einfühlungsvermögen, die Fähigkeit, mit emotional belastenden Situationen umzugehen, und eine hohe persönliche Belastbarkeit. Die erforderlichen Qualitäten sind nicht nur die, die man üblicherweise von einem Pfleger erwartet, sondern sie müssen auch an die Besonderheiten dieses Kontextes angepasst werden, in dem der Mensch ständig im Mittelpunkt steht.

Die erste wesentliche Eigenschaft ist Empathie. Angesichts von Patienten, die intensive Momente physischen und psychischen Leidens durchmachen, muss der Pflegehelfer in der Lage sein, sich in ihre Lage zu versetzen, ihren Schmerz und ihre Notlage zu verstehen, ohne sich jedoch überwältigen zu lassen. Empathie ermöglicht es, eine Vertrauensbeziehung zum Patienten aufzubauen, eine Beziehung, die unerlässlich ist, damit der Patient die Pflege akzeptieren kann und sich während des gesamten Pflegeprozesses unterstützt fühlt. Es geht nicht einfach darum, technische Aufgaben zu erledigen, sondern darum, den Patienten zuzuhören, auf ihre emotionalen Bedürfnisse einzugehen und sie in den Momenten zu begleiten, in denen sie am verletzlichsten sind. In der Abteilung für Brandverletzte, wo die Schmerzen oft akut und chronisch sind, ist die Fähigkeit, präsent zu sein und ein wohlwollendes Zuhören anzubieten, von entscheidender Bedeutung.

Geduld ist eine weitere unverzichtbare Eigenschaft. Die Heilung von Patienten mit Verbrennungen ist oft ein langer und komplizierter Prozess, der von Perioden des Fortschritts gefolgt von Rückfällen geprägt ist. Die Pflege ist oft wiederholend und schmerzhaft, und es dauert lange, bis sich sichtbare Ergebnisse einstellen. Die Pflegekraft muss daher sowohl mit den Patienten als auch mit sich selbst viel Geduld aufbringen. Jede kleine Geste zählt, jede noch so kleine Verbesserung ist ein Sieg, und man muss angesichts der täglichen Herausforderungen ruhig und ausdauernd bleiben können. Diese Geduld ist auch im Umgang mit den Familien der Patienten erforderlich, die sich unter Umständen hilflos und überfordert fühlen. Der Pfleger nimmt eine Vermittlerrolle ein und hilft ihnen, den Heilungsprozess zu verstehen und trotz aller Schwierigkeiten Hoffnung zu haben.

Strenge ist eine berufliche Eigenschaft, die in dieser Art von Dienst nicht verhandelbar ist. Die Pflege von Patienten mit schweren Verbrennungen ist nämlich äußerst technisch und komplex. Die geringste Abweichung bei der Anwendung von Hygieneprotokollen, Verbänden oder Behandlungen kann zu schwerwiegenden Komplikationen führen, insbesondere zu lebensbedrohlichen Infektionen. Der Krankenpflegehelfer muss daher bei der Durchführung jeder Pflegemaßnahme eine unerschütterliche Strenge an den Tag legen, sich genau an die festgelegten Protokolle halten und darauf achten, dass die aseptischen Normen eingehalten werden. Sie müssen auch auf die kleinsten Details achten, denn die Überwachung von Anzeichen einer Infektion oder eines Verfalls kann manchmal subtil sein und erfordert ständige Wachsamkeit. Diese Gründlichkeit bei der täglichen Arbeit geht mit einem ausgeprägten Verantwortungsbewusstsein einher, denn die Patienten verlassen sich auf die Genauigkeit und das Engagement jedes einzelnen Teammitglieds.

Eine weitere wichtige Eigenschaft ist die physische und psychische Ausdauer. Die Tage auf der Station für Brandverletzte sind oft lang, anstrengend und emotional belastend. Der Pfleger ist mit Situationen extremer Schmerzen, sichtbaren körperlichen Leiden, hilflosen Patienten und manchmal auch mit Todesfällen konfrontiert. Es bedarf daher einer großen inneren Stärke, um sich von diesen Emotionen nicht überwältigen zu lassen und dabei menschlich und verfügbar zu bleiben. Ebenso wichtig ist körperliche Ausdauer, denn die Pflege von Brandopfern kann körperlich sehr anspruchsvoll sein. Zwischen dem häufigen Wechseln von Verbänden, der Neupositionierung der oft unbeweglichen Patienten und dem Umgang mit schweren Geräten muss der Pflegehelfer in der Lage sein, diese Arbeitsbelastung zu bewältigen, ohne dass die Qualität der Pflege beeinträchtigt wird.

Die Fähigkeit, im Team zu arbeiten, ist ebenfalls von größter Bedeutung. Die Abteilung für Brandverletzte beruht auf einer engen Zusammenarbeit zwischen den verschiedenen Gesundheitsfachkräften: Ärzten, Krankenpflegern, Physiotherapeuten, Psychologen, Chirurgen und Pflegekräften. Jeder hat eine bestimmte Rolle zu spielen, aber es ist der Zusammenhalt des Teams, der den reibungslosen Ablauf der

Pflege gewährleistet. Der Pflegehelfer muss daher in der Lage sein, effektiv mit den anderen Teammitgliedern zu kommunizieren, wichtige Informationen über die Entwicklung des Patienten weiterzugeben und sich aktiv an Diskussionen und Entscheidungen über die Pflege zu beteiligen. Er muss sich auch an die unterschiedlichen Arbeitsstile seiner Kollegen anpassen können, flexibel sein und immer bereit sein, seine Hilfe anzubieten, wenn es nötig ist.

Schließlich ist Resilienz vielleicht die wesentlichste Eigenschaft in der Abteilung für Brandverletzte. Die tägliche Arbeit in einer Umgebung, in der Schmerz und Leid allgegenwärtig sind, kann auf lange Sicht anstrengend sein. Resilienz ermöglicht es dem Pfleger, seine Arbeit trotz aller Schwierigkeiten weiterhin mit Engagement und Menschlichkeit auszuführen. Dazu gehört die Fähigkeit, den eigenen Stress zu bewältigen, bei Bedarf Abstand zu gewinnen und Wege zu finden, um neue Kraft zu schöpfen, um einer Erschöpfung vorzubeugen. Resilienz ermöglicht es auch, jeden neuen Tag optimistisch anzugehen und sich trotz der täglichen Herausforderungen auf die positiven Auswirkungen zu konzentrieren, die man auf das Leben der Patienten haben kann.

Physischer und psychologischer Einsatz

• Umgang mit Stress und Emotionen angesichts von Leiden
Der Umgang mit Stress und Emotionen angesichts von Leiden ist eine große Herausforderung für das Pflegepersonal, insbesondere in einer so intensiven Abteilung wie der für schwere Verbrennungen. Jeden Tag wird der Pfleger mit Situationen konfrontiert, in denen Schmerz, Not und manchmal auch der Tod allgegenwärtig sind. Diese Erfahrungen können besonders belastend sein und, wenn sie nicht richtig bewältigt werden, zu emotionaler und körperlicher Erschöpfung führen, die auch als Burn-out bezeichnet wird. Doch trotz des Drucks ist es von

entscheidender Bedeutung, für die Patienten präsent und voll verfügbar zu bleiben. Die Fähigkeit, mit Emotionen und Stress umzugehen, wird zu einer unverzichtbaren Kompetenz, sowohl um das eigene Wohlbefinden zu erhalten als auch um die Qualität der Pflege zu gewährleisten.

Einer der ersten Schritte bei der Stressbewältigung ist das Erkennen und Akzeptieren von Emotionen. Angesichts des Leidens von Patienten ist es normal, Traurigkeit, Hilflosigkeit und sogar Frustration zu empfinden. Diese Emotionen sind keineswegs ein Zeichen von Schwäche, sondern eine natürliche menschliche Reaktion auf schwierige Situationen. Es ist jedoch entscheidend, sie nicht zu unterdrücken oder zu ignorieren. Pflegende müssen lernen, diese Emotionen zu erkennen, sobald sie auftauchen, um besser mit ihnen umgehen zu können. Dies kann durch Momente der Selbstreflexion oder durch den Austausch mit Kollegen geschehen, die mit denselben Schwierigkeiten zu kämpfen haben. Gespräche im Team sind oft ein wirksames Mittel, um die Gefühle eigenen zu verbalisieren und zu verstehen, dass man mit diesen Herausforderungen nicht allein ist.

Bei der Stressbewältigung kommt es auch auf die Fähigkeit an, einen Schritt zurückzutreten. In der Abteilung für Brandverletzte ist die Behandlung oft dringend, komplex und die Situationen können sich schnell ändern. Dennoch ist es von entscheidender Bedeutung, dass Sie eine gewisse emotionale Distanz schaffen können. Das bedeutet nicht, unsensibel oder gleichgültig zu werden, sondern vielmehr eine Form von "professioneller Distanz" zu kultivieren, die es ermöglicht, effizient zu bleiben und gleichzeitig das eigene seelische Gleichgewicht zu schützen. Diese Distanz ist notwendig, um sich nicht vom Leid der Patienten überwältigen zu lassen und gleichzeitig eine wohlwollende und aufmerksame Haltung beizubehalten. Dieses Gleichgewicht zu finden, erfordert Erfahrung, aber auch eine gute Selbstkenntnis.

Die Unterstützung unter Kollegen ist ein weiterer Schlüsselaspekt bei der Stressbewältigung. Die Arbeit in der Abteilung für Brandverletzte setzt einen starken Teamzusammenhalt voraus, und das beschränkt sich nicht auf die Koordination der Pflege. Es ist von entscheidender Bedeutung, dass sich die Pflegekräfte aufeinander verlassen können, um ihre Emotionen zu teilen, Ratschläge auszutauschen und sich in schwierigen Zeiten gegenseitig zu unterstützen. Teamarbeit hilft nicht nur, die physische Belastung durch Aufgaben zu verteilen, sondern auch die emotionale Belastung zu lindern. Über seine Gefühle mit Kollegen zu sprechen, die die Herausforderungen des Berufs genau verstehen, hilft dabei, diese Gefühle zu normalisieren und sich mit seinem Leiden nicht isoliert zu fühlen.

Auch die Anwendung von Entspannungs- oder Stressbewältigungstechniken wie Meditation, tiefes Atmen oder regelmäßige körperliche Betätigung kann eine große Hilfe sein. Mit diesen Methoden können Sie die im Laufe des Tages angesammelten Spannungen lösen und zu einer gewissen Gelassenheit zurückfinden. Sich außerhalb des beruflichen Umfelds Zeit für sich selbst zu nehmen, ist für die Aufrechterhaltung eines guten Gleichgewichts zwischen Berufs- und Privatleben unerlässlich. Diese Zeit der Ruhe und Entspannung ist wichtig, um die Batterien wieder aufzuladen, negative Emotionen loszuwerden und mit mehr Ruhe und geistiger Klarheit an die Arbeit zurückzukehren.

Zum Umgang mit Emotionen gehört auch die Entwicklung einer persönlichen Resilienz, einer Fähigkeit, mit Schwierigkeiten konstruktiv umzugehen. Resilienz bedeutet nicht, dass man nie Stress oder Hilflosigkeit empfindet, sondern dass man lernt, trotz der Prüfungen wieder auf die Beine zu kommen. In der Abteilung für Brandverletzte wird diese Resilienz durch Erfahrung aufgebaut, aber auch durch die Verpflichtung, mit der Kernaufgabe des Berufs verbunden zu bleiben: den Patienten bei der Heilung zu helfen und sie bei ihrer physischen und psychischen Rehabilitation zu begleiten. Dieses Engagement verleiht den täglichen Anstrengungen einen Sinn und ermöglicht es, über die unmittelbaren Schwierigkeiten hinauszublicken.

Schließlich ist es von entscheidender Bedeutung, die eigenen Grenzen zu erkennen und zu wissen, wann man um Hilfe bitten muss. In einem Umfeld, in dem Patienten schwer krank sein können und das Leid allgegenwärtig ist, fühlen sich Pflegende nicht selten überfordert. Es ist wesentlich, zu akzeptieren, dass man nicht immer alles allein bewältigen kann und dass es normal ist, manchmal Müdigkeit oder emotionale Erschöpfung zu empfinden. Zu wissen, wie man innehält, sich eine Auszeit nimmt oder um psychologische Unterstützung bittet, ist ein Zeichen von beruflicher Reife und nicht von Schwäche. Viele Krankenhäuser bieten psychologische Unterstützung für Pflegekräfte an, und es ist wichtig, dass Sie nicht zögern, diese in Anspruch zu nehmen.

• Die Bedeutung von Teamarbeit: Solidarität und Resilienz
In der Abteilung für Brandverletzte ist die Bedeutung der Teamarbeit unbestritten. Die Behandlung von Patienten mit oftmals schweren und komplexen Verletzungen erfordert eine enge und ständige Zusammenarbeit zwischen verschiedenen Gesundheitsfachkräften. Keine Person, egal ob Arzt, Krankenschwester, Pfleger oder Physiotherapeut, kann die gesamte erforderliche Pflege alleine durchführen. Es ist der Solidarität innerhalb des Teams zu verdanken, dass die Pflege reibungslos und koordiniert abläuft und so die bestmögliche Nachsorge für die Patienten gewährleistet werden kann.

Die Art der Verletzungen, die in dieser Abteilung behandelt werden, erfordert ein schnelles und gut organisiertes Eingreifen. Verbrennungspatienten weisen komplexe Krankheitsbilder auf, und die Pflege muss äußerst präzise koordiniert werden. Ärzte, Chirurgen und Fachärzte treffen die klinischen Entscheidungen, während die Krankenpfleger die spezifischen Behandlungen und Pflegemaßnahmen durchführen. Die Pflegekraft hingegen sorgt für die Kontinuität der Pflege, indem sie die Hygienepflege durchführt, bei der Mobilisierung der Patienten hilft, auf

27

Anzeichen von Komplikationen achtet und vor allem die Patienten in Zeiten von Schmerzen und Not unterstützt. Alle diese Rollen sind voneinander abhängig, und diese Interdependenz bildet die solide Grundlage für die Teamarbeit.

Die Solidarität innerhalb des Teams ist von entscheidender Bedeutung, nicht nur um die Qualität der Pflege zu gewährleisten, sondern auch um ein gesundes Arbeitsklima aufrechtzuerhalten. Die Tage auf der Station für Brandverletzte sind lang und oft körperlich und emotional anstrengend. Indem sie Hand in Hand arbeiten, teilen die Teammitglieder nicht nur die Arbeitslast, sondern auch die emotionale Belastung. Ein Blick, ein aufmunterndes Wort oder eine punktuelle Hilfe bei einer besonders schwierigen Aufgabe kann für eine Pflegekraft, die sich in Schwierigkeiten befindet, den entscheidenden Unterschied ausmachen. In solchen Momenten zu wissen, dass man sich auf seine Kollegen verlassen kann, stärkt nicht nur den Zusammenhalt des Teams, sondern auch die Qualität der Patientenversorgung.

Die kollektive Resilienz, die durch Solidarität und gegenseitiges Vertrauen aufgebaut wird, ist ebenfalls ein Schlüsselfaktor für die Langlebigkeit und die Qualität der Arbeit in dieser Abteilung. Der Alltag des Pflegepersonals in der Abteilung für Brandverletzte ist oft von Situationen großen Leids, langsamen Fortschritten und manchmal von Verlusten geprägt. Diese emotional sehr intensiven Momente können jedes Teammitglied tief treffen. Resilienz wird jedoch durch kollektive Unterstützung aufgebaut, durch die Fähigkeit, Emotionen zu teilen und gemeinsam Abstand zu gewinnen. Teams, die zusammenhalten, können Schwierigkeiten überwinden und finden die Kraft, trotz aller Widrigkeiten weiterzumachen. Es ist diese Fähigkeit, sich gegenseitig zu unterstützen, emotionale Schocks zu verarbeiten und gemeinsam wieder aufzustehen, die es jedem ermöglicht, engagiert und motiviert zu bleiben.

Teamsitzungen und der tägliche Austausch spielen beim Aufbau dieser Resilienz eine entscheidende Rolle. Indem sie Erfahrungen austauschen, schwierige Fälle diskutieren und gemeinsame Lösungen finden, stärken die Pflegekräfte ihr Zusammengehörigkeitsgefühl und ihr gegenseitiges Vertrauen. Diese Momente des Austauschs verbessern nicht nur die Betreuung der Patienten, sondern lindern auch die emotionale Belastung, die jeder Einzelne trägt. Dieser Austausch fördert ein besseres Verständnis der Rollen jedes Einzelnen und ermutigt dazu, sich bei der Arbeit zu ergänzen, wodurch die Verantwortlichkeiten besser verteilt und die Erschöpfung des Einzelnen verhindert werden kann.

Ein weiterer grundlegender Aspekt der Teamarbeit in dieser Abteilung ist Bescheidenheit. Jedes Teammitglied bringt seine Fähigkeiten, aber auch seine Grenzen ein. Es ist von entscheidender Bedeutung, anzuerkennen, dass niemand alle Antworten hat oder alles alleine erledigen kann. Der Pflegehelfer ist z. B. bei bestimmten medizinischen Verfahren auf das Pflegepersonal angewiesen, ebenso wie sich die Ärzte auf die täglichen Beobachtungen der Pflegehelfer stützen, um die Behandlung anzupassen. Diese Anerkennung der spezifischen Fähigkeiten jedes Einzelnen ist in Verbindung mit einer offenen und respektvollen Kommunikation eine unverzichtbare Grundlage für den Aufbau eines effektiven und belastbaren Teams.

Schließlich fördert die Solidarität innerhalb des Teams ein ruhigeres und angenehmeres Arbeitsumfeld. Die Arbeit in einem so anspruchsvollen Umfeld wie der Arbeit mit Brandverletzten kann im Laufe der Zeit zu erheblichem Stress führen. Wenn die Beziehungen zwischen den Kollegen jedoch von Vertrauen, gegenseitiger Hilfe und Anerkennung geprägt sind, lässt sich dieser Stress besser bewältigen. Ein Arbeitsumfeld, in dem Wohlwollen und Zusammenarbeit herrschen, schafft eine Atmosphäre, die sowohl die individuelle als auch die kollektive Resilienz fördert. Die Pflegekräfte fühlen sich dann unterstützt und wertgeschätzt, was es ihnen ermöglicht, die täglichen Herausforderungen besser zu bewältigen und ihr Engagement für die Patienten aufrechtzuerhalten.

- Motivation und Durchhaltevermögen: Sinn im Alltag finden

Motivation und Durchhaltevermögen sind unverzichtbare Eigenschaften für die Arbeit auf der Verbrennungsstation, wo jeder Tag durch das körperliche Leiden der Patienten, die komplexe technische Pflege und die ständigen emotionalen Herausforderungen geprägt ist. Angesichts dieser zermürbenden Realitäten ist es für Pflegekräfte, insbesondere für Pflegehelfer, von entscheidender Bedeutung, einen tieferen Sinn in ihrer Arbeit zu finden, eine Motivationsquelle, die es ihnen ermöglicht, Tag für Tag weiterzumachen, trotz aller Schwierigkeiten und Momente der Entmutigung. Dieser Sinn, der weit über die Ausführung der täglichen Aufgaben hinausgeht, ist das, was das Durchhaltevermögen nährt und es ermöglicht, langfristig engagiert zu bleiben.

Die erste Quelle der Motivation kommt oft von der grundlegenden Aufgabe des Berufs: anderen Menschen in Momenten großer Verletzlichkeit zu helfen. In der Abteilung für Brandverletzte machen die Patienten intensive physische und psychische Belastungen durch, und der Pfleger ist eine der Schlüsselfiguren, die sie auf ihrem Weg durch die Behandlung begleiten. Allein das Wissen, dass jeder noch so kleine Handgriff zur Schmerzlinderung oder zur Förderung der Heilung beiträgt, ist eine starke Motivationsquelle. Jeder neu angelegte Verband, jede gründliche Körperpflege und jedes beruhigende Wort verschafft den Patienten spürbare Erleichterung, und diese direkte Auswirkung auf ihr Wohlbefinden verleiht den täglichen Handlungen einen Sinn. Für den Pfleger ist es eine unschätzbare Belohnung, einen Patienten zu sehen, der nach Wochen des Leidens und der Pflege beginnt, einen Hauch von Normalität zu erlangen, sich zu mobilisieren oder wieder zu lächeln, was ihm einen Motivationsschub zum Weitermachen verleiht.

Die menschliche Beziehung, die sich zu den Patienten aufbaut, ist ein weiterer Aspekt, der die Motivation nährt. In einer Abteilung, in der die Patienten oft wochen- oder monatelang im Krankenhaus bleiben, entstehen besondere Bindungen. Die

Pflegekraft wird zu einer ständigen Präsenz im Leben der Patienten, zu einem beruhigenden Bezugspunkt. Durch diese Beziehungen erhält die Arbeit ihren Sinn. Jeden Tag wird der Pflegehelfer nicht nur Zeuge der Schmerzen, sondern auch der Fortschritte, der Siege - und seien sie noch so klein - der Patienten auf ihrem Weg zur Genesung. Diese Momente der menschlichen Verbindung, des Austauschs und der Ermutigung sind entscheidend, um der täglichen Arbeit Tiefe zu verleihen, denn sie erinnern daran, dass hinter jeder technischen Pflege ein Mensch steht, der darum kämpft, seine Würde und seine Gesundheit wiederzuerlangen.

Die Motivation kann jedoch nicht ohne eine große Portion Durchhaltevermögen aufrechterhalten werden. In der Abteilung für Brandverletzte sind die Fortschritte oft langsam, die Herausforderungen zahlreich und Rückfälle möglich. Die Wundheilung ist ein langwieriger Prozess, Komplikationen wie Infektionen sind häufig, und die Patienten müssen oft Phasen der Entmutigung durchstehen. In diesem Zusammenhang ist Durchhaltevermögen unerlässlich. Die Pflegekraft muss wissen, wie sie in ihren Bemühungen beständig bleiben kann, auch wenn die Ergebnisse nicht sofort sichtbar sind. Diese Beharrlichkeit beruht auf der Überzeugung, dass jeder kleine Schritt zählt und dass trotz aller Hindernisse der Weg zur Heilung beschritten wird. Es ist diese Fähigkeit, engagiert zu bleiben und weiterzumachen, auch wenn sich die Herausforderungen häufen, die es ermöglicht, Momente der Entmutigung zu überwinden.

Sinn im Alltag zu finden bedeutet auch, sich Ziele zu setzen, sowohl persönliche als auch kollektive. Für den Pfleger kann dies bedeuten, sich auf die ständige Verbesserung seiner Fähigkeiten zu konzentrieren, auf die Qualität der Pflege, die er leistet, oder auf seine Fähigkeit, emotionale Unterstützung zu bieten, die immer besser auf die Bedürfnisse der Patienten abgestimmt ist. Wenn man konkrete Ziele hat, gibt man seiner Arbeit eine Richtung, fühlt sich in einer Dynamik des Fortschritts und nicht nur in einer bloßen Routine. Diese Ziele können bescheiden sein, wie z. B. einem besonders leidenden Patienten etwas mehr

Komfort zu verschaffen, oder ehrgeiziger, wie z. B. zur Verbesserung der Pflegepraxis in der Abteilung beizutragen. Dieses Gefühl des Fortschritts, selbst wenn er noch so klein ist, nährt die Motivation und gibt die Kraft, durchzuhalten.

Es ist auch wichtig zu betonen, dass Motivation und Ausdauer von Anerkennung genährt werden, egal ob sie von Patienten, Kollegen oder von einem selbst kommt. In einer so anspruchsvollen Abteilung wie der für Brandverletzte haben kleine Zeichen der Anerkennung eine immense Macht. Ein einfaches "Danke" eines Patienten oder das Lächeln einer dankbaren Familie reichen manchmal aus, um nach einem anstrengenden Tag neue Energie zu schöpfen. Ebenso stärkt die Anerkennung unter Kollegen durch Ermutigung oder Danksagung den Zusammenhalt des Teams und unterstützt jeden Einzelnen bei seiner Arbeit. Zu lernen, die kleinen Siege des Alltags zu erkennen und zu feiern, so bescheiden sie auch sein mögen, ist ein starkes Mittel, um in einer oft schwierigen Arbeit Sinn zu finden.

Schließlich hängt das Durchhaltevermögen in diesem Beruf von der Fähigkeit ab, auf sich selbst zu achten. Die Arbeit in einem Umfeld, in dem Schmerzen und Leiden allgegenwärtig sind, kann anstrengend sein, und es ist von entscheidender Bedeutung, dass man sich Auszeiten nehmen kann, um seine Batterien wieder aufzuladen. Das Gleichgewicht zwischen Berufs- und Privatleben muss gewahrt bleiben, um emotionale und körperliche Erschöpfung zu vermeiden. Sich Zeit zu nehmen, um neue Energie zu tanken, sich wieder mit den eigenen Bedürfnissen zu verbinden und ein Leben außerhalb der Arbeit zu pflegen, ist grundlegend, um langfristig motiviert zu bleiben. Nur wenn man sich um sich selbst kümmert, kann man sich auch weiterhin mit Energie und Wohlwollen um andere kümmern.

Kapitel 1

Verstehen

Verbrennungen und

die verschiedenen Phasen der Behandlung

Die verschiedenen Arten von Verbrennungen

- Thermische, chemische, elektrische und Strahlenverbrennungen

Verbrennungen sind komplexe Schädigungen der Haut und manchmal auch des tieferen Gewebes, die durch verschiedene Angriffsquellen verursacht werden. In der Abteilung für Brandverletzte werden vier Hauptarten von Verbrennungen unterschieden: thermische, chemische, elektrische und durch Strahlung verursachte Verbrennungen. Jede dieser Verbrennungen hat spezifische Merkmale in Bezug auf den Verletzungsmechanismus, den Schweregrad und die Behandlung. Für das Pflegepersonal ist das Verständnis dieser Unterscheidungen von entscheidender Bedeutung, da sie einen direkten Einfluss auf die Behandlungsstrategien, die Behandlung von Komplikationen und die Rehabilitation der Patienten haben.

Thermische Verbrennungen sind die häufigsten **Verbrennungen** und entstehen, wenn die Haut mit einer starken Hitzequelle in Berührung kommt. Dies kann durch Flammen, kochende Flüssigkeiten, heiße Gegenstände oder Dampf verursacht werden. Die Schwere der Verbrennung hängt von mehreren Faktoren ab, u. a. von der Temperatur der Wärmequelle und der Dauer des Kontakts. Eine kurze Exposition gegenüber starker Hitze kann zu tiefen Verbrennungen führen, während eine lang anhaltende mäßige Hitze ähnliche Schäden verursachen kann. Diese Verbrennungen betreffen die Haut auf verschiedenen Ebenen, von der Epidermis (oberflächliche Verbrennung) bis zur Dermis und in den schwersten Fällen bis zu den Muskeln und Knochen. Thermische Verbrennungen können zu Gewebenekrosen führen, und auf die lokale Entzündung folgen häufig Blasenbildung und ein starker Flüssigkeitsverlust. Die Behandlung von thermischen Verbrennungen erfordert ein schnelles Eingreifen, um die thermische Aggression zu stoppen, den betroffenen Bereich zu kühlen und eine Infektion zu verhindern, während die Schmerzen, die sehr stark sein können, kontrolliert werden.

Chemische Verbrennungen hingegen entstehen, wenn die Haut oder die Schleimhäute ätzenden Substanzen ausgesetzt werden. Diese Stoffe, wie Säuren, Basen oder bestimmte industrielle Lösungsmittel, können das Gewebe auch nach kurzem Kontakt weiter zerstören, da sie in die Zellstrukturen eindringen und mit ihnen reagieren. Vor allem Basen (Alkalien) neigen dazu, tiefere Verbrennungen zu verursachen als Säuren, da sie schneller durch die Hautschichten diffundieren. Chemische Verbrennungen sind oft heimtückisch, da die Läsionen möglicherweise nicht sofort sichtbar sind und sich nach der Exposition weiterentwickeln. Eines der ersten Ziele der Behandlung ist es, den chemischen Wirkstoff zu neutralisieren oder zu entfernen, was bedeutet, dass die betroffene Stelle gründlich und lange, manchmal mehrere Stunden lang, gespült werden muss. Der Schweregrad dieser Verätzungen hängt von der Konzentration der chemischen Substanz und der Dauer der Exposition ab, sie erfordern jedoch immer besondere Aufmerksamkeit, da sich die Läsionen auch nach Beendigung der Exposition weiter ausdehnen können.

Elektroverbrennungen unterscheiden sich von anderen **Verbrennungen** dadurch, dass die Schäden an der Oberfläche oft nicht sofort sichtbar sind. Wenn Elektrizität durch den Körper fließt, erzeugt sie im Inneren des Gewebes Hitze und verursacht dadurch erhebliche innere Verletzungen, die in den ersten Augenblicken unbemerkt bleiben können. Diese Verbrennungen treten in der Regel auf, wenn der Körper zwischen zwei Kontaktpunkten mit einer Stromquelle, wie Hochspannungskabeln oder defekten elektrischen Geräten, zu einem Leiter wird. Die entstehende Hitze kann zu tiefen Verbrennungen und sogar zu schweren Muskel- und Nervenschäden führen. Aufgrund der Auswirkungen von Elektrizität auf das Herzsystem werden elektrische Verbrennungen auch mit Herzrisiken wie Herzrhythmusstörungen in Verbindung gebracht. Die Behandlung von Elektroverbrennungen umfasst nicht nur die Behandlung der sichtbaren Verbrennungen, sondern auch die Überwachung innerer, oft schwerwiegender Komplikationen wie Herzschäden, Organversagen und das Logensyndrom, bei dem der Muskeldruck aufgrund der inneren Verletzungen ansteigt.

Strahlenverbrennungen schließlich werden hauptsächlich durch die Einwirkung von ultravioletten (UV) Strahlen oder ionisierender Strahlung verursacht. Zu den bekanntesten Beispielen gehören schwere Sonnenbrände und Verbrennungen, die durch eine Strahlentherapiebehandlung verursacht werden. In extremen Fällen wie Atomexplosionen oder Industrieunfällen mit radioaktiven Stoffen können die Verbrennungen noch viel schwerwiegender sein. Ionisierende Strahlung schädigt die DNA der Zellen, wodurch die Fähigkeit des Gewebes, sich zu regenerieren, gestört wird, was die Heilung erheblich verlangsamt. Diese Verbrennungen können oberflächlich sein, wie bei einem Sonnenbrand, aber bei intensiverer Bestrahlung können sie tief in die Haut eindringen und systemische Schäden verursachen. Strahlenverbrennungen erfordern ein langfristiges Management, da die Zellschäden zu Spätkomplikationen führen können, einschließlich Hautgeschwüren und Krebs.

• Die Klassifikationen: Tiefe, Ausdehnung und Schweregrad
Die Klassifizierung von Verbrennungen ist entscheidend, um den Schweregrad der Verletzungen zu beurteilen und die medizinische Behandlung zu lenken. Sie beruht auf drei Hauptkriterien: Tiefe, Ausdehnung und Schweregrad der Verbrennung. Diese Parameter bestimmen nicht nur die Prognose, sondern auch die Behandlungsstrategien, da jede Art von Verbrennung eine spezifische Vorgehensweise erfordert, sei es bei der Sofortversorgung oder bei der langfristigen Rehabilitation.

Die **Tiefe** der Verbrennung ist eines der ersten Elemente, die berücksichtigt werden. Sie bezieht sich auf die Tiefe des Gewebes, das von der Verletzung betroffen ist. Es gibt verschiedene Grade der Verbrennung, die jeweils einer mehr oder weniger tiefen Schädigung der verschiedenen Hautschichten entsprechen.

- **Verbrennungen ersten Grades** sind die oberflächlichsten **Verbrennungen**. Sie betreffen nur die Epidermis, die äußere Hautschicht. Sie zeichnen sich durch eine Rötung, eine leichte Entzündung und mäßige Schmerzen aus, bilden aber keine Blasen. Ein typisches Beispiel ist ein leichter Sonnenbrand. Diese Verbrennungen heilen in der Regel innerhalb weniger Tage narbenfrei ab, da sich die Epidermis schnell regeneriert.

- **Verbrennungen zweiten Grades** betreffen sowohl die Epidermis als auch die Dermis, die tiefere Hautschicht. Sie werden wiederum in zwei Unterkategorien unterteilt: oberflächlicher zweiter Grad, bei dem nur der obere Teil der Dermis betroffen ist, und tiefer zweiter Grad, bei dem die Verbrennung einen größeren Teil der Dermis betrifft. In beiden Fällen bilden sich Blasen, und die Schmerzen sind aufgrund der Beteiligung von Nervenenden in der Dermis oft sehr stark. Oberflächliche Verbrennungen zweiten Grades heilen in der Regel innerhalb von zwei bis drei Wochen ohne größere Narben ab, während tiefere Verbrennungen unter Umständen Narben hinterlassen und eine chirurgische Behandlung erfordern, um die Wundheilung zu fördern.

- **Verbrennungen dritten Grades** zerstören die Epidermis, die Lederhaut und greifen auf das darunter liegende Gewebe über, einschließlich der Muskeln und manchmal auch der Knochen. Diese Verbrennungen sind besonders schwerwiegend, da sie die Nervenenden schädigen, weshalb die Patienten in den direkt verbrannten Bereichen möglicherweise keine Schmerzen verspüren. Die Haut erscheint weißlich, verkohlt oder bräunlich und hat eine harte Textur. Eine spontane Regeneration der Haut ist nicht möglich, und diese Verbrennungen erfordern in der

Regel Hauttransplantationen, um eine Heilung zu ermöglichen.

Das zweite Schlüsselkriterium bei der Klassifizierung von Verbrennungen ist **das Ausmaß** der betroffenen Körperoberfläche. Diese Bewertung erfolgt in der Regel als Prozentsatz der Gesamtkörperoberfläche, wobei Hilfsmittel wie die Wallace-Neuner-Regel verwendet werden, die den Körper in Bereiche einteilt, die bei Erwachsenen jeweils etwa 9 % der Gesamtkörperoberfläche ausmachen. Beispielsweise entfallen auf jeden Arm etwa 9 %, auf jedes Bein 18 %, auf den Rumpf 36 % und auf den Kopf 9 %. Bei Kindern sind die Proportionen etwas anders, was vor allem auf den proportional größeren Kopf zurückzuführen ist.

Das Ausmaß einer Verbrennung ist für die Beurteilung des Gesamtschweregrads von entscheidender Bedeutung. Eine Verbrennung, die einen großen Teil des Körpers betrifft, kann zu einem massiven Flüssigkeitsverlust durch die verletzte Haut führen, was schnell einen hypovolämischen Schock auslösen kann. Daher erfordern Verbrennungen, die mehr als 15-20 % der Körperoberfläche bei einem Erwachsenen oder 10 % bei einem Kind bedecken, häufig eine intensive Flüssigkeitsreanimation, um den Plasmaverlust auszugleichen und eine angemessene Perfusion der lebenswichtigen Organe aufrechtzuerhalten. Außerdem steigt mit dem Ausmaß der Verbrennung das Risiko von Komplikationen wie Infektionen und Organversagen.

Das Kriterium der **Schwere** schließlich berücksichtigt sowohl die Tiefe als auch die Ausdehnung und andere erschwerende Faktoren. Eine Verbrennung kann anhand dieser verschiedenen Parameter als geringfügig, mittelschwer oder schwer eingestuft werden. Geringfügige **Verbrennungen** sind in der Regel oberflächlich, bedecken eine kleine Körperoberfläche (weniger als 10 % bei Erwachsenen) und betreffen keine kritischen Bereiche wie Hände, Gesicht oder Genitalien. Diese Verbrennungen können oft ambulant mit Verbandspflege und begrenzter Überwachung behandelt werden.

Mittelschwere bis schwere Verbrennungen hingegen umfassen Verbrennungen zweiten oder dritten Grades, die mehr als 10 % der Körperoberfläche betreffen, sowie alle Verbrennungen, die funktionell wichtige Bereiche betreffen (Gesicht, Hände, Füße, Gelenke) oder mit Inhalationsverletzungen, Knochenbrüchen oder anderen Traumata einhergehen. Elektrische und chemische Verbrennungen werden aufgrund ihres Potenzials für innere Verletzungen ebenfalls als schwer eingestuft, auch wenn die betroffene Körperoberfläche relativ klein ist.

Auch die **Lokalisation der Verbrennungen** ist ein Faktor, der die Prognose erschweren kann. So können beispielsweise Verbrennungen im Gesicht und am Hals zu Atemwegskomplikationen führen, insbesondere wenn Rauch oder giftige Gase eingeatmet werden. Verbrennungen an Händen oder Füßen stellen ein besonderes Risiko für Kontrakturen und Funktionsverlust dar und erfordern eine spezielle Behandlung, um die Mobilität und Funktion der Gelenke zu erhalten.

Der Schweregrad wird auch durch das Alter und den allgemeinen Gesundheitszustand des Patienten beeinflusst. Ältere Menschen und Kleinkinder sind anfälliger für Verbrennungen, da ihre Haut dünner ist und ihre Fähigkeit, sich nach Hautverletzungen zu erholen, eingeschränkt ist. Ebenso entwickeln Patienten mit Komorbiditäten wie Diabetes oder Herzproblemen eher schwere Komplikationen, und ihr Heilungsprozess verläuft oft langsamer.

- Diagnose und Auswirkungen auf die Prognose

Die **Diagnose von Verbrennungen** ist ein entscheidender Schritt, um das Ausmaß der Verletzungen zu beurteilen, den Schweregrad der Situation zu bestimmen und das therapeutische Management zu lenken. Sie beruht auf einer schnellen und systematischen Bewertung von Schlüsselfaktoren wie Tiefe, Ausdehnung, Lokalisation und zugrunde liegende Mechanismen der Verbrennung. Eine genaue Diagnose ermöglicht nicht nur die Entscheidung über Sofortmaßnahmen, sondern auch die Vorhersage potenzieller Komplikationen und die Formulierung einer Prognose, die den kurz- und langfristigen Behandlungsansatz lenkt.

Der erste Schritt der Diagnose beruht auf **der klinischen Beurteilung** der Verbrennungen, die bei der Aufnahme des Patienten durchgeführt werden sollte. Die Untersuchung beginnt in der Regel mit einer Einschätzung der **Tiefe** der Verbrennungen. Oberflächliche Verbrennungen (ersten Grades) betreffen nur die Epidermis und äußern sich durch eine Rötung und mäßige Schmerzen, aber ohne Blasenbildung. Im Gegensatz dazu führen tiefere Verbrennungen (zweiten und dritten Grades) zu schweren Schädigungen der Lederhaut und des darunter liegenden Gewebes mit Blasenbildung, Zerstörung von Nervenenden und Gewebenekrosen. Die genaue Bestimmung des Tiefengrads ist für die Ausrichtung der Behandlung von entscheidender Bedeutung, da tiefe Verbrennungen häufig einen chirurgischen Eingriff, einschließlich Hauttransplantationen, erfordern, während oberflächliche Verbrennungen mit konservativer Pflege heilen können.

Ein weiteres entscheidendes Element der Diagnose ist die Beurteilung **des Ausmaßes der verbrannten Körperoberfläche**. Das Ausmaß der Verbrennung wird in der Regel als Prozentsatz der Gesamtkörperoberfläche (TKO) gemessen, wobei bei Erwachsenen die Neuner-Regel oder bei Kindern die genauere Lund-Browder-Tabelle verwendet wird. Eine ausgedehnte Verbrennung von mehr als 20 % der Körperoberfläche bei Erwachsenen oder 10 % bei Kindern erfordert eine umfangreiche Flüssigkeitsreanimation, um einen hypovolämischen Schock zu vermeiden, eine der schwersten Komplikationen bei schweren Verbrennungen. Das Ausmaß der Verbrennung steht in direktem Zusammenhang mit dem Risiko systemischer Komplikationen wie Infektionen, multiviszeralem Versagen und Elektrolytstörungen, was die Prognose erheblich beeinflusst.

Die **Lokalisation der Verbrennungen** spielt ebenfalls eine Schlüsselrolle bei der Diagnose und hat wichtige Auswirkungen auf die Prognose. Verbrennungen, die das Gesicht, den Hals oder die oberen Atemwege betreffen, können zu schweren respiratorischen Komplikationen führen, insbesondere wenn Rauch oder toxische Gase eingeatmet werden. Diese Verbrennungen erfordern eine schnelle und spezialisierte Behandlung, um Ödeme der Atemwege zu verhindern und eine ausreichende Sauerstoffzufuhr zu gewährleisten. Verbrennungen an Händen, Füßen oder Gelenken wiederum stellen ein erhöhtes Risiko für Kontrakturen und langfristigen Funktionsverlust dar. In diesen Fällen hängt die funktionelle Prognose von der Qualität der Rehabilitation und der rekonstruktiven Chirurgie ab, aber diese Patienten benötigen häufig eine langfristige Nachsorge, um behindernde Folgeerscheinungen zu verhindern.

Die Beurteilung der **Mechanismen** der **Verbrennung** ist ein weiterer wichtiger Bestandteil der Diagnose. Thermische, chemische, elektrische oder radiologische Verbrennungen haben jeweils Besonderheiten, die ihren Verlauf beeinflussen. Elektrische Verbrennungen beispielsweise können an der Oberfläche harmlos erscheinen, aber zu schweren inneren Verletzungen führen, einschließlich tiefer Muskelverbrennungen, Nervenschädigungen und Herzstörungen. Chemische Verbrennungen können das Gewebe noch lange nach dem ersten Kontakt mit dem Ätzmittel weiter zerstören und erfordern daher ein längeres Waschen und eine sorgfältige Überwachung. Wenn man die Ursache der Verbrennung genau erkennt, kann man diese spezifischen Komplikationen vorhersehen und sie angemessen behandeln.

Ein wichtiger Bestandteil der Diagnose von schweren Verbrennungen ist die **Überwachung der Vitalzeichen und der biologischen Parameter**. Schwere Verbrennungen beeinträchtigen nicht nur die Haut, sondern auch das innere Gleichgewicht des Körpers. Der Verbrennungspatient ist einem Risiko für Dehydrierung, Infektionen und Organversagen ausgesetzt, insbesondere in Fällen, in denen die Verbrennung einen großen Teil des Körpers bedeckt. Mithilfe regelmäßiger biologischer Tests werden die Elektrolytwerte, die Nieren- und Leberfunktion überwacht und Dekompensationen festgestellt, die ein sofortiges Eingreifen erfordern würden. Auch auf Anzeichen einer Infektion sollte genau geachtet werden, da eine Sepsis eine der häufigsten Todesursachen bei Patienten mit schweren Verbrennungen ist.

Die Bedeutung einer frühen und genauen Diagnose liegt auch in ihren **Auswirkungen auf die Prognose**. Die Tiefe und das Ausmaß der Verbrennungen stehen in direktem Zusammenhang mit den Überlebenschancen und der Lebensqualität nach der Heilung. Oberflächliche Verbrennungen haben in der Regel eine gute Prognose und heilen innerhalb weniger Wochen mit minimalen oder gar keinen Narben. Tiefe oder großflächige Verbrennungen haben dagegen eine zurückhaltendere Prognose mit einem erhöhten Risiko für Infektionen, Organversagen und erhebliche funktionelle Nachwirkungen. Die Qualität der Erstversorgung, insbesondere die schnelle Flüssigkeitsreanimation und die Vermeidung von Infektionen, spielt eine Schlüsselrolle für den weiteren Verlauf des Patienten.

Die Prognose hängt auch von externen Faktoren wie **dem Alter** des Patienten und seinem allgemeinen Gesundheitszustand ab. Ältere Menschen, deren Wundheilungsfähigkeit eingeschränkt ist und die häufig unter Komorbiditäten leiden, haben bei schweren Verbrennungen eine zurückhaltendere Prognose. Ebenso benötigen Kleinkinder, deren Haut dünner und anfälliger ist, eine spezialisierte Behandlung. Patienten mit chronischen Erkrankungen wie Diabetes oder Herz-Kreislauf-Störungen sind ebenfalls anfälliger für Komplikationen nach einer Verbrennung und haben oft eine schlechtere Prognose, da ihre Fähigkeit, mit dem durch die Verbrennung verursachten physiologischen Stress umzugehen, eingeschränkt ist.

Schließlich muss auch die psychologische Beteiligung in die Gesamtprognose einbezogen werden. Schwere Verbrennungen haben oft große emotionale Auswirkungen, insbesondere aufgrund der bleibenden Narben und der Veränderungen des Körperbildes. Die psychologische Betreuung von Patienten mit Verbrennungen ist daher von entscheidender Bedeutung, um ihre

Lebensqualität langfristig zu verbessern. Die Behandlung von Schmerzen, Angststörungen und depressiven Symptomen sowie die Unterstützung bei der Akzeptanz ihres neuen Aussehens sind entscheidend für eine positive psychologische Prognose.

Die Phasen der Behandlung von Patienten mit Verbrennungen

- Die akute Phase: Verwaltung der ersten Hilfe

Die **Akutphase** der Behandlung von schweren Verbrennungen ist ein entscheidender Schritt, da sie die unmittelbare und langfristige Prognose der Patienten weitgehend bestimmt. Die ersten Stunden nach einer schweren Verbrennung sind besonders kritisch, da sie von einer Kaskade komplexer pathophysiologischer Reaktionen geprägt sind, die nicht nur die Haut, sondern alle Körpersysteme betreffen. Das Hauptziel in dieser Phase besteht darin, den Patienten zu stabilisieren, die Ausdehnung der Läsionen zu begrenzen und systemischen Komplikationen vorzubeugen. Das Erste-Hilfe-Management muss schnell, organisiert und auf der Grundlage genauer Protokolle erfolgen, um die Überlebenschancen zu maximieren und Langzeitfolgen zu minimieren.

Die erste Herausforderung in der Akutphase ist **die erste Einschätzung** des Zustands des Patienten. Diese Beurteilung folgt dem ABCDE-Protokoll, das die lebenswichtigen Funktionen priorisiert: Airway (Luftwege), Breathing (Atmung), Circulation (Blutkreislauf), Disability (neurologischer Zustand) und Exposure (Exposition, um das Ausmaß der Verbrennungen zu beurteilen). Wenn ein Patient in der Notaufnahme oder am Unfallort eintrifft, muss als erstes sichergestellt werden, dass die Atemwege frei sind und die Atmung adäquat ist. Dies ist besonders wichtig bei Patienten mit Verbrennungen im Gesicht oder am Hals, die durch das Einatmen von Rauch oder giftigen Substanzen ein Ödem in

43

den Atemwegen entwickeln können. In diesen Fällen kann eine frühzeitige Intubation erforderlich sein, um eine Atemwegsobstruktion zu verhindern.

Sobald die Atemwege gesichert sind, liegt der Schwerpunkt auf der **Atmung** und der Sauerstoffversorgung. Patienten, die giftige Dämpfe eingeatmet haben, insbesondere bei Haus- oder Industriebränden, sind gefährdet, Lungenschäden oder Kohlenmonoxidvergiftungen zu entwickeln, die zu einer Hypoxie führen können. Häufig ist die Verabreichung von hochkonzentriertem Sauerstoff erforderlich, um eine angemessene Sauerstoffversorgung wiederherzustellen und pulmonale Komplikationen zu vermeiden. Arterielle Blutgase können zur Überwachung des Sauerstoffgehalts und der Atemfunktion durchgeführt werden.

Auch die Steuerung des **Blutkreislaufs** ist eine Priorität. Bei großflächigen Verbrennungen kann der Flüssigkeitsverlust durch die beschädigte Haut schnell zu einem **hypovolämischen Schock** führen, einer Situation, in der das zirkulierende Blutvolumen gefährlich abnimmt, was zu Organversagen führt. Bei tiefen Verbrennungen wird die Hautbarriere zerstört, was zu einem hohen Plasmaverlust führt. Dieser Flüssigkeitsverlust muss schnell durch eine Flüssigkeitsreanimation ausgeglichen werden, bei der intravenöse Lösungen (meist Ringer-Laktat) verabreicht werden, um die Gewebeperfusion aufrechtzuerhalten und ein Multiorganversagen zu verhindern. Die Menge der verabreichten Flüssigkeit wird nach speziellen Formeln berechnet, z. B. nach der Parkland-Formel, die den Prozentsatz der verbrannten Körperoberfläche und das Gewicht des Patienten berücksichtigt.

Neben der Stabilisierung der Vitalfunktionen ist die **lokale Behandlung von Verbrennungen** eine weitere Priorität während der akuten Phase. Sobald sich der Zustand des Patienten stabilisiert hat, ist es entscheidend, die verbrannten Stellen direkt zu behandeln, um das Fortschreiten der Läsionen zu minimieren. Dies beginnt mit der **Kühlung der Brandwunden**, die dazu beiträgt, den thermischen Schaden zu begrenzen. Diese Kühlung sollte mit lauwarmem Wasser für 10 bis 20 Minuten erfolgen, da die Verwendung von zu kaltem Wasser zu einer Vasokonstriktion führen und den Zustand des Patienten verschlechtern kann, außerdem besteht die Gefahr einer Unterkühlung. Besondere Aufmerksamkeit gilt der Gesamtkörpertemperatur des Patienten, da Verbrennungen, insbesondere wenn sie großflächig sind, die Wärmeregulierung des Körpers beeinträchtigen können.

Die Verbrennungen sollten dann **mit sterilen,** idealerweise nicht verklebenden **Verbänden abgedeckt** werden, um die verletzten Stellen vor Infektionen zu schützen und eine gewisse Feuchtigkeit aufrechtzuerhalten, die die Wundheilung fördert. Es ist entscheidend, den Patienten vor Infektionen zu schützen, da der Verlust der Hautintegrität Verbrennungen zu einer bevorzugten Eintrittspforte für Krankheitserreger macht. Sterile Pflege und die prophylaktische Verabreichung von Antibiotika sind daher häufig erforderlich, insbesondere bei Patienten mit großflächigen oder tiefen Verbrennungen. Darüber hinaus werden regelmäßig bakteriologische Proben entnommen, um beginnende Infektionen zu erkennen.

Die **Schmerzbehandlung** ist ein unverzichtbarer Aspekt der Ersten Hilfe, da Verbrennungen oft extrem schmerzhaft sind. Wenn Schmerzen nicht richtig behandelt werden, können sie zu unerträglichem Leiden, Schock und zusätzlichen systemischen Komplikationen führen. Zur Linderung dieser Schmerzen werden frühzeitig Analgetika, häufig auf der Basis von Morphin oder anderen Opioiden, verabreicht. Gleichzeitig sind nicht-pharmakologische Maßnahmen, wie psychologischer Trost und moralische Unterstützung, ebenso wichtig. Das durch die Verbrennung und den Schmerz verursachte emotionale Trauma ist intensiv, und die psychologische Betreuung sollte bereits in dieser Anfangsphase beginnen.

Eine weitere Schlüsseldimension in der Akutphase ist die **Überwachung von sekundären Komplikationen.** Neben dem hypovolämischen Schock und Infektionen sind die Patienten je nach Ursache und Ausmaß der Verbrennung auch für spezifische

Komplikationen gefährdet. Elektrische Verbrennungen können beispielsweise Herzrhythmusstörungen verursachen, die eine ständige elektrokardiografische Überwachung erfordern. Ebenso erfordern chemische Verbrennungen längere Spülungen, um das ätzende Agens zu neutralisieren, und ihr Verlauf muss genau überwacht werden, um fortschreitende tiefe Verletzungen zu vermeiden. Das Pflegepersonal sollte auch auf respiratorische Komplikationen bei Patienten achten, die Rauch eingeatmet haben, und auf Anzeichen eines Lungenödems oder eines akuten Atemnotsyndroms (ARDS) achten.

Schließlich ist es über das unmittelbare medizinische Management hinaus von entscheidender Bedeutung, bereits in dieser akuten Phase eine **multidisziplinäre Koordination** zu integrieren. An der Abteilung für Brandverletzungen ist ein Team beteiligt, das aus plastischen Chirurgen, Reanimatoren, Physiotherapeuten, Psychologen, Krankenschwestern und -pflegern besteht, die eng zusammenarbeiten, um die Betreuung des Patienten zu optimieren. Von der ersten Behandlung an muss eine langfristige Vision der Rehabilitation des Patienten verfolgt werden, die nicht nur das Management der unmittelbaren Pflege, sondern auch die Planung künftiger chirurgischer Eingriffe, die Vermeidung funktioneller Folgen und die psychologische Betreuung einschließt.

- Die Stabilisierungsphase: die Rolle der Intensivpflege

Die **Stabilisierungsphase** bei Brandverletzungen erfolgt nach der Akutphase, wenn die vitalen Funktionen des Patienten zunächst gesichert sind. Sie ist eine wesentliche Phase, in der der Schwerpunkt auf der Aufrechterhaltung der physiologischen Stabilität und der Vermeidung von Komplikationen liegt. Diese Phase, die mehrere Tage oder sogar Wochen dauern kann, ist entscheidend, da sie die mittelfristige Entwicklung des Patienten bestimmt. Die Intensivpflege spielt in dieser Phase eine zentrale Rolle, indem sie eine kontinuierliche Überwachung gewährleistet und auf die besonderen Bedürfnisse jedes einzelnen

Verbrennungspatienten eingeht, dessen Zustand über einen längeren Zeitraum prekär bleiben kann.

Auf den speziellen **Intensivstationen** für Brandverletzte werden die Patienten ständig überwacht, um ihren Allgemeinzustand, ihre Atem-, Kreislauf- und Nierenfunktion sowie den Verlauf ihrer Verbrennungen zu beobachten. Eines der Hauptziele in dieser Phase ist die **Aufrechterhaltung des hämodynamischen Gleichgewichts, das** bei Brandverletzten häufig gestört ist. Der Flüssigkeitsverlust durch tiefe Verbrennungen setzt sich noch mehrere Tage nach dem Unfall fort und erfordert eine längere Flüssigkeitsreanimation. Die Herausforderung der Intensivpflege besteht darin, die Flüssigkeitszufuhr anzupassen, um diese Verluste auszugleichen, ohne eine Flüssigkeitsüberlastung zu verursachen, die zu Komplikationen wie einem Lungenödem führen könnte. Die Pflegeteams verwenden genaue Protokolle, die auf der Überwachung der klinischen Zeichen (Blutdruck, Diurese, Herzfrequenz) und der biologischen Parameter (Elektrolyte, Nierenfunktion) beruhen, um die Menge der verabreichten Flüssigkeit anzupassen.

Ein weiterer grundlegender Aspekt der Stabilisierung ist die **Überwachung der Atmung**, insbesondere bei Patienten, die Rauch eingeatmet oder Verbrennungen im Gesicht erlitten haben. Bei diesen Patienten besteht das Risiko eines Ödems der oberen Atemwege oder einer Lungenschädigung durch das Einatmen von Giftgasen. Inhalationsverbrennungen können zu schweren respiratorischen Komplikationen wie dem akuten Atemnotsyndrom (ARDS) führen, das eine spezialisierte Behandlung erfordert. In manchen Fällen müssen die Patienten mechanisch beatmet werden, um eine ausreichende Sauerstoffzufuhr zu gewährleisten und der Lunge die Möglichkeit zu geben, sich zu erholen. Ziel ist es, einen ausreichenden Sauerstoffgehalt aufrechtzuerhalten und gleichzeitig eine Verschlimmerung der bereits vorhandenen Lungenschäden zu vermeiden. Die Beatmungsintensivpflege umfasst nicht nur die künstliche Beatmung, sondern auch Behandlungen zur Vermeidung von Atemwegsinfektionen, wie z. B. nosokomiale

Pneumonien, die bei bettlägerigen Patienten mit Langzeitbeatmung sehr häufig vorkommen.

Die **Behandlung der Verbrennungen selbst** bleibt in dieser Phase eine große Herausforderung. Die lokale Versorgung der Verbrennungen, die bereits in der Akutphase begonnen hatte, wird auf der Intensivstation intensiv fortgesetzt. Die Verbände werden regelmäßig unter strengen Sterilitätsbedingungen gewechselt, um das Infektionsrisiko zu minimieren. Diese Verbandswechsel können besonders schmerzhaft sein und müssen oft unter Sedierung oder leichter Anästhesie durchgeführt werden, um das Leiden des Patienten zu begrenzen. Die Pflegeteams müssen besonders auf Anzeichen einer Infektion achten, da Verbrennungen Eintrittspforten für Krankheitserreger sind. Wenn Wundinfektionen nicht schnell behandelt werden, können sie sich zu einer Sepsis entwickeln, einer lebensbedrohlichen Komplikation bei Patienten mit Verbrennungen. Daher sind regelmäßige Probenentnahmen und eine strenge klinische Überwachung unerlässlich, um Infektionen in einem frühen Stadium zu erkennen und schnell mit geeigneten Antibiotika eingreifen zu können.

Die **Ernährungspflege** ist ein weiterer grundlegender Pfeiler der Intensivpflege in dieser Phase. Schwerbrandverletzte haben einen extrem hohen Nährstoffbedarf, da ihr Körper bei dem Versuch, die Verbrennungen zu heilen und Infektionen zu bekämpfen, viel Energie verbraucht. Der Grundumsatz von Verbrennungspatienten ist oft dramatisch erhöht, was bedeutet, dass sie eine weitaus höhere Kalorien- und Proteinzufuhr benötigen als ein Patient ohne Verbrennungen. Wenn dieser Nährstoffbedarf nicht gedeckt wird, besteht die Gefahr, dass der Patient einen katabolen Zustand entwickelt, bei dem Muskeln und Körpergewebe zur Energiegewinnung abgebaut werden, was seinen Allgemeinzustand erheblich schwächt und seine Heilungsfähigkeit beeinträchtigt. Die enterale Ernährung, die über eine nasogastrale Sonde direkt in den Verdauungstrakt verabreicht wird, wird häufig bevorzugt, um eine konstante und angemessene Versorgung zu gewährleisten. In Fällen, in denen eine enterale

Ernährung nicht möglich ist (z. B. bei einer Darmlähmung), kann eine parenterale Ernährung verwendet werden, bei der die Nährstoffe direkt über einen intravenösen Zugang verabreicht werden.

Neben der physischen Pflege nimmt die **psychologische Pflege** in dieser Stabilisierungsphase einen zentralen Platz ein. Das Trauma einer schweren Verbrennung ist nicht nur körperlich, sondern auch zutiefst emotional und psychologisch. Die Patienten wachen oft in einer medizinisch betreuten Umgebung auf, sind mit starken Schmerzen und langer Bewegungslosigkeit konfrontiert und beginnen, das Ausmaß ihrer Verletzungen zu begreifen. Der psychologische Schock der Situation kann zu Angstzuständen, Depressionen und Orientierungslosigkeit führen. In dieser Phase arbeiten die Teams der Intensivstation mit Psychologen zusammen, um den Patienten emotionale Unterstützung zu bieten, ihnen bei der Schmerzbewältigung und der Überwindung des anfänglichen Traumas zu helfen. Diese frühe Unterstützung ist entscheidend, um ihre Resilienz gegenüber künftigen Herausforderungen wie Operationen und Rehabilitation zu fördern.

Schließlich ist die Stabilisierungsphase auch die Zeit, in der man mit der Planung der **chirurgischen Eingriffe** beginnt, die für den Wiederaufbau der verbrannten Bereiche erforderlich **sind**. Bei tiefen Verbrennungen (zweiter und dritter Grad) sind häufig Hauttransplantationen erforderlich, um die Wundheilung zu ermöglichen. Während dieser Phase arbeiten die Chirurgen eng mit den Teams der Intensivstation zusammen, um den optimalen Zeitpunkt für den Eingriff zu bestimmen, wobei der Allgemeinzustand des Patienten berücksichtigt wird. Diese Eingriffe, bei denen offene Wunden mit gesunder Haut abgedeckt werden, die entweder autolog (vom Patienten selbst) oder von einem Spender stammt, sind entscheidend, um Infektionen zu verhindern und die Heilung zu beschleunigen. Bei der Operationsplanung werden auch die ästhetischen und funktionellen Bedürfnisse des Patienten berücksichtigt, mit dem

Ziel, die Narbenbildung zu minimieren und die Beweglichkeit der betroffenen Gelenke so weit wie möglich zu erhalten.

- Die Rehabilitationsphase: Wiederaufbau und Autonomie des Patienten

Die **Rehabilitationsphase** von Brandverletzten stellt einen entscheidenden Moment im Heilungsprozess dar, in dem sich der Schwerpunkt vom unmittelbaren Überleben auf den **körperlichen Wiederaufbau** und **die Wiederherstellung der Selbstständigkeit** des Patienten verlagert. Diese oftmals lange und komplexe Phase beginnt, sobald die lebenswichtigen Funktionen stabilisiert sind und die Verbrennungen zu heilen beginnen. Die Rehabilitation beschränkt sich jedoch nicht auf die Heilung der sichtbaren Wunden. Sie umfasst auch einen zutiefst menschlichen Aspekt: Sie soll dem Patienten helfen, sich wieder aufzubauen, nicht nur körperlich, sondern auch psychologisch und sozial, damit er wieder ein möglichst normales Leben führen kann.

Der **körperliche Wiederaufbau** ist eine der ersten Herausforderungen in der Rehabilitation. Nach schweren Verbrennungen kann die geschädigte Haut fehlerhaft heilen, was zu hypertropher Narbenbildung, Kontrakturen oder Verwachsungen führt, die die Beweglichkeit einschränken. Die von Verbrennungen betroffenen Körperbereiche sind oft steif, und die Gelenke können einen Großteil ihrer Flexibilität verlieren, insbesondere wenn die Verbrennungen Funktionsbereiche wie Hände, Füße oder das Gesicht betreffen. Die chirurgische Rekonstruktion wird dann zu einem entscheidenden Schritt. Sie kann **Hauttransplantationen** beinhalten, bei denen gesunde Haut von einem anderen Körperteil entnommen wird, um die tief verbrannten Bereiche zu ersetzen, oder **wiederherstellende Operationen**, die darauf abzielen, Kontrakturen zu lösen und die Gelenkbeweglichkeit zu verbessern. Diese Eingriffe werden schrittweise geplant und können mehrere Schritte erfordern,

50

wobei zwischen den einzelnen Operationen Erholungsphasen liegen.

Neben der Operation spielen Krankengymnastik und **Ergotherapie** eine entscheidende Rolle bei der körperlichen Rehabilitation. Sobald es der Zustand des Patienten zulässt, werden Rehabilitationsübungen eingeleitet, um Gelenkversteifungen vorzubeugen und die aktive Mobilität zu fördern. Diese Übungen sind oft schmerzhaft, vor allem wenn die Verbrennungen empfindliche Bereiche oder Gelenke betreffen. Sie sind jedoch unerlässlich, um die Selbstständigkeit des Patienten zu erhalten. Die Physiotherapie beschränkt sich nicht auf die Wiederherstellung der Mobilität, sondern zielt auch darauf ab, die durch die lange Immobilität geschwächten Muskeln zu stärken und die Koordination zu verbessern. Die Ergotherapie wiederum konzentriert sich auf die Rehabilitation der wichtigsten alltäglichen Handlungen wie Essen, Anziehen oder Schreiben. Ziel ist es, dem Patienten eine möglichst große Selbstständigkeit bei den Aktivitäten des täglichen Lebens zu ermöglichen, auch wenn bleibende Schäden zurückbleiben.

In diesem Zusammenhang spielt **Kompressionskleidung** auch eine entscheidende Rolle bei der Kontrolle von Narben. Nach einer Verbrennung heilt die Haut oft mit dicken Narben, den sogenannten hypertrophen Narben, die Juckreiz, Schmerzen und Verspannungen verursachen können. Um diese Auswirkungen zu minimieren, werden die Patienten mit Kompressionskleidung ausgestattet, die einen gleichmäßigen Druck auf die verbrannten Stellen ausübt, eine glattere Wundheilung fördert und das Auftreten übermäßiger Narben verringert. Diese Kleidung muss mehrere Monate oder sogar Jahre lang fast ständig getragen werden, was vom Patienten große Disziplin und Kooperation erfordert. Auch wenn das Tragen unbequem sein kann, sind sie für die Verbesserung des ästhetischen Erscheinungsbildes der Narben und der Funktionalität der verbrannten Bereiche von entscheidender Bedeutung.

Ein weiterer grundlegender Aspekt der Rehabilitation ist die **psychologische Unterstützung**. Schwerbrandverletzte sind mit drastischen Veränderungen ihrer körperlichen Erscheinung konfrontiert, was zu Körperbildstörungen, Ängsten und sogar Depressionen führen kann. Die psychologischen Auswirkungen einer Verbrennung sind oft genauso tiefgreifend wie die körperliche Verletzung. Die Konfrontation mit den manchmal entstellenden Narben und den Funktionseinschränkungen kann das Selbstwertgefühl untergraben und ein Gefühl der Entfremdung oder Frustration hervorrufen. Daher ist eine psychologische Betreuung von entscheidender Bedeutung, nicht nur, um dem Patienten zu helfen, seinen neuen Körper zu akzeptieren, sondern auch, um ihm zu helfen, hoffnungsvoll in die Zukunft zu blicken. Psychologen, Psychiater und Selbsthilfegruppen spielen in dieser Phase eine Schlüsselrolle, indem sie Raum zum Zuhören bieten und dem Patienten dabei helfen, seine Identität wieder aufzubauen. Die Unterstützung durch die Familie und die Angehörigen ist in diesem Prozess ebenfalls entscheidend, da sie die Resilienz und die Anpassung an eine neue Realität fördern kann.

Die **soziale Wiedereingliederung** ist ein weiterer wichtiger Bestandteil dieser Phase. Patienten mit Verbrennungen müssen oft lernen, sich an eine neue Art des Lebens mit ihren Narben anzupassen, sowohl in körperlicher als auch in sozialer Hinsicht. Die Rückkehr zu einem normalen Leben, sei es die Rückkehr zur Arbeit, die Wiederaufnahme sozialer Aktivitäten oder die Wiedererlangung einer gewissen Autonomie, kann mit Hindernissen verbunden sein. Die Gesellschaft kann manchmal einen stigmatisierenden Blick auf Menschen mit sichtbaren Narben haben, was das Gefühl der Isolation des Patienten noch verstärken kann. Die Rehabilitationsfachkräfte arbeiten daher nicht nur an der körperlichen Genesung, sondern auch an der **sozialen Rehabilitation**. Es können Workshops und Gruppentherapien durchgeführt werden, um den Patienten zu helfen, ihre Erfahrungen auszutauschen, sich gegenseitig zu unterstützen und sich auf die Rückkehr ins Berufsleben vorzubereiten. Auch Sensibilisierungsmaßnahmen für Arbeitgeber oder Schulen können in Betracht gezogen werden, um die Wiedereingliederung der Patienten in die Gesellschaft zu erleichtern.

Schließlich erfordert die **langfristige Rehabilitation** eine kontinuierliche Überwachung des Zustands des Patienten. Die Heilung von Verbrennungen und die Reifung der Narben können mehrere Jahre dauern. Während dieser Zeit können Anpassungen erforderlich sein, sei es in Bezug auf die Behandlung, die Operation oder die psychologische Unterstützung. Durch regelmäßige Nachsorge können Spätkomplikationen wie retraktive Narben oder chronische Schmerzen verhindert und sichergestellt werden, dass der Patient Fortschritte auf dem Weg zu einer besseren Lebensqualität macht. Die Rolle der Pflegekräfte und Spezialisten besteht darin, die Bedürfnisse des Patienten, die sich im Laufe der Zeit ändern können, im Auge zu behalten und die Maßnahmen entsprechend anzupassen.

Komplikationen bei Verbrennungen

* Infektionen: größtes Risiko und Prävention

Infektionen sind eines der größten Risiken für Patienten mit Verbrennungen, insbesondere für Patienten mit tiefen und großflächigen Verbrennungen. Die Haut, die normalerweise als Schutzbarriere gegen Krankheitserreger fungiert, ist bei diesen Patienten stark beschädigt, wodurch das innere Gewebe den Mikroben ausgesetzt wird. Diese Gefahr wird durch das schwache Immunsystem von Brandopfern verstärkt, das durch die thermische Aggression und den hohen Flüssigkeitsverlust geschwächt ist. Vor diesem Hintergrund wird die Vermeidung von Infektionen zu einer absoluten Priorität, da sie sich schnell zu schweren oder sogar tödlichen Komplikationen wie Sepsis entwickeln können.

Verbrennungen schaffen **ideale Bedingungen für die Entstehung von Infektionen**. Wenn die Haut zerstört ist, können

Mikroorganismen - vor allem Bakterien wie *Staphylococcus aureus*, *Pseudomonas aeruginosa* oder *Acinetobacter baumannii* - offene Wunden leicht besiedeln. Außerdem sammeln sich bei Verbrennungen Flüssigkeiten an, wodurch eine feuchte Umgebung entsteht, die das Bakterienwachstum begünstigt. Diese Situation ist umso gefährlicher, als die Bakterien in Krankenhäusern, insbesondere auf Intensivstationen für Brandverletzte, häufig multiresistent gegen Antibiotika sind. Der Umgang mit Infektionen erfordert daher ständige Wachsamkeit in Verbindung mit strengen Maßnahmen zur Vermeidung von Kontaminationen.

Die **Infektionsprävention** beruht in erster Linie auf strengen **aseptischen und hygienischen** Protokollen, die von allen Pflegekräften unermüdlich angewendet werden müssen. Jede Behandlung von Patienten mit Verbrennungen, sei es der Wechsel von Verbänden, die Verabreichung von Medikamenten oder der Umgang mit medizinischen Geräten, muss unter maximal sterilen Bedingungen erfolgen. Händewaschen, die Verwendung von sterilen Handschuhen, Masken und Kitteln sind grundlegende Handlungen, die unerlässlich sind, um die Übertragung von Keimen zu verhindern. Die Krankenhausumgebung, insbesondere die Zimmer von Patienten mit Verbrennungen, müssen regelmäßig desinfiziert werden, um das Risiko einer Kontamination mit opportunistischen Bakterien oder Pilzen zu minimieren. In einigen Fällen werden Patienten **isoliert**, nicht nur um sie vor Infektionen von außen zu schützen, sondern auch um die Übertragung von Keimen zwischen Patienten zu verhindern.

Einer der kritischsten Momente für die Vermeidung von Infektionen ist der **Verbandwechsel**, der nach strengen Protokollen für die sterile Pflege erfolgen muss. Brandwunden, insbesondere wenn sie tief oder großflächig sind, stellen eine direkte Eintrittspforte für Bakterien dar. Beim Verbandswechsel ist es unerlässlich, die Wunde gründlich zu reinigen, geeignete Antiseptika anzuwenden und auf Anzeichen einer beginnenden Infektion zu achten, wie z. B. Rötung, übler Geruch oder Eiterbildung. Auch die Verbände selbst spielen eine wichtige

Rolle bei der Infektionsprävention: Es gibt heute antimikrobielle Verbände, z. B. mit Silber, die kontinuierlich antiseptische Wirkstoffe freisetzen und helfen, das Bakterienwachstum zu kontrollieren.

Der Einsatz einer **Antibiotikaprophylaxe** kann in bestimmten Fällen in Betracht gezogen werden, insbesondere bei Patienten mit sehr großflächigen Verbrennungen oder bei Patienten mit hohem Infektionsrisiko. Der routinemäßige Einsatz von Antibiotika wird jedoch nicht empfohlen, da er die Entstehung von bakteriellen Resistenzen fördern kann. Antibiotika sollten gezielt auf der Grundlage der Ergebnisse mikrobiologischer Kulturen, die aus den Wunden entnommen wurden, verschrieben werden. Bei Verdacht auf eine Infektion werden regelmäßig Proben von verbranntem Gewebe oder Wundabstriche entnommen, um die verantwortlichen Keime zu identifizieren und die Antibiotikatherapie entsprechend anzupassen. Die Überwachung biologischer Parameter wie der Anzahl der weißen Blutkörperchen, des Fiebers oder der Ergebnisse von Blutkulturen ist ebenfalls unerlässlich, um frühe Anzeichen einer systemischen Infektion zu erkennen.

Eine der schwerwiegendsten Komplikationen bei Patienten mit Verbrennungen ist die **Sepsis**, die auftritt, wenn Bakterien aus einer infizierten Wunde in die Blutbahn gelangen und sich im gesamten Körper ausbreiten. Sepsis ist ein medizinischer Notfall, der zu Multiorganversagen und zum Tod führen kann, wenn er nicht schnell behandelt wird. Patienten mit Verbrennungen sind aufgrund des Verlusts der Hautbarriere und ihres geschwächten Immunsystems besonders anfällig für diese Komplikation. Zu den Warnzeichen einer Sepsis gehören hohes Fieber, ein beschleunigter Herzschlag, eine schnelle Atmung und ein niedriger Blutdruck. Die Behandlung einer Sepsis erfordert eine schnelle und massive Verabreichung von Breitbandantibiotika in Verbindung mit einer Intensivpflege zur Stabilisierung der lebenswichtigen Funktionen.

Neben der lokalen Pflege und der Verabreichung von Antibiotika spielt die **Ernährung** eine Schlüsselrolle bei der Vermeidung von Infektionen. Patienten mit Verbrennungen haben einen erhöhten Nährstoffbedarf, da ihr Körper große Mengen an Energie mobilisieren muss, um die Wunden zu heilen und Infektionen zu bekämpfen. Eine unzureichende Ernährung schwächt das Immunsystem und verlangsamt die Wundheilung, wodurch das Risiko von Infektionen steigt. Daher ist eine angepasste Ernährung, die reich an Proteinen, Kalorien und wichtigen Mikronährstoffen wie Zink und den Vitaminen C und A ist, unerlässlich, um die Immunantwort des Patienten zu unterstützen.

Eine **frühzeitige Rehabilitation** und die Mobilisierung der Patienten sind ebenfalls wichtige Elemente der Infektionsprävention. Eine längere Immobilisierung erhöht das Risiko von Infektionskomplikationen, insbesondere von Lungeninfektionen wie Lungenentzündung. Wenn Patienten ermutigt werden, sich zu bewegen, sobald ihr Zustand es zulässt, Atemübungen zu machen und regelmäßig die Position zu wechseln, trägt dies dazu bei, Infektionen aufgrund von Lungenstauung und geringer Darmmotilität zu verhindern.

• Hypovolämischer Schock und Multisystemschäden

Der **hypovolämische Schock** ist eine der gefürchtetsten Komplikationen bei Patienten mit schweren Verbrennungen und tritt meist in den ersten Stunden nach einer großflächigen und tiefen Verbrennung auf. Dieser Schock wird durch einen massiven Flüssigkeitsverlust über die verbrannten Hautstellen verursacht, der zu einer raschen Abnahme des zirkulierenden Blutvolumens führt. Die Haut als wichtige Barriere verhindert normalerweise einen übermäßigen Flüssigkeitsverlust, aber wenn sie zerstört wird, treten große Mengen an Körperflüssigkeiten aus, was zu einer schweren Dehydrierung führt. Wenn diese Situation nicht rasch behandelt wird, kann sie zu schweren **Multisystemschäden** führen, die das Überleben des Patienten gefährden.

Der Mechanismus des hypovolämischen Schocks bei Verbrennungsopfern beruht auf einer Reihe komplexer pathophysiologischer Reaktionen. Wenn eine Verbrennung die Haut zerstört, führt sie zu einem **direkten Verlust von Plasma** (intravasale Flüssigkeit) und zur Bildung eines Ödems um die verbrannten Stellen. Dieser Flüssigkeitsaustritt wird durch die massive, durch die Verbrennung hervorgerufene Entzündung verstärkt, die die Durchlässigkeit der Blutgefäße erhöht und es der Flüssigkeit ermöglicht, sich in dem beschädigten Gewebe anzusammeln. Infolgedessen gelangt eine große Menge Flüssigkeit außerhalb der Blutgefäße, wodurch sich das zirkulierende Blutvolumen verringert. Dieser **hypovolämische Schockzustand** äußert sich in einem niedrigen Blutdruck, einer verminderten Organperfusion und einer reduzierten Sauerstoffversorgung lebenswichtiger Gewebe.

Die klinischen Anzeichen eines hypovolämischen Schocks treten schnell auf: Der Patient leidet **unter Hypotonie** (niedriger Blutdruck), **Tachykardie** (beschleunigter Herzschlag) und **kalter, feuchter Haut,** die durch die periphere Vasokonstriktion verursacht wird. Die Verringerung des Blutvolumens führt auch zu **Oligurie** (verminderte Urinproduktion), da die Nieren, wenn sie weniger Blut erhalten, die Filtration von Flüssigkeiten reduzieren und so versuchen, die Wasserreserven zu erhalten. Ohne schnelle Behandlung führt diese mangelnde Durchblutung der Organe zu irreversiblen systemischen Schäden mit einem erhöhten Risiko des Multiorganversagens.

Die Behandlung des hypovolämischen Schocks beruht hauptsächlich auf der **Wiederbelebung von Flüssigkeit**. Dabei geht es darum, den Flüssigkeitsverlust durch die rasche Verabreichung von intravenösen Flüssigkeiten auszugleichen, in der Regel Ringerlaktat, eine Lösung, die der Zusammensetzung von Plasma nahe kommt und das Blutvolumen wiederherstellt, während das Elektrolytgleichgewicht erhalten bleibt. Die Menge der zu verabreichenden Flüssigkeit wird anhand spezieller Formeln berechnet, wie z. B. der Parkland-Formel, die die verbrannte Körperoberfläche und das Gewicht des Patienten berücksichtigt. Ziel ist es, eine angemessene Perfusion der lebenswichtigen Organe aufrechtzuerhalten, indem

Schlüsselindikatoren wie Blutdruck, Diurese (Menge des produzierten Urins) und Herzfrequenz überwacht werden.

Neben der Flüssigkeitsreanimation ist die **hämodynamische Überwachung** von entscheidender Bedeutung, um die Flüssigkeitszufuhr entsprechend der Reaktion des Patienten anzupassen. Es ist entscheidend, ein Gleichgewicht zu finden, da eine übermäßige Flüssigkeitszufuhr zu Komplikationen wie einem **Lungenödem** führen kann, bei dem sich Flüssigkeit in der Lunge ansammelt und die Atemfunktion beeinträchtigt. Gleichzeitig können in schweren Fällen vasopressorische Wirkstoffe eingesetzt werden, um den Blutdruck zu stützen und bei anhaltender Hypotonie die Durchblutung der Organe zu verbessern.

Wenn der hypovolämische Schock nicht schnell korrigiert wird, kann er zu schweren **Multisystemschäden** führen, die mehrere lebenswichtige Organe betreffen. Eines der ersten Organe, das leidet, ist die **Niere**, da die Blutdurchblutung abnimmt. Dieser Rückgang des renalen Blutflusses kann zu einem **akuten Nierenversagen** führen, das durch eine drastische Verringerung der glomerulären Filtration gekennzeichnet ist, was zu einer Ansammlung von Toxinen im Blut führt. Wenn dieses Nierenversagen nicht schnell behoben wird, kann es sich zu einem vollständigen Nierenversagen entwickeln, bei dem eine Dialyse erforderlich ist, um die Abfallstoffe aus dem Körper zu entfernen.

Das **Verdauungssystem** ist ebenfalls anfällig für die Auswirkungen eines hypovolämischen Schocks. Der verminderte Blutfluss zum Darm kann die Darmschleimhaut schädigen, was zu einer **Ischämie** (Sauerstoffmangel) des Gewebes und einem erhöhten Risiko für Darmgeschwüre und -perforationen führt. Dies ist besonders gefährlich, da es den Übergang von Darmbakterien in die Blutbahn begünstigen kann, was zu einer **Sepsis** beiträgt. Außerdem kann die Hypoperfusion der Leber zu **Leberversagen** führen, was sich auf den

Medikamentenstoffwechsel und die Produktion lebenswichtiger Proteine, wie z. B. Gerinnungsfaktoren, auswirkt.

Auch das **Atmungssystem** bleibt von den Folgen des hypovolämischen Schocks nicht verschont. Die verminderte Lungenperfusion kann in Verbindung mit den Entzündungseffekten von Verbrennungen zu schweren Atemwegskomplikationen wie dem **akuten Atemnotsyndrom (Acute Respiratory Distress Syndrome, ARDS)** führen. ARDS ist ein Zustand, bei dem die Lunge schwer geschädigt ist, wodurch der Gasaustausch gestört wird und es zu einer schweren Hypoxämie (Sauerstoffmangel im Blut) kommt. In diesen Fällen benötigen die Patienten häufig eine Atemunterstützung, wobei eine mechanische Beatmung eingeleitet wird, um eine ausreichende Sauerstoffzufuhr zu gewährleisten.

Das **Herz-Kreislauf-System** steht natürlich im Mittelpunkt des Problems. Ohne ausreichendes Blutvolumen hat das Herz Schwierigkeiten, das Blut zu pumpen, und kann übermäßig belastet werden, was zu **Herzversagen** führt. Dies kann vor allem bei Patienten mit Herzerkrankungen in der Vorgeschichte besorgniserregend sein. Wenn die kompensatorische Tachykardie zu lange anhält, kann sie die Reserven des Herzens erschöpfen und die Situation noch verschlimmern.

Darüber hinaus reagiert das **zentrale Nervensystem** äußerst empfindlich auf Schwankungen des Blutflusses und auf Hypoxie. Wenn das Gehirn nicht ausreichend mit Sauerstoff versorgt wird, kann dies zu **neurologischen Veränderungen** führen, die von Verwirrung bis hin zu Bewusstlosigkeit und in den schwersten Fällen zu irreversiblen Hirnschäden reichen können. Die Überwachung des mentalen Zustands des Patienten ist daher ein wertvoller Indikator für den Verlauf des hypovolämischen Schocks und der Hirndurchblutung.

- Narbenbildung und Keloidbildung

Die **Wundheilung** ist ein komplexer Prozess, der für die Heilung von Verbrennungen von entscheidender Bedeutung ist, aber häufig mit Komplikationen wie der **Keloidbildung** einhergeht. Dieser Prozess ist zwar natürlich, aber bei schweren Verbrennungen aufgrund der Größe und Tiefe der Hautverletzungen besonders heikel. Eine effektive Wundheilung zielt darauf ab, die Integrität der Haut wiederherzustellen, aber Ungleichgewichte in diesem Mechanismus können zur Bildung von hypertrophen Narben oder Keloiden führen, d. h. Anomalien der Wundheilung, die für den Patienten erhebliche funktionelle, ästhetische und psychologische Auswirkungen haben können.

Die Wundheilung verläuft in mehreren miteinander verknüpften Phasen: **Entzündung**, Zellproliferation und **Reifung**. Diese Phasen sind zwar für die Geweberegeneration notwendig, dauern bei Patienten mit schweren Verbrennungen jedoch länger und sind komplexer.

1. **Entzündungsphase**: Sie tritt unmittelbar nach der Verbrennung auf und dauert einige Tage. Sie ist die natürliche Reaktion des Körpers auf die Verletzung, mit einer Aktivierung der Immunzellen, die Trümmer und abgestorbenes Gewebe entfernen und gleichzeitig die Wunde auf die Heilung vorbereiten. In dieser Phase infiltrieren Entzündungszellen wie Makrophagen und Neutrophile, die den Bereich säubern und Zytokine absondern, chemische Signale, die andere Zellen anlocken, um mit der Gewebereparatur zu beginnen. Entzündungen sind notwendig, aber wenn sie überhand nehmen, können sie die Wundheilung verlangsamen und das Risiko von Komplikationen wie Infektionen erhöhen.

2. Proliferationsphase: In dieser Phase, die mehrere Tage bis einige Wochen dauert, bildet sich neues Gewebe. Zellen, die Fibroblasten genannt werden, werden rekrutiert, um Kollagen zu produzieren, ein Protein, das das Gerüst für das neue Hautgewebe bildet. Gleichzeitig bilden

Endothelzellen neue Blutgefäße (Angiogenese), um den heilenden Bereich zu versorgen. Die Epidermiszellen wandern ihrerseits, um die Wunde zu bedecken. Diese Phase ist entscheidend für den Wundverschluss, aber sie entscheidet auch über die Qualität der endgültigen Narbe. Wenn die Kollagenproduktion übermäßig stark oder unorganisiert ist, kann die Narbe dick und unregelmäßig werden.

3. **Reifungsphase**: In dieser letzten Phase, die mehrere Monate oder sogar Jahre dauern kann, ordnet sich das neu gebildete Kollagen neu und zieht sich zusammen, um der Haut ihre endgültige Struktur zu verleihen. Bei Patienten mit Verbrennungen ist dieser Reifungsprozess jedoch häufig gestört. Bei einer normalen Wundheilung wird das Kollagen allmählich abgebaut und die Narbe wird dünner und weicher. Bei manchen Patienten ist dieser Regulationsmechanismus jedoch beeinträchtigt, was zur Bildung hypertropher Narben oder Keloide führt.

Entstehung von Keloiden

Keloide sind Auswüchse von Narbengewebe, die sich übermäßig über die Grenzen der ursprünglichen Wunde hinaus ausdehnen. Im Gegensatz zu hypertrophen Narben, die innerhalb der Wundgrenzen bleiben, aber dick und erhaben sind, breiten sich Keloide oft invasiv in das umliegende Gewebe aus und bilden voluminöse, unansehnliche Massen. Sie entstehen durch eine übermäßige und unkontrollierte Produktion von Kollagen, die weit über das hinausgeht, was für die Reparatur der Wunde erforderlich ist.

Die Bildung von Keloiden wird häufig durch eine **abnormale Reaktion des Heilungsprozesses** ausgelöst, bei der Entzündungen und die Vermehrung der Fibroblasten länger als nötig anhalten. Dieses Phänomen kann mit genetischen Faktoren zusammenhängen, da bestimmte Bevölkerungsgruppen, insbesondere Menschen mit dunkler Haut, anfälliger für Keloide sind. Keloide treten in der Regel mehrere Monate nach der Wundheilung auf und wachsen mit der Zeit weiter, auch nachdem die ursprüngliche Wunde vollständig geschlossen ist.

Keloide können nicht nur unschön aussehen, sondern auch **schmerzhaft** sein und die Funktion **beeinträchtigen**. Wenn sie sich an Gelenkbereichen wie Händen, Ellenbogen oder Knien bilden, können sie die Bewegung einschränken, Steifheit verursachen und die Selbstständigkeit der Patienten einschränken. Darüber hinaus können Keloide anhaltenden Juckreiz und stechende Schmerzen verursachen, was die Beschwerden des Patienten noch verschlimmert.

Vorbeugung und Behandlung von Keloiden

Die **Vorbeugung** von Keloiden beginnt bereits in den frühen Stadien der Wundheilung. Es ist entscheidend, die Entzündung und die Zellproliferation richtig zu steuern, um zu verhindern, dass die Wundheilung unkontrolliert verläuft. Eine der wirksamsten vorbeugenden Maßnahmen ist die Verwendung von **Druckverbänden**, die angelegt werden, sobald die Wunde zu heilen beginnt. Diese Verbände üben einen konstanten Druck auf die verbrannte Stelle aus und helfen dabei, die Kollagenproduktion zu kontrollieren und die Bildung von hypertrophen Narben oder Keloiden zu verhindern. Kompressionskleidung, die oft maßgefertigt wird, um sich perfekt an den Körperbau des Patienten anzupassen, muss mehrere Monate oder sogar Jahre lang getragen werden, um wirksam zu sein.

Zusätzlich zu den Druckverbänden kann das Auftragen von **Silikongelen oder -folien** auf die Narben helfen, eine feuchte Umgebung aufrechtzuerhalten, die eine geordnetere Wundheilung begünstigt. Diese Behandlungen werden häufig zusätzlich zur Kompression angewendet, um die Chancen zur Vermeidung von Keloiden zu maximieren.

Wenn sich bereits Keloide gebildet haben, stehen mehrere Behandlungsmöglichkeiten zur Verfügung, auch wenn die Ergebnisse unterschiedlich ausfallen können. Häufig werden **Kortikosteroidinjektionen** direkt in die Narbe eingesetzt, um die Entzündung zu reduzieren und das Keloidwachstum zu bremsen. Steroide wirken, indem sie die Proliferation der Fibroblasten und die Kollagenproduktion hemmen, was dazu führen kann, dass die Narbe flacher und weniger sichtbar wird. Diese Injektionen müssen jedoch häufig wiederholt werden, um die Wirkung aufrechtzuerhalten, und die Ergebnisse können von Patient zu Patient unterschiedlich ausfallen.

Bei größeren Keloiden können Techniken wie eine **Operation** oder eine **Laserbehandlung** in Betracht gezogen werden. Eine Operation birgt jedoch ein erhebliches Rückfallrisiko, da die neue Operationswunde selbst die Bildung eines neuen Keloids auslösen kann. Daher wird die Operation häufig mit anderen Therapien wie einer postoperativen Strahlentherapie kombiniert, um das Risiko eines erneuten Auftretens zu verringern.

Schließlich bieten aufkommende Therapien wie die Verwendung von **fraktionierten Lasern** oder **biologischen Therapien**, die auf die für die Keloidbildung verantwortlichen Signalwege abzielen, interessante Perspektiven für eine bessere Behandlung dieser Problemnarben. Diese Therapien befinden sich jedoch noch in der Entwicklung und sind in bestimmten Kontexten nur begrenzt zugänglich.

Psychologische und soziale Auswirkungen von Keloiden

Abgesehen von den körperlichen Aspekten kann die Keloidbildung auch **tiefgreifende psychologische Auswirkungen** auf die Patienten haben. Keloidnarben, insbesondere wenn sie sich an sichtbaren Körperstellen wie dem Gesicht, dem Hals oder den Händen befinden, können das Selbstwertgefühl beeinträchtigen und zu sozialer Stigmatisierung führen. Die Patienten können sich für ihr Aussehen schämen oder beschämt fühlen, was zu **sozialer Isolation** und sogar zu Stimmungsschwankungen wie Angstzuständen oder Depressionen führen kann.

Psychologische Unterstützung ist häufig erforderlich, um den Patienten zu helfen, mit den emotionalen Auswirkungen der Keloidnarben umzugehen. Selbsthilfegruppen, kognitive Therapie und Beratung können eine Schlüsselrolle im Rehabilitationsprozess spielen, indem sie den Patienten helfen, ihr neues Aussehen zu akzeptieren und Schwierigkeiten mit ihrem Körperbild zu überwinden.

Kapitel 2

Die Grundversorgung in der Abteilung für Brandverletzte

Die Vorbereitung der Pflegeumgebung

- Die entscheidende Rolle von Hygiene und Asepsis

Hygiene und **Keimfreiheit** spielen bei der Behandlung von Brandverletzten eine grundlegende Rolle, da sie die erste Verteidigungslinie gegen Infektionen darstellen, die eine der am meisten gefürchteten Komplikationen in diesem Zusammenhang sind. Bei Patienten mit Verbrennungen setzt die Zerstörung der Haut, die normalerweise als Schutzbarriere dient, das darunter liegende Gewebe Krankheitserregern aus, wodurch diese Patienten besonders anfällig für lokale und systemische Infektionen sind. In diesem Zusammenhang müssen strenge Hygiene- und Asepsisprotokolle strikt eingehalten werden, um das Infektionsrisiko zu begrenzen und die Sicherheit des Patienten während seines gesamten Krankenhausaufenthalts zu gewährleisten.

Sobald der Patient in der Abteilung für Brandverletzte ankommt, werden **aseptische** Maßnahmen ergriffen, um eine Kontamination der Wunden zu verhindern. Asepsis bedeutet, eine sterile Umgebung zu schaffen und aufrechtzuerhalten, die frei von Keimen ist, die Infektionen verursachen könnten. Jedes Mitglied des Pflegeteams muss sich an strenge Protokolle halten, um das Risiko einer Übertragung von Mikroorganismen zu minimieren. Das einfache **Händewaschen** wird zu einem kritischen Verfahren, das systematisch vor jedem Kontakt mit dem Patienten oder dem Pflegematerial durchgeführt wird. Auch die Verwendung von Handschuhen, Mundschutz, sterilen Überkitteln und manchmal auch von Hauben und Überschuhen ist bei jeder Pflege unumgänglich, egal ob es sich um einen Verbandswechsel, die Verabreichung von Medikamenten oder die Handhabung von medizinischen Geräten handelt.

Auch die unmittelbare Umgebung des Patienten muss in einem einwandfreien Zustand der Sauberkeit gehalten werden. Die Oberflächen des Zimmers, die Ausrüstung und die medizinischen Instrumente müssen regelmäßig desinfiziert werden, um die

Verbreitung von Keimen zu verhindern. **Zimmer für Brandverletzte** sind häufig kontrollierte Umgebungen, in denen Temperatur, Luftfeuchtigkeit und Luftqualität genau überwacht werden, um die Kontamination durch Bakterien oder Pilze in der Luft zu begrenzen. In manchen Fällen können Patienten in **Schutzisolation** untergebracht werden, um den Kontakt mit externen Infektionsquellen zu minimieren, insbesondere wenn sie besonders großflächige oder tiefe Verbrennungen haben, da ihr Immunsystem oft geschwächt ist.

Einer der kritischsten Momente für die Infektionsprävention ist das **Anlegen von Verbänden**. Der Verbandswechsel ist ein heikles Verfahren, das unter möglichst keimfreien Bedingungen durchgeführt werden muss. Die von der Verbrennung hinterlassene Wunde ist ein Nährboden für Bakterien, und jede Pflege muss daher sorgfältig inszeniert werden, um das Risiko zu minimieren. Vor dem Abnehmen oder Anlegen eines neuen Verbands wird die verbrannte Stelle gründlich gereinigt, häufig mit antiseptischen Lösungen, um die Bakterienlast zu verringern. Die Pflegekraft muss darauf achten, dass sie vollständig steriles Material verwendet und die Wunde während der gesamten Pflege schützt. Moderne Wundauflagen, die häufig mit antimikrobiellen Substanzen wie Silber angereichert sind, spielen ebenfalls eine aktive Rolle bei der Infektionsbekämpfung, indem sie antiseptische Wirkstoffe freisetzen, die zur Sterilität der Wunde beitragen.

Die Bedeutung der **chirurgischen Asepsis** darf nicht unterschätzt werden, wenn chirurgische Eingriffe wie Hauttransplantationen zur Behandlung von tiefen Verbrennungen erforderlich sind. Der Operationssaal, in dem bereits strenge aseptische Regeln gelten, muss bei Verbrennungspatienten noch höhere Standards erfüllen, da jede postoperative Infektion die Anheilung des Transplantats und die Wundheilung gefährden könnte. Jeder Schritt des Verfahrens, von der Vorbereitung des Patienten bis zum Ankleiden der Chirurgen, muss einem strengen Protokoll folgen. Schon die geringste Kontamination könnte zu einer Infektion führen, mit schwerwiegenden Folgen wie dem Versagen des Transplantats oder dem Auftreten systemischer Komplikationen.

Die Infektionsprävention in der Abteilung für Brandverletzte beschränkt sich nicht nur auf die direkte Pflege, sondern umfasst auch den Umgang mit den für die Pflege verwendeten Materialien. Alle Instrumente und medizinischen Geräte müssen nach jedem Gebrauch **sterilisiert** werden. Oft wird Einwegmaterial bevorzugt, um das Risiko der Übertragung von Krankheitserregern zwischen den Patienten zu verringern. Intravenöse Lösungen, Katheter und andere invasive Geräte, die häufig bei Verbrennungspatienten verwendet werden, müssen mit äußerster Vorsicht gehandhabt werden, da sie ebenfalls potenzielle Eintrittspforten für Infektionen darstellen.

Neben der Umwelthygiene und der keimfreien Pflege ist die **kontinuierliche Schulung** der Pflegeteams in Bezug auf Hygieneprotokolle und die neuesten Entwicklungen im Bereich der Infektionsprävention von entscheidender Bedeutung. Die strikte Einhaltung der Protokolle hängt von der Wachsamkeit jedes einzelnen Teammitglieds ab, und es ist von entscheidender Bedeutung, dass alle ständig über die besten Praktiken informiert und geschult werden. Das Pflegepersonal muss sich der Bedeutung seiner Rolle bei der Infektionsprävention bewusst sein und wissen, wie sich jede noch so banal erscheinende Handlung auf die Genesung des Patienten auswirken kann.

Die Patienten selbst müssen in diesen Prozess einbezogen werden. Sobald ihr Zustand es zulässt, müssen sie unbedingt über die Bedeutung der persönlichen Hygiene und der Wundversorgung **aufgeklärt** werden, insbesondere wenn die Betreuung nach der Entlassung aus dem Krankenhaus zu Hause fortgesetzt wird. Das Pflegepersonal sollte den Patienten und ihren Familien detaillierte Anweisungen geben, wie sie zu Hause eine strenge Hygiene einhalten können, einschließlich Händewaschen, Flächendesinfektion und Verbandswechsel. Durch diese Unterweisung können die aseptischen und hygienischen Maßnahmen über das Krankenhaus hinaus verlängert werden, wodurch das Risiko von Sekundärinfektionen verringert wird.

Schließlich sind **Hygiene- und Asepsisprotokolle** nicht nur zur Vermeidung von Infektionen, sondern auch zur Gewährleistung der Sicherheit des Pflegepersonals selbst von entscheidender Bedeutung. Pflegekräfte sind häufig Krankheitserregern ausgesetzt, und Hygienemaßnahmen schützen auch ihre eigene Gesundheit, insbesondere wenn sie im Rahmen ihrer Arbeit mit Patienten mit Infektionen oder mit Krankheitserregern umgehen.

- den Arbeitsbereich gemäß dem sterilen Protokoll vorbereiten und organisieren

Die **Vorbereitung und Organisation des Arbeitsbereichs** gemäß dem sterilen Protokoll ist ein entscheidender Schritt bei der Behandlung von Brandverletzten, da sie gewährleistet, dass die Pflege in einer sicheren, sauberen und kontaminationsfreien Umgebung stattfindet. Ein richtig organisierter Arbeitsbereich beugt nicht nur Infektionen vor, sondern optimiert auch die Wirksamkeit der Maßnahmen, da das Pflegepersonal schnell handeln und gleichzeitig die aseptischen Regeln einhalten kann. In der Abteilung für Brandverletzte, in der die Patienten aufgrund des Verlusts ihrer Hautbarriere besonders anfällig für Infektionen sind, ist die Liebe zum Detail bei der Vorbereitung des Behandlungsraums von entscheidender Bedeutung.

Vor jeder Behandlung eines Patienten mit Verbrennungen besteht der erste Schritt darin, **die Sterilität der Umgebung** zu **gewährleisten**. Dies beginnt mit einer gründlichen Reinigung des Behandlungsraums oder -bereichs. Alle Arbeitsflächen, Tische, Wagen und die verwendete Ausrüstung müssen gründlich mit geeigneten antiseptischen Lösungen desinfiziert werden. Das Pflegepersonal achtet darauf, das Risiko einer Kreuzkontamination auszuschließen, indem es vor dem Einbringen von sterilem Material sicherstellt, dass die Umgebung sauber ist. Diese Reinigung umfasst nicht nur die sichtbaren Oberflächen, sondern auch häufig berührte Geräte wie Türgriffe,

Monitore oder medizinische Geräte. Jedes Element muss keimfrei sein, um das Risiko einer Übertragung zu minimieren.

Eines der zentralen Elemente bei der Vorbereitung des Arbeitsbereichs ist die Anordnung des **Pflegewagens**. Der Wagen sollte so angeordnet sein, dass jedes Instrument und Produkt in Reichweite und leicht zugänglich ist und gleichzeitig die Sterilitätsregeln beachtet werden. Sterile Materialien wie Pinzetten, Kompressen, Verbände oder antiseptische Lösungen sollten ordentlich angeordnet und bis zum Zeitpunkt ihrer Verwendung mit sterilen Tüchern abgedeckt werden. Nicht sterile Gegenstände wie Stifte oder Nachverfolgungsbögen sollten klar vom eigentlichen Pflegebereich getrennt sein, um eine versehentliche Kontamination zu vermeiden. Diese Organisation ist entscheidend, um eine ununterbrochene Pflege zu gewährleisten und gleichzeitig das Risiko von Fehlern zu minimieren.

Der **sterile Bereich** selbst muss sorgfältig abgegrenzt und geschützt werden. Sobald das sterile Material bereit liegt, darf es nur von Personen berührt werden, die sterile Ausrüstungen wie Handschuhe, Kittel und Masken tragen. Die Pflegekraft muss darauf achten, dass sie diesen sterilen Bereich niemals ohne entsprechende Schutzkleidung betritt, denn schon eine Berührung mit einem nicht sterilen Gegenstand kann das gesamte Pflegeprotokoll gefährden. Jede Handlung muss gemessen und überlegt sein, um einen Bruch der Asepsis zu vermeiden. Wenn die Pflegekraft beispielsweise mit einem sterilen Verband hantiert, muss sie darauf achten, dass sie nur den Teil berührt, der mit der Wunde in Kontakt kommt, und niemals die Außenfläche kontaminiert.

Auch die **Raumergonomie** spielt bei der Organisation eine Schlüsselrolle. Der Arbeitsbereich sollte so organisiert sein, dass die Bewegungen der Pflegekräfte erleichtert werden, insbesondere wenn mehrere Personen gleichzeitig tätig sind. Tische, Wagen und Instrumente müssen unbedingt so angeordnet werden, dass unnötige Bewegungen vermieden werden und jedes Element zugänglich ist, ohne die Sterilität zu gefährden. Die Pflegekraft muss sich problemlos um den Patienten herum bewegen können und gleichzeitig einen sterilen Arbeitsbereich aufrechterhalten. Dies bedeutet, dass die Raumgestaltung und die Anordnung der Materialien entsprechend den spezifischen Erfordernissen des Eingriffs überdacht werden müssen. Beim Verbandswechsel eines Patienten mit schweren Verbrennungen ist es z. B. wichtig, dass das Pflegepersonal Zugang zu den gesamten verbrannten Flächen hat, ohne zwischen den einzelnen Handgriffen unsterile Gegenstände berühren zu müssen.

Die **Auswahl der Ausrüstung** ist ein wesentlicher Bestandteil der Vorbereitung des Arbeitsbereichs. In der Abteilung für Brandverletzte wird häufig die Verwendung von Einwegausrüstungen bevorzugt, um das Infektionsrisiko zu verringern. Jeder Verband, jede Kompresse oder jedes Instrument wird erst unmittelbar vor der Verwendung geöffnet, um sicherzustellen, dass es keinen Verunreinigungen ausgesetzt war. Wenn wiederverwendbare Instrumente benötigt werden, müssen sie durch geeignete Verfahren wie Autoklavieren sterilisiert worden sein und bis zum Zeitpunkt ihrer Verwendung geschützt bleiben. Zur Materialverwaltung gehört auch die Überwachung der Verfallsdaten von Sterilgütern und die Überprüfung der Unversehrtheit der Verpackung, da eine beschädigte Verpackung die Sterilität des Inhalts beeinträchtigen kann.

Ein weiterer wichtiger Aspekt ist die **persönliche Vorbereitung der Pflegekräfte**, bevor sie den sterilen Bereich betreten. Jede Pflegekraft muss ein strenges Protokoll für das Händewaschen und das Ankleiden befolgen. Das Händewaschen, das häufig mit einer hydroalkoholischen Lösung oder einer antiseptischen Seife durchgeführt wird, muss gründlich erfolgen, wobei jeder Teil der Hände und der Handgelenke betont werden muss. Sobald dies geschehen ist, ziehen die Pflegekräfte sterile Handschuhe, einen sterilen Kittel und eine Maske an, um eine Ansteckung durch Partikel aus der Luft oder versehentliche Berührungen zu vermeiden. Auch die Haare müssen mit einer Haube bedeckt werden, um zu verhindern, dass sich Partikel auf dem

Pflegebereich ablagern. Dieser Vorgang mag zwar repetitiv erscheinen, ist aber entscheidend, um sicherzustellen, dass das Pflegepersonal nicht selbst zu einer Kontaminationsquelle wird.

Schließlich ist auch die Abfallentsorgung ein integraler Bestandteil der Arbeitsplatzgestaltung. Sämtliche Abfälle, seien es verschmutzte Verbände, Einweginstrumente oder Verpackungen, müssen sofort in geeigneten Behältern entsorgt werden. Infektiöse Abfälle werden zur sicheren Behandlung in spezielle Beutel gefüllt, während scharfe Gegenstände wie Nadeln in feste Behälter geworfen werden, um Unfälle zu vermeiden. Dieses Management sorgt für eine saubere und sichere Umgebung und hält gleichzeitig die Protokolle der Krankenhaushygiene ein.

- Verwaltung der spezifischen Ausrüstung: Tische, Wagen, medizinisches Material

Die **Verwaltung der speziellen Ausrüstung** in der Abteilung für Brandverletzte ist ein wesentlicher Bestandteil, um eine qualitativ hochwertige Pflege unter optimalen Sicherheits- und Effizienzbedingungen zu gewährleisten. Zu dieser Ausrüstung gehören **Behandlungstische**, **Wagen** und verschiedene **medizinische Geräte**, die alle eine entscheidende Rolle bei der Patientenversorgung spielen. Ihr gutes Management ermöglicht nicht nur die präzise Durchführung komplexer Eingriffe, sondern beugt auch Infektionen vor, verbessert den Behandlungsfluss und erleichtert die Arbeit des Pflegepersonals, während der Komfort des Patienten gewährleistet ist.

Der Behandlungstisch ist eines der zentralen Elemente bei der Behandlung von Patienten mit Verbrennungen, da auf dieser Fläche kritische Pflegemaßnahmen wie Verbandswechsel, Hauttransplantationen oder kleinere chirurgische Eingriffe durchgeführt werden. Der Tisch sollte ergonomisch geformt, höhenverstellbar und breit genug sein, um den Patienten aufzunehmen, während das Pflegepersonal problemlos auf alle Körperteile des Patienten zugreifen kann. Neben Sicherheit und Komfort sollte der Behandlungstisch auch so gestaltet sein, dass er die Aufrechterhaltung der Keimfreiheit erleichtert. Daher wird sie in der Regel mit sterilen Tüchern abgedeckt und zwischen den einzelnen Eingriffen gründlich mit Desinfektionslösungen gereinigt, um eine Kreuzkontamination zu verhindern.

Die Pflegenden sollten besonders auf die **Anordnung der Geräte** um den Tisch herum achten. Alle für die Pflege benötigten Materialien müssen griffbereit, aber richtig organisiert sein, damit die Protokolle zur Keimfreiheit eingehalten werden. Der Pflegewagen, der häufig den Tisch begleitet, muss vor jedem Eingriff sorgfältig vorbereitet werden. Er enthält sterile Instrumente, Verbände, antiseptische Lösungen und andere Produkte, die für die spezielle Pflege von Verbrennungen benötigt werden. Die Organisation des Wagens ist entscheidend, um übermäßiges Hantieren und unnötige Bewegungen zu vermeiden, die das Risiko einer Kontamination erhöhen. Sterile Materialien werden oben auf dem Wagen platziert, während nicht sterile Produkte wie Handschuhe oder Krankenblätter separat in einem unteren Fach oder auf einem zweiten Wagen untergebracht werden, um das Risiko eines Kontakts zwischen kontaminierten Materialien und sterilen Bereichen zu minimieren.

Auch die Verwaltung der **medizinischen Ausrüstung** ist in der Abteilung für Brandverletzte von größter Bedeutung, da sie sicherstellt, dass die Pflege präzise und unter optimalen Bedingungen durchgeführt werden kann. Jedes verwendete Instrument muss sterilisiert oder zum einmaligen Gebrauch bestimmt sein und vor jedem Eingriff sorgfältig überprüft werden. Instrumente wie Pinzetten, chirurgische Scheren, sterile Kompressen oder Katheter sollten in sterile Verpackungen gelegt und erst bei Gebrauch geöffnet werden, und zwar nach einem strengen Protokoll, das jedes Kontaminationsrisiko vermeidet. Das Pflegepersonal muss sicherstellen, dass jedes Instrument logisch und zugänglich angeordnet ist, um einen reibungslosen Ablauf der Eingriffe zu gewährleisten. So sollten z. B. bei einem Verbandswechsel die Instrumente in der Reihenfolge ihrer Verwendung platziert werden, damit die Pflegekraft sie schnell greifen kann, ohne die Asepsis zu unterbrechen.

Die **Kontrolle und Wartung der Geräte** sind weitere grundlegende Aspekte bei der Materialverwaltung. Technische Geräte wie Überwachungsmonitore, Infusionspumpen oder Beatmungsgeräte müssen regelmäßig überprüft werden, um sicherzustellen, dass sie einwandfrei funktionieren. Der geringste Ausfall eines dieser Geräte kann die Sicherheit des Patienten gefährden, insbesondere in einem so sensiblen Kontext wie dem der schweren Verbrennungen. Die vorbeugende Wartung ist daher von größter Bedeutung: Sie besteht darin, regelmäßig den ordnungsgemäßen Zustand der Geräte zu überprüfen, die Geräte nach jedem Gebrauch zu reinigen und die Empfehlungen des Herstellers zur Überholung und zum Austausch von Teilen zu befolgen.

Besondere Aufmerksamkeit verdienen auch die **Notfallwagen**. Diese Wagen müssen ständig verfügbar, gut organisiert und regelmäßig aufgefüllt sein, um auf jede kritische Situation reagieren zu können. Sie sind mit den für die Wiederbelebung notwendigen Materialien wie Medikamenten, Defibrillatoren, Sonden oder Sauerstoffmasken ausgestattet. Ein gutes Management dieser Wagen ermöglicht eine schnelle Reaktion auf Komplikationen wie Atemnot oder Herzstillstand, die bei Patienten mit schweren Verbrennungen ein erhöhtes Risiko darstellen, insbesondere wenn sie giftige Dämpfe eingeatmet haben oder innere Begleitverletzungen aufweisen.

Im Rahmen der Verwaltung von Spezialausrüstungen ist die **Rückverfolgbarkeit** ein grundlegendes Element. Jedes sterilisierte Instrument, jede Charge von medizinischem Material, muss identifiziert und registriert werden. Durch diese Rückverfolgbarkeit kann sichergestellt werden, dass alle verwendeten Materialien korrekt vorbereitet wurden und steril sind. Sie ist auch entscheidend, um eine fehlerhafte Charge oder eine Anomalie schnell zu identifizieren und im Falle eines Problems die notwendigen Korrekturmaßnahmen zu ergreifen. Diese strenge Überwachung trägt direkt zur Sicherheit der Gesundheitsversorgung bei.

Die **kontinuierliche Schulung** des Personals in der Nutzung und Verwaltung der Geräte ist ein zentraler Aspekt, um eine optimale Pflege zu gewährleisten. Das Pflegepersonal muss nicht nur in den Pflegetechniken, sondern auch in der Verwendung der spezifischen Geräte geschult werden. Ein gutes Verständnis der Funktionen von Instrumenten und medizinischen Geräten ermöglicht deren optimalen Einsatz, wodurch Fehler reduziert und die Wirksamkeit der Maßnahmen verbessert werden. Regelmäßige Schulungen zu neuen Technologien oder neuen aseptischen Protokollen sorgen außerdem dafür, dass das Personal auf dem neuesten Stand bleibt und sich an die ständigen Veränderungen der medizinischen Geräte anpassen kann.

Schließlich ist auch die Entsorgung von **medizinischem Abfall** und Ausrüstung nach dem Gebrauch von entscheidender Bedeutung. Verschmutzte Verbände, Handschuhe, Kompressen und alle Materialien, die mit den Wunden des Patienten in Berührung gekommen sind, müssen nach strengen Protokollen für die Entsorgung von infektiösem Abfall entsorgt werden. Scharfe Gegenstände wie Nadeln oder Skalpelle werden in speziellen Behältern aufbewahrt, um unbeabsichtigte Verletzungen und Kontaminationen zu vermeiden. Eine effektive Abfallentsorgung sorgt für eine saubere Pflegeumgebung, verhindert die Ausbreitung von Keimen und schützt sowohl Patienten als auch Pflegepersonal.

Die Pflege von Verbrennungspatienten

- Grundlegende Techniken für den sicheren Umgang mit Patienten

Der **Umgang mit Patienten** auf der Verbrennungsstation erfordert eine besondere Beherrschung der grundlegenden Techniken, da diese Patienten aufgrund ihrer großflächigen Verbrennungen, ihrer Schmerzen und oftmals eingeschränkter

Mobilität besondere Schwachstellen aufweisen. Der sichere Umgang mit diesen Patienten ist entscheidend für ihr Wohlbefinden, die Vermeidung von Sekundärverletzungen und die Gewährleistung einer optimalen Wundheilung. Das Pflegepersonal muss in präzisen technischen Handgriffen geschult werden, die nicht nur den Patienten, sondern auch das Personal schützen, da Fehlhaltungen oder Überanstrengungen zu Verletzungen des Pflegepersonals selbst führen können.

Die erste Grundregel beim Umgang mit Patienten mit Verbrennungen ist die **Erhaltung der Unversehrtheit der verbrannten Bereiche**. Verbrennungen, ob oberflächlich oder tief, sind offene Wunden, die extrem anfällig für Reibung, Druck und Dehnung sind. Daher muss jede Bewegung gemessen und sehr sanft ausgeführt werden, um zu vermeiden, dass das heilende Gewebe reißt oder Verbände verschoben werden. Bevor Sie einen Patienten manipulieren, ist es entscheidend, dass Sie sich vergewissern, dass die Wunden angemessen geschützt sind. Verbände müssen fixiert und angepasst werden, die Gliedmaßen müssen gut gestützt sein und jedes Körperteil muss vorsichtig gehandhabt werden, um bestehende Verletzungen nicht zu verschlimmern.

Das **Prinzip der Kommunikation** ist ebenfalls grundlegend, um eine sichere Handhabung zu gewährleisten. Vor jeder Bewegung sollte die Pflegekraft dem Patienten erklären, was getan werden soll. Ein ruhiger und einfühlsamer Ansatz hilft, die Angst des Patienten zu verringern, der möglicherweise die mit der Mobilisierung verbundenen Schmerzen oder Unannehmlichkeiten fürchtet. Indem die Pflegenden jeden Schritt erklären, geben sie dem Patienten die Möglichkeit, sich geistig und körperlich vorzubereiten und die bevorstehenden Handlungen zu antizipieren. Dies ermöglicht es dem Patienten auch, auf Bereiche hinzuweisen, in denen er Schmerzen oder Beschwerden hat, so dass das Pflegepersonal seine Techniken entsprechend anpassen kann.

Zweitens beruht eine der wichtigsten Techniken zur sicheren Handhabung auf dem Prinzip **der Ergonomie und des assistierten Hebens**. Um Verletzungen sowohl des Patienten als auch des Pflegepersonals zu vermeiden, sind korrekte Körperhaltungen und die Verwendung geeigneter Hilfsmittel, wie z. B. Transferlaken oder Lifter, von entscheidender Bedeutung. Wenn ein Patient bewegt werden muss, z. B. um ihn in seinem Bett neu zu positionieren oder auf einen Behandlungstisch zu verlagern, empfiehlt es sich, **Transfertechniken** im **Team** zu verwenden, um die Last zu verteilen und übermäßige Anstrengungen zu vermeiden. Die Pflegekräfte sollten die Knie beugen, den Rücken gerade halten und beim Heben des Patienten eher die Kraft ihrer Beine als die des Rückens einsetzen. Durch den Einsatz eines Gleitlakens oder eines mechanischen Lifters kann die körperliche Belastung des Personals verringert und gleichzeitig eine schonende Handhabung des Patienten gewährleistet werden.

Für einen Patienten, der **regelmäßig mobilisiert** werden muss, wie es häufig der Fall ist, um Druckgeschwüre zu vermeiden oder die Rehabilitation zu fördern, ist die **Pivot-Technik** eine wirksame Methode. Bei dieser Technik wird der Patient im Bett oder Stuhl gedreht, ohne den ganzen Körper anzuheben, was den Kraftaufwand verringert und gleichzeitig die Gefahr von Reibungen an den verbrannten Stellen minimiert. Die Pflegekraft stellt sich auf die Seite, zu der der Patient gedreht werden soll, und begleitet sanft die Bewegung des Patienten, während sie die betroffenen Gliedmaßen konstant stützt.

Auch bei der Behandlung von Patienten mit Verbrennungen sind **Repositionierungstechniken** von entscheidender Bedeutung. Aufgrund der langen Immobilität einiger Patienten und der mit den Verbrennungen verbundenen Schmerzen sind diese Patienten gefährdet, Komplikationen wie Druckgeschwüre oder Muskelverspannungen zu entwickeln. Um diesen Problemen vorzubeugen, muss der Patient regelmäßig, oft alle zwei Stunden, neu positioniert werden. Diese Manipulation muss sorgfältig durchgeführt werden, wobei darauf zu achten ist, dass kein Druck auf empfindliche oder verbrannte Stellen ausgeübt wird. Bei der Neupositionierung eines bettlägerigen Patienten hilft die Verwendung von Kissen oder Stützen, die Druckpunkte zu verteilen und zu verhindern, dass bestimmte Körperbereiche übermäßig belastet werden.

Eine weitere häufig angewandte Technik ist die **passive Mobilisierung der Gliedmaßen**, insbesondere bei Patienten, die sich aufgrund der Schmerzen oder des Ausmaßes der Verbrennungen nicht selbst bewegen können. Bei der passiven Mobilisierung werden die Arme, Beine oder Gelenke des Patienten sanft manipuliert, um die Gelenke geschmeidig zu halten und Steifheit zu vermeiden. Diese Technik ist wichtig, um Kontrakturen vorzubeugen, insbesondere in Gelenkbereichen wie Ellenbogen, Knien oder Handgelenken. Die passive Mobilisierung sollte stets sanft durchgeführt werden, und es empfiehlt sich, die Reaktionen des Patienten genau zu beobachten, um keine zusätzlichen Schmerzen zu verursachen.

Die **Unterstützung des Patienten bei der Fortbewegung** ist ein weiterer Schlüsselaspekt. Wenn ein Patient in der Lage ist, sich zu bewegen, benötigt er aufgrund von Schmerzen, Schwäche oder sperrigen Verbänden häufig Unterstützung beim Aufstehen oder Gehen. In diesem Fall sollte die Pflegekraft eine stabile Körperhaltung einnehmen und einen sicheren Griff beibehalten, ohne Druck auf die verbrannten Stellen auszuüben. Häufig ist es ratsam, den Patienten unter den Armen oder mit einer Hand hinter dem Rücken zu stützen und ihm gleichzeitig eine gewisse Selbstständigkeit zu ermöglichen, z. B. durch eine Gehhilfe oder Stützstangen. Es ist entscheidend, immer bereit zu sein, einzugreifen, wenn der Patient Anzeichen von Müdigkeit oder Unausgeglichenheit zeigt, um die Gefahr eines Sturzes zu vermeiden.

Auch die Verwendung von **Bettstangen** und Hilfsmitteln wie Hebegurten ist in Abteilungen, die sich um Patienten mit Verbrennungen kümmern, üblich. Diese Hilfsmittel ermöglichen es den Patienten, die Kraft ihrer Arme oder Beine zu nutzen, um sich mit Hilfe des Pflegepersonals aufzurichten oder zu bewegen, ohne dabei die verbrannten Körperteile zu belasten. Sie ermöglichen es, die Sicherheit des Patienten aufrechtzuerhalten und gleichzeitig seine Selbstständigkeit zu fördern, die bei der Rehabilitation von entscheidender Bedeutung ist.

Schließlich sollte die Bedeutung der **Koordination zwischen den Pflegekräften** bei der Handhabung von Patienten nicht unterschätzt werden. Wenn mehrere Teammitglieder an der Mobilisierung eines Patienten beteiligt sind, ist es entscheidend, die Bewegungen zu koordinieren und synchron zu arbeiten, um eine schonende Handhabung zu gewährleisten. Das Pflegepersonal sollte klare Signale setzen, z. B. Countdowns oder Bewegungsbefehle, damit alle Handgriffe gleichzeitig und harmonisch ausgeführt werden. Dadurch wird das Risiko von Fehlern oder abrupten Bewegungen, die zu Schmerzen oder Verletzungen des Patienten führen könnten, minimiert.

- Die Bedeutung von Sanftheit und Aufmerksamkeit bei schmerzhaften Manipulationen

Die **Bedeutung von Sanftheit und Aufmerksamkeit** bei schmerzhaften Manipulationen bei Patienten mit schweren Verbrennungen darf nicht unterschätzt werden. Der Schmerz, der bei diesen Patienten allgegenwärtig ist, ist einer der am schwierigsten zu bewältigenden Aspekte, sowohl für das Pflegepersonal als auch für den Patienten selbst. Verbrennungen, insbesondere wenn sie tief oder großflächig sind, führen zu Nervenschädigungen, die die Haut überempfindlich machen, und jede noch so banal erscheinende Handlung kann akute Schmerzen verursachen. Vor diesem Hintergrund muss jede Manipulation mit äußerster Sorgfalt und rigoroser Sanftheit durchgeführt werden, nicht nur um das körperliche Leid zu minimieren, sondern auch um die Würde des Patienten zu wahren und das Vertrauensverhältnis zwischen ihm und dem Pfleger zu stärken.

Die erste Dimension der **Sanftheit** bei der Manipulation liegt in der Notwendigkeit der **Schmerzbewältigung**. Patienten mit schweren Verbrennungen erhalten häufig bereits Schmerzmittel, aber diese Behandlungen sind zwar oft wirksam, können aber die bei der Pflege empfundenen Schmerzen nicht immer vollständig ausschalten. Die Handgriffe des Pflegepersonals müssen daher berechnet und langsam ausgeführt werden, wobei die übersteigerte Sensibilität des Patienten zu berücksichtigen ist. Es ist wichtig zu verstehen, dass jeder Handgriff - sei es ein Verbandswechsel, die Mobilisierung einer Gliedmaße oder die Neupositionierung des Patienten im Bett - starke Schmerzen verursachen kann. Eine schnelle oder abrupte Annäherung, selbst wenn sie unfreiwillig erfolgt, kann diese Schmerzen verschlimmern und beim Patienten Angst vor der Pflege auslösen.

Das **Zuhören des Patienten** ist ein weiteres grundlegendes Element, um sanfte Manipulationen zu gewährleisten. Vor jedem Eingriff ist es unerlässlich, mit dem Patienten zu kommunizieren und ihm zu erklären, was getan werden soll. Dies ermöglicht es, den Patienten mental vorzubereiten, ihm die Möglichkeit zu geben, auf besonders empfindliche Bereiche hinzuweisen oder um eine Pause zu bitten, wenn der Schmerz zu stark wird. Diese Kommunikation, die von Aufmerksamkeit und Einfühlungsvermögen geprägt ist, stärkt das Vertrauensverhältnis zwischen Behandler und Patient. Sie beruhigt den Patienten, der sich angehört und respektiert fühlt, und ermöglicht es ihm, trotz der Schmerzen ein Akteur seiner Behandlung zu bleiben.

Sanfte Behandlung bedeutet auch, dass **die technischen Handgriffe perfekt beherrscht** werden müssen. Das Pflegepersonal muss in den geeignetsten Bewegungen geschult werden, um die Belastung der verbrannten Haut und der durch den Schmerz verkrampften Muskeln so gering wie möglich zu halten. So ist es beispielsweise bei einem Positionswechsel von entscheidender Bedeutung, die verbrannten Gliedmaßen richtig zu stützen und sie nicht hängen zu lassen oder zu ziehen. Durch die Verwendung von Techniken zum unterstützten Heben, wie z. B. Gleitlaken, wird die Reibung auf der Haut verringert und gleichzeitig eine optimale Unterstützung der gefährdeten Bereiche erreicht. Jede Bewegung sollte fließend und präzise sein, ohne abrupte Bewegungen, um unnötigen mechanischen Stress auf den Wunden zu vermeiden.

Neben den technischen Handgriffen ist die Aufmerksamkeit für die **Reaktionen des Patienten von** entscheidender Bedeutung. Während der Manipulationen muss die Pflegekraft auf verbale und nonverbale Anzeichen von Schmerzen achten. Ein Stöhnen, eine geballte Faust, ein verkrampftes Gesicht oder eine Rückzugsbewegung sind Anzeichen dafür, dass Schmerzen vorhanden sind oder der Patient leidet. Wenn diese Anzeichen auftreten, ist es entscheidend, die Manipulation zu verlangsamen oder anzupassen oder sogar eine Pause einzulegen, damit der Patient wieder zu Atem kommen und sein Schmerzniveau melden kann. Diese Reaktion auf den Schmerz des Patienten zeugt nicht nur von der technischen Kompetenz der Pflegekraft, sondern auch von ihrem Einfühlungsvermögen, was für eine humanisierte Pflege von entscheidender Bedeutung ist.

Auch die **Berührung** ist ein Schlüsselelement. Schon die bloße Berührung der verbrannten Haut kann Schmerzen verursachen, aber die Art und Weise, wie diese Berührung erfolgt, macht einen bedeutenden Unterschied. Eine leichte und beruhigende Berührung, selbst bei einer schmerzhaften Behandlung, kann den Patienten beruhigen und seine Angst verringern. Im Gegensatz dazu kann eine ungeschickte oder zu feste Berührung die Schmerzwahrnehmung verstärken und beim Patienten eine Anspannung erzeugen, die die Pflege noch schwieriger macht. Die Pflegekraft muss sich daher besonders bewusst sein, wie sie ihre Hände einsetzt, sowohl um den Patienten zu manipulieren als auch um ihn zu trösten.

Eine weitere Form der Zuwendung ist die **mentale und psychologische Vorbereitung des Patienten** vor jeder Manipulation. Vor jeder schmerzhaften Behandlung ist es wichtig, sich einen Moment Zeit zu nehmen, um die bevorstehenden Schritte zu erklären, den Patienten zu beruhigen, was passieren wird, und ihm moralische Unterstützung zu bieten. Diese Vorbereitung hilft, schmerzbedingte Ängste und Befürchtungen zu mindern, die das körperliche Leiden noch verstärken können. Die Anwesenheit einer aufmerksamen und tröstenden Pflegekraft trägt ebenfalls dazu bei, dass sich der Patient auch in den schwierigsten Momenten sicher fühlt.

Darüber hinaus ist die **pharmakologische Schmerzbehandlung** ein wesentliches Element, das die sanften und fürsorglichen Handlungen ergänzt. Vor der Pflege ist es oft notwendig, Analgetika oder sogar leichte Beruhigungsmittel zu verabreichen, um den erwarteten Schmerz zu reduzieren. Das Timing dieser Medikamente ist entscheidend: Sie müssen früh genug verabreicht werden, damit sie zum Zeitpunkt der Pflege wirksam sind. Medikamente allein reichen jedoch nicht immer aus, um den Schmerz zu kontrollieren. Daher ist ein sanfter und sorgfältiger Umgang mit dem Patienten wichtig, um diese pharmakologische Behandlung zu ergänzen.

Schließlich haben Sanftheit und Aufmerksamkeit bei schmerzhaften Manipulationen eine tief greifende **psychologische Wirkung**. Wenn Pflege mit starken Schmerzen und groben Manipulationen verbunden ist, kann sie beim Patienten ein Gefühl der Hilflosigkeit und Angst hervorrufen, sodass er sich vor jedem Eingriff fürchtet. Durch eine sanfte, respektvolle und einfühlsame Herangehensweise kann die Pflegekraft nicht nur den körperlichen Schmerz lindern, sondern auch dem Patienten helfen, die Pflegeerfahrung besser zu verarbeiten. Dieser Ansatz beruhigt nicht nur den Körper, sondern auch die Seele des Patienten und ermöglicht es ihm, diese schwere Prüfung mit mehr Gelassenheit und Resilienz zu überstehen.

- Verbände: Arten, Protokolle und Häufigkeit

Verbände spielen bei der Behandlung von Brandverletzten eine zentrale Rolle, da sie die Wunden schützen, Infektionen vorbeugen und eine optimale Wundheilung fördern. Durch die Zerstörung der Hautbarriere bei Verbrennungen ist das darunter liegende Gewebe anfällig für äußere Einflüsse wie Krankheitserreger, Dehydrierung und mechanische Traumata. Das

Verbandsmanagement, sei es die Wahl der Verbandsart, die Einhaltung der Protokolle oder die Häufigkeit der Verbandswechsel, ist daher ein entscheidender Schritt im Pflegeprozess. Jede Art von Verbrennung und jede Phase der Wundheilung erfordert eine angepasste Pflege, um den spezifischen Bedürfnissen des Patienten gerecht zu werden.

Arten von Verbänden

Die Wahl des richtigen Verbands hängt von mehreren Faktoren ab: der Tiefe und dem Ausmaß der Verbrennung, der Heilungsphase und dem Infektionsrisiko. Es gibt verschiedene Arten von Verbänden, die jeweils spezifische Eigenschaften haben, die auf die Bedürfnisse von Verbrennungspatienten zugeschnitten sind.

1. **Gazeverbände**: Dies sind die häufigsten Verbände, die oft in den ersten Tagen nach einer Verbrennung verwendet werden. Die Mullkompressen sind mit antiseptischen Lösungen oder Salben wie Silbersulfadiazin imprägniert, um die Wunde zu schützen und gleichzeitig das Bakterienwachstum zu kontrollieren. Diese Verbände können jedoch mit der Wunde verkleben und beim Entfernen Schmerzen verursachen, weshalb sie für oberflächliche Verbrennungen, die noch heilen, manchmal weniger geeignet sind.

2. **Hydrokolloid-Pflaster**: Diese Pflaster werden häufig bei oberflächlichen und mittelschweren Verbrennungen verwendet. Sie schaffen eine feuchte Umgebung, die die Wundheilung fördert, und schützen die Wunde gleichzeitig vor Infektionen. Ihre Fähigkeit, Feuchtigkeit zu halten, beschleunigt die Geweberegeneration und führt zu einer schnelleren Wundheilung mit weniger Schmerzen

beim Entfernen des Verbands. Hydrokolloidverbände sind in der Regel durchsichtig, so dass Sie die Wunde beobachten können, ohne sie häufig wechseln zu müssen.

3. **Hydrogel-Pflaster**: Hydrogel-Pflaster eignen sich für oberflächliche oder zweitgradige Verbrennungen und bieten ein feuchtes, kühlendes Umfeld, das ideal zur Schmerzlinderung ist. Sie tragen zur Aufrechterhaltung einer optimalen Hydratation der Wunde bei und fördern so die Ausheilung von nekrotischem Gewebe und die Wundheilung. Hydrogele werden häufig bei schmerzhaften oder trockenen Verbrennungen verwendet, da sie das Gewebe beruhigen und gleichzeitig helfen, die Zellen wieder mit Feuchtigkeit zu versorgen.

4. **Silberpflaster**: Diese Pflaster sind mit Silbersulfaten imprägniert, einem wirksamen antimikrobiellen Mittel, das bei der Vorbeugung und Behandlung von Infektionen hilft, die bei Verbrennungspatienten ein großes Risiko darstellen. Sie werden vor allem bei tiefen Verbrennungen und Wunden mit hohem Infektionsrisiko verwendet. Silber setzt seine antibakteriellen Ionen nach und nach frei und bietet so einen kontinuierlichen Schutz vor Keimen. Diese Verbände werden häufig in den frühen Phasen der Wundheilung bevorzugt, in denen das Infektionsrisiko besonders hoch ist.

5. **Okklusionspflaster**: Diese Pflaster, zu denen auch transparente oder semipermeable Folien gehören, werden bei oberflächlichen Verbrennungen verwendet. Sie schaffen eine Schutzbarriere und halten gleichzeitig eine feuchte Umgebung aufrecht, die die Wundheilung beschleunigt. Sie sind zwar nicht für tiefe oder sehr großflächige Verbrennungen geeignet, schützen aber wirksam vor kleineren Verbrennungen und Hautabschürfungen.

6. **Biologische Verbände und Hauttransplantate** : Bei tiefen Verbrennungen können Hauttransplantate oder Hautersatzstoffe verwendet werden. Sie zielen darauf ab, die zerstörte Haut durch gesundes Gewebe zu ersetzen, das entweder dem Patienten selbst entnommen wird (autologe Transplantation), von Spendern stammt oder aus synthetischem biologischem Gewebe hergestellt wird. Diese Eingriffe sind wichtig, um die Hautbarriere wiederherzustellen, Infektionen zu verhindern und die Heilung des tieferen Gewebes zu fördern.

Pflegeprotokolle

Die Einhaltung der **Protokolle** für das Anlegen von Verbänden ist entscheidend, um deren Wirksamkeit zu gewährleisten und Komplikationen vorzubeugen. Jeder Schritt muss unter **streng aseptischen** Bedingungen durchgeführt werden, da die verbrannte Haut ohne ihren natürlichen Schutz extrem anfällig für Infektionen ist. Das Pflegepersonal muss von der Reinigung der Wunde bis zum Anlegen des Verbands sterile Handgriffe einhalten.

1. **Wundreinigung**: Bevor Sie einen neuen Verband anlegen, ist es entscheidend, die Wunde gründlich zu reinigen, um Trümmer, abgestorbene Zellen und Exsudat zu entfernen. Dieser Schritt, der häufig mit einer milden antiseptischen Lösung durchgeführt wird, reduziert die Bakterienlast und bereitet die Haut auf die Wundheilung vor. Es ist wichtig, keine zu aggressiven Produkte zu verwenden, die die Wundheilung verzögern oder das verbrannte Gewebe reizen könnten.

2. **Auftragen eines antiseptischen Produkts**: Je nach Art der Verbrennung kann es notwendig sein, vor dem Anlegen des Verbands ein Antiseptikum oder eine Salbe aufzutragen. Diese Produkte, wie Sulfadiazin-Silbercreme oder andere antibakterielle Gele, helfen, das

Bakterienwachstum einzudämmen und fördern eine gesunde Umgebung für die Geweberegeneration.

3. **Aufbringen des Verbands** : Der Verband muss unter strenger Beachtung der Sterilitätsbedingungen angelegt werden. Die Pflegekraft muss sicherstellen, dass der Verband eng anliegt, die verbrannte Stelle nicht übermäßig komprimiert und die Wunde vollständig bedeckt, um zu verhindern, dass die Wunde der Luft ausgesetzt wird, was eine Infektion begünstigen könnte.

4. **Fixierung des Verbands** : Um sicherzustellen, dass der Verband an Ort und Stelle bleibt, wird er mit Klebeband oder speziellen Bändern befestigt. Dabei ist darauf zu achten, dass der Verband nicht zu fest angezogen wird, um die Blutzirkulation nicht zu behindern und keine neuen Schmerzen zu verursachen. Es ist auch wichtig, sicherzustellen, dass sich der Patient bequem bewegen kann, ohne Gefahr zu laufen, dass der Verband verrutscht.

Häufigkeit des Wechsels von Verbänden

Die **Häufigkeit der Verbandswechsel** hängt von mehreren Faktoren ab: dem Zustand der Wunde, der Art des verwendeten Verbands, dem Stadium der Wundheilung und der Frage, ob eine Infektion vorliegt. In der Regel werden die Verbände in den ersten Tagen nach der Verbrennung häufiger gewechselt, wenn das Infektionsrisiko höher ist und die Wunden mehr Exsudat produzieren.

1. **Verbände täglich oder alle zwei Tage**: In den Anfangsphasen der Verbrennung, wenn die Wunden austreten und die Gefahr einer Infektion besteht, müssen die Verbände oft täglich oder alle zwei Tage gewechselt werden. Diese engmaschige Überwachung hilft, den Heilungsverlauf zu beobachten und Infektionen vorzubeugen.

2. **Längere Verbände** : Einige Arten von Verbänden, wie Hydrokolloid- oder Silberverbände, können je nach Menge des Exsudats und dem Zustand der Wunde mehrere Tage, manchmal bis zu fünf Tage, auf der Wunde belassen werden. Diese Verbände, die ein feuchtes Wundmilieu aufrechterhalten sollen, müssen nicht häufig gewechselt werden, es sei denn, sie sind gesättigt oder es besteht der Verdacht auf eine Infektion.

3. **Anpassung an den Heilungsverlauf**: In dem Maße, wie die Verbrennung heilt, kann die Häufigkeit der Wechsel abnehmen. Wenn die Wunde zu trocknen beginnt und die Wundheilung weit fortgeschritten ist, kann der Verband weniger häufig gewechselt werden. Dadurch wird die Manipulation der Wunde minimiert und die Haut kann sich auf natürliche Weise wieder aufbauen.

Ernährung und Flüssigkeitszufuhr

• Die Bedeutung der Ernährung für die Wundheilung
Die **Ernährung** spielt eine grundlegende Rolle bei der Wundheilung, vor allem bei Patienten mit schweren Verbrennungen. Nach einer Verbrennung ist der Körper extremen Belastungen ausgesetzt, die eine erhöhte Energie- und Nährstoffzufuhr erfordern, um den Heilungsprozess zu unterstützen. Da die Haut als Schutzbarriere zerstört wurde, muss der Körper zahlreiche Ressourcen mobilisieren, um das beschädigte Gewebe zu regenerieren, Infektionen zu bekämpfen und das Stoffwechselgleichgewicht wiederherzustellen. Eine angepasste Ernährung wird daher unerlässlich, um die Wundheilung zu optimieren, das Immunsystem zu stärken und Komplikationen vorzubeugen.

Der erhöhte Energiebedarf von Brandopfern

Die Heilung von Verbrennungen ist ein äußerst energieaufwendiger Prozess. Aufgrund der Zerstörung der Haut, die eine entscheidende Rolle bei der Wärmeregulierung des Körpers spielt, leiden Patienten mit Verbrennungen häufig unter **Wärmeverlust** und müssen mehr Kalorien verbrauchen, um ihre normale Körpertemperatur aufrechtzuerhalten. Dieses Phänomen wird **Hyperkatabolismus** genannt und entspricht einer Erhöhung des Grundumsatzes. Bei Patienten mit Verbrennungen kann der Stoffwechsel je nach Schwere und Ausmaß der Verletzungen um 50 bis 100 % über den Normalwert ansteigen. Dieser Zustand des intensiven Katabolismus führt zu einem raschen Abbau der Protein- und Energiereserven, was zu Muskelschwund, einem geschwächten Immunsystem und einer langsameren Erholung führen kann, wenn der Nährstoffbedarf nicht gedeckt wird.

Um diesen erhöhten Energiebedarf zu decken, ist eine **kalorienreiche** und gut ausgewogene Ernährung, die auf die Heilungsphase des Patienten abgestimmt ist, von entscheidender Bedeutung. Kohlenhydrate, Fette und Proteine sind die wichtigsten Makronährstoffe, die zur Unterstützung der Gewebereparatur, der Zellregeneration und der Aufrechterhaltung der Stoffwechselfunktionen benötigt werden. Insbesondere **Kohlenhydrate** werden benötigt, um proliferierende Zellen mit schneller Energie zu versorgen, während **Lipide** eine konzentrierte Energiequelle liefern, die für Patienten mit hohem Stoffwechsel unerlässlich ist.

Die Schlüsselrolle von Proteinen bei der Wundheilung

Unter den Makronährstoffen spielen **Proteine** eine wesentliche Rolle im Heilungsprozess von Verbrennungen. Sie sind die Hauptbestandteile des Körpergewebes, und ihre Rolle bei der Reparatur von beschädigtem Gewebe ist von grundlegender Bedeutung. Nach einer Verbrennung verwendet der Körper

Proteine, um **Kollagen** zu synthetisieren, ein Strukturprotein, das die Grundlage für die Geweberegeneration bildet. Kollagen hilft, die neue Haut zu stärken und die Hautbarriere wiederherzustellen, die wichtig ist, um den Körper vor Infektionen und anderen äußeren Einflüssen zu schützen.

Der Proteinbedarf von Menschen mit schweren Verbrennungen ist signifikant höher als normal. Bei schweren Verbrennungen können die Patienten **1,5 bis 2 Gramm Protein pro Kilogramm Körpergewicht pro** Tag benötigen, was weit über den normalen Bedarf hinausgeht. Diese Erhöhung ist notwendig, um den durch den Hyperkatabolismus bedingten Proteinverlust auszugleichen und eine schnelle Geweberegeneration zu ermöglichen. Hochwertige Proteine, die alle essentiellen Aminosäuren enthalten, sind besonders empfehlenswert. Diese Proteine können je nach den Ernährungsvorlieben des Patienten aus tierischen (mageres Fleisch, Eier, Fisch) oder pflanzlichen Quellen (Soja, Hülsenfrüchte) zugeführt werden.

Mikronährstoffe, die für die Wundheilung wichtig sind

Neben den Makronährstoffen spielen auch bestimmte **Mikronährstoffe** eine entscheidende Rolle bei der Heilung von Brandwunden. Dazu gehören **Vitamine** und **Mineralien**, die für die Unterstützung des Immunsystems, die Förderung der Kollagensynthese und die Beschleunigung der Wundheilung von entscheidender Bedeutung sind.

• **Vitamin C** ist ein starkes Antioxidans, das für die Kollagensynthese von entscheidender Bedeutung ist. Es hilft, die Integrität des Bindegewebes zu erhalten und spielt eine Rolle bei der Zellregeneration. Indem es die Kollagenproduktion anregt, fördert es die Reparatur von beschädigtem Gewebe. Patienten mit Verbrennungen haben oft einen erhöhten Bedarf an Vitamin C, und eine Nahrungsergänzung kann erforderlich sein, um die Wundheilung zu maximieren.

89

- **Vitamin A** ist auch für den Heilungsprozess unerlässlich, da es hilft, die Proliferation der Epidermiszellen zu stimulieren, und die Differenzierung der Hautzellen fördert. Es spielt eine Schlüsselrolle bei der Modulation der Entzündungsreaktion und hilft bei der Bildung neuer Blutgefäße in der Wunde (Angiogenese), was für die Versorgung des reparierten Gewebes von entscheidender Bedeutung ist.

- **Zink** ist ein wichtiger Mineralstoff für die Proteinsynthese und die Zellteilung. Es ist besonders wichtig für die Wundheilung, da es bei der Bildung von Kollagen hilft und die Immunantwort stimuliert. Ein Zinkmangel kann die Wundheilung erheblich verlangsamen und das Infektionsrisiko erhöhen.

- **Kupfer** ist ein weiterer wichtiger Mineralstoff, da es an der Stabilisierung von Kollagen und der Angiogenese beteiligt ist. Seine Rolle wird oft verkannt, ist aber entscheidend für die Aufrechterhaltung der Gewebeintegrität.

Diese Mikronährstoffe können je nach den spezifischen Bedürfnissen des Patienten mit der Nahrung oder durch Nahrungsergänzungsmittel zugeführt werden. Eine regelmäßige Überwachung der Vitamin- und Mineralstoffwerte ist wichtig, um sicherzustellen, dass die Zufuhr ausreichend ist und die Wundheilung optimal voranschreitet.

Die Bedeutung der Hydratation

Die **Hydratation** ist ein weiterer grundlegender Aspekt bei der Heilung von Verbrennungen. Bei Verbrennungen kommt es zu einem erheblichen Flüssigkeitsverlust, nicht nur durch den Hautverlust, sondern auch durch den Entzündungsprozess, der die Wundheilung begleitet. Daher müssen Patienten mit Verbrennungen kontinuierlich rehydriert werden, sowohl oral als auch, falls erforderlich, durch intravenöse Infusionen. Eine ausreichende Hydratation hält das Gewebe elastisch, fördert die Wundheilung und verhindert Nierenkomplikationen, die auftreten können, wenn der Patient nicht genügend Flüssigkeit zu sich nimmt.

Die Rolle der Ernährungsunterstützung

In schweren Fällen, in denen die Patienten aufgrund ihres Allgemeinzustands oder des Ausmaßes der Verbrennungen möglicherweise nicht in der Lage sind, sich selbst zu ernähren, wird eine **enterale** oder **parenterale Ernährung** eingeführt, um die notwendige Nährstoffzufuhr zu gewährleisten. Die enterale Ernährung, bei der Nährstoffe über eine Sonde direkt in den Verdauungstrakt verabreicht werden, wird häufig bevorzugt, da sie die normale Funktion des Gastrointestinaltrakts aufrechterhält. Wenn diese Methode nicht möglich ist, wird die parenterale Ernährung, die über eine intravenöse Infusion erfolgt, zur Versorgung mit wichtigen Nährstoffen eingesetzt.

Diese Strategien zur Ernährungsunterstützung sind entscheidend für die Vermeidung von **Mangelernährung**, einer häufigen Komplikation bei Patienten mit schweren Verbrennungen, die die Wundheilung erheblich verlangsamen, das Infektionsrisiko erhöhen und den Krankenhausaufenthalt verlängern kann.

Die psychologischen Auswirkungen der Ernährung

Schließlich ist es wichtig zu beachten, dass die **Ernährung** auch eine Rolle für das psychologische Wohlbefinden des Patienten spielt. Die Erholungsphase nach einer Verbrennung ist lang und schwierig, und die Ernährung kann eine beruhigende Wirkung haben, vor allem wenn sie auf den Geschmack und die Vorlieben des Patienten abgestimmt ist. Besondere Aufmerksamkeit sollte dem emotionalen Zustand des Patienten gewidmet werden, da Stress und Depressionen den Appetit und damit die Nährstoffaufnahme beeinflussen können.

- Unterstützung bei der enteralen oder parenteralen Ernährung

Die **Unterstützung** bei der **enteralen oder parenteralen Ernährung** spielt eine entscheidende Rolle bei der Behandlung von Brandverletzten, insbesondere bei Patienten, die aufgrund der Schwere ihrer Verletzungen, medizinischer Komplikationen oder der Auswirkungen der Verbrennungen auf ihren Allgemeinzustand keine orale Ernährung zu sich nehmen können. Mit diesen Methoden kann sichergestellt werden, dass die Patienten trotz ihrer vorübergehenden Unfähigkeit, normal zu essen, die für die Wundheilung und die Aufrechterhaltung ihrer Vitalfunktionen wichtigen Nährstoffe erhalten. Das Ernährungsmanagement wird so zu einem zentralen Pfeiler der Therapie, der darauf abzielt, eine angemessene Zufuhr von Kalorien, Proteinen, Vitaminen und Mineralien aufrechtzuerhalten und gleichzeitig den erhöhten Stoffwechsel der Verbrennungspatienten zu unterstützen.

Enterale Ernährung: ein bevorzugter Ansatz

Die **enterale Ernährung** ist in der Regel die erste Option, die in Betracht gezogen wird, wenn eine orale Ernährung nicht möglich oder nicht ausreichend ist. Dabei werden Nährstoffe direkt in den Verdauungstrakt verabreicht, entweder über eine **nasogastrische Sonde** (die durch die Nase in den Magen eingeführt wird) oder über eine **gastrostomische Sonde** (die durch die Bauchdecke direkt in den Magen eingeführt wird). Diese Methode wird bevorzugt, da sie den Verdauungstrakt nutzt, was eine physiologischere Aufnahme von Nährstoffen begünstigt und die Unversehrtheit der Darmschleimhaut aufrechterhält.

Bei Patienten mit schweren Verbrennungen wird die enterale Ernährung oft sehr früh begonnen, manchmal schon in den ersten 24 Stunden nach der Verbrennung. Ein rascher Beginn ist von entscheidender Bedeutung, da bei diesen Patienten aufgrund des durch die Verbrennungen hervorgerufenen **hyperkatabolen Stoffwechsels** schnell eine Mangelernährung auftreten kann. Ihr Körper mobilisiert nämlich große Mengen an Energie, um das beschädigte Gewebe zu reparieren und die Immunantwort zu unterstützen, was zu einem deutlich erhöhten Nährstoffbedarf führt. Die enterale Ernährung kann diesen Bedarf decken, indem sie ausreichend **Kalorien und Proteine** liefert, um die Wundheilung zu unterstützen und den Muskelabbau zu verhindern.

Die Nährlösungen, die bei der enteralen Ernährung verwendet werden, sind so konzipiert, dass sie vollständig und ausgewogen sind. Sie enthalten **Proteine** in Form von Peptiden oder freien Aminosäuren, Kohlenhydrate in Form von Maltodextrinen oder einfachen Kohlenhydraten, **Fette** sowie **Vitamine und Mineralien**, die für die Wundheilung wichtig sind. Diese Lösungen können je nach Zustand des Patienten angepasst werden: Einige Mischungen sind proteinreicher, um den erhöhten Bedarf von Patienten mit Verbrennungen zu decken, während andere mit Omega-3-Fettsäuren, die entzündungshemmend wirken, oder mit Zink und Vitamin C angereichert werden können, um die Wundheilung zu fördern.

Die Verabreichung der enteralen Ernährung erfolgt schrittweise. Es ist wichtig, mit niedrigen Flussraten zu beginnen, um gastrointestinale Komplikationen wie Übelkeit, Erbrechen oder Durchfall zu vermeiden. Die Nahrungsflussrate wird dann schrittweise erhöht, um den Gesamtkalorienbedarf des Patienten zu erreichen. Je nach Verträglichkeit des Patienten kann die Nahrung entweder kontinuierlich über eine Ernährungspumpe oder in Form von Bolusgaben in regelmäßigen Abständen verabreicht werden. Die klinische Überwachung ist während der gesamten Zeit von entscheidender Bedeutung, um sicherzustellen, dass der Patient die Nahrung gut verträgt, dass die Zufuhr ausreichend ist und dass der Verdauungstrakt richtig funktioniert.

Zu den Vorteilen der enteralen Ernährung gehören eine bessere Nährstoffaufnahme, die Stimulierung des intestinalen Immunsystems und die Verhinderung einer Atrophie der Darmschleimhaut, die auftreten kann, wenn der Verdauungstrakt nicht genutzt wird. Außerdem wird auf diese Weise das Risiko systemischer Infektionen verringert, da die Integrität der

Darmbarriere aufrechterhalten wird, wodurch die bakterielle Translokation (der Übergang von Darmbakterien in den Blutkreislauf) eingeschränkt wird.

Parenterale Ernährung: Lebenswichtige Unterstützung bei enteraler Intoleranz

Die **parenterale Ernährung** hingegen wird eingesetzt, wenn eine enterale Ernährung nicht möglich oder nicht ausreichend ist. Dies kann der Fall sein, wenn der Patient unter schweren **gastrointestinalen Komplikationen** leidet, wie Darmverschluss, Darmlähmung, anhaltendes Erbrechen oder Situationen, in denen der Verdauungstrakt nicht effektiv genutzt werden kann. Bei ihr werden Nährstoffe über einen zentralen intravenösen Zugang direkt in den Blutkreislauf verabreicht, häufig über einen zentralen Venenkatheter, der in eine großkalibrige Vene (wie die Vena subclavia oder die Vena jugularis) gelegt wird.

Die parenterale Ernährung ist eine invasivere Methode und birgt einige Risiken, insbesondere ein erhöhtes Infektionsrisiko aufgrund des Vorhandenseins eines Katheters. Sie ist jedoch in bestimmten Situationen, in denen eine Ernährung über den Verdauungstrakt nicht möglich ist, weiterhin unerlässlich. Sie ermöglicht die Zufuhr aller notwendigen Nährstoffe, um Energieverluste auszugleichen und die lebenswichtigen Funktionen aufrechtzuerhalten.

Parenterale Nährlösungen bestehen aus **Glukose**, um die notwendige Energie zu liefern, **Lipiden**(meist in Form von Emulsionen aus mittel- und langkettigen Triglyceriden), **Proteinen** (in Form von Aminosäuren) sowie **Vitaminen und Mineralstoffen**. Diese Lösungen sind so formuliert, dass sie den spezifischen Bedürfnissen der Patienten entsprechen, und werden kontrolliert verabreicht, um metabolische Komplikationen wie Hyperglykämie oder Elektrolytstörungen zu vermeiden.

Die Überwachung während der parenteralen Ernährung ist besonders wichtig. Das Pflegepersonal muss die biologischen

Parameter des Patienten genau überwachen, insbesondere den Glukosespiegel, die Elektrolyte (wie Kalium, Natrium und Kalzium) sowie die Leber- und Nierenfunktion, um sicherzustellen, dass die Nahrung gut vertragen wird und die Nährstoffe vom Körper richtig verwertet werden. Auf der Grundlage der Analyseergebnisse werden regelmäßig Anpassungen vorgenommen, um Stoffwechselüberlastungen oder Nährstoffmängel zu vermeiden.

Obwohl die parenterale Ernährung oft als letzte Möglichkeit angesehen wird, kann sie **den Stoffwechsel** von Patienten mit schweren Verbrennungen **unterstützen** und einer Mangelernährung vorbeugen, insbesondere in den kritischen frühen Phasen der Behandlung, wenn eine enterale Ernährung kontraindiziert ist. Sobald die Verdauungsfunktion es zulässt, sollte schrittweise wieder eine enterale oder orale Ernährung eingeführt werden, um die gastrointestinale Funktion zu stimulieren und die mit einer längeren parenteralen Ernährung verbundenen Risiken wie Infektionen oder Stoffwechselstörungen zu begrenzen.

Die Begleitung von Patienten und die Koordinierung der Versorgung

Unabhängig davon, ob es sich um enterale oder parenterale Ernährung handelt, ist die **Begleitung der Patienten** für eine optimale Versorgung von entscheidender Bedeutung. Das Pflegepersonal, insbesondere Diätassistenten und Ernährungswissenschaftler, spielt eine Schlüsselrolle bei der Handhabung dieser Ansätze. Sie beurteilen regelmäßig den Ernährungsbedarf des Patienten entsprechend seinem klinischen Zustand, passen die Ernährungsformeln und -raten an und sorgen dafür, dass die Ernährungsziele erreicht werden.

Auch bei der täglichen Handhabung der enteralen und parenteralen Ernährung ist die **Krankenpflege** von entscheidender Bedeutung. Die Pflegekräfte achten auf eine strenge Hygiene der verwendeten Geräte, wie Magensonden und intravenöse Katheter, um das Infektionsrisiko zu minimieren. Sie überwachen auch die Toleranz des Patienten gegenüber der Ernährung, mögliche Nebenwirkungen (wie Bauchschmerzen, Durchfall oder Stoffwechselungleichgewichte) und kümmern sich in Zusammenarbeit mit dem medizinischen Team um notwendige Anpassungen.

Es ist auch von entscheidender Bedeutung, die Patienten **psychologisch** auf diese Ernährungstechniken vorzubereiten, insbesondere wenn diese über einen längeren Zeitraum aufrechterhalten werden müssen. Ein einfühlsamer und informativer Ansatz hilft, die Angst des Patienten zu verringern, der möglicherweise mit neuen oder unangenehmen Empfindungen konfrontiert wird, die mit dem Vorhandensein von Sonden oder Kathetern verbunden sind. Psychologische Unterstützung, ein offenes Ohr für die Sorgen des Patienten und eine regelmäßige Nachsorge sind daher unerlässlich, um die Compliance des Patienten mit seiner Ernährungstherapie zu verbessern.

- Überwachung der Flüssigkeitszufuhr und Elektrolytgleichgewicht

Die **Überwachung der Flüssigkeitszufuhr** und des **Elektrolythaushalts** ist ein wesentlicher Bestandteil der Behandlung von Patienten mit schweren Verbrennungen. Verbrennungen führen durch die Schädigung der Hautbarriere zu einem massiven Verlust von Körperflüssigkeiten und Elektrolyten, was das innere Gleichgewicht des Patienten schnell gefährden kann. Die Aufrechterhaltung einer angemessenen Flüssigkeitszufuhr und eines stabilen Elektrolythaushalts ist daher von grundlegender Bedeutung, um schwere Komplikationen wie einen hypovolämischen Schock, Herzstörungen und Nierenversagen zu verhindern. Eine sorgfältige Überwachung und kontinuierliche Anpassungen der Zufuhr sind notwendig, um die hämodynamische Stabilität zu gewährleisten und den Heilungsprozess zu unterstützen.

Bedeutung der Überwachung der Flüssigkeitszufuhr

Nach einer schweren Verbrennung erleidet der Körper aufgrund der Zerstörung der Haut und der darauf folgenden intensiven Entzündungsreaktion einen erheblichen Flüssigkeitsverlust. Der **Wasserverlust durch Verdunstung** an den verbrannten Stellen kann in Verbindung mit dem Austritt von Plasma aus den beschädigten Blutgefäßen in das umliegende Gewebe (Ödem) zu einer raschen Abnahme des intravasalen Volumens führen. Dieser Flüssigkeitsverlust kann zu einem **hypovolämischen Schock** führen, einem medizinischen Notfall, bei dem der Blutdruck abfällt und die Durchblutung lebenswichtiger Organe wie Gehirn, Nieren und Herz beeinträchtigt wird.

Um diesen Komplikationen vorzubeugen, ist eine **schnelle und angemessene Rehydrierung** des Patienten von entscheidender Bedeutung. Das zu verabreichende Flüssigkeitsvolumen wird häufig auf der Grundlage der **verbrannten Körperoberfläche (BKS)** und des Gewichts des Patienten berechnet, wobei spezielle Formeln wie die **Parkland-Formel** verwendet werden. Nach dieser Formel werden in den ersten 24 Stunden etwa **4 ml kristalloide Lösung (Ringerlaktat) pro Kilogramm Körpergewicht und pro Prozent der verbrannten Körperoberfläche** verabreicht. Die Hälfte dieses Volumens wird in den ersten 8 Stunden verabreicht, einem kritischen Zeitraum zur Vermeidung eines hypovolämischen Schocks.

Es ist jedoch von entscheidender Bedeutung, **den Hydratationsstatus** des Patienten **kontinuierlich zu überwachen**, um die Zufuhr entsprechend der klinischen Reaktion anzupassen. Eine regelmäßige Überwachung der **Diurese** (Menge des produzierten Urins) ist einer der besten Indikatoren für die Angemessenheit der Flüssigkeitszufuhr. Bei einem erwachsenen Menschen mit Verbrennungen sollte die Diurese bei **0,5 bis 1 ml/kg/Stunde** gehalten werden, was ein Zeichen dafür ist, dass die Nieren ausreichend Blut erhalten und das zirkulierende Volumen ausreicht, um eine gute Gewebeperfusion zu gewährleisten. Wenn die Diurese abnimmt, kann dies ein Zeichen für eine Hypovolämie sein, die eine erhöhte Flüssigkeitszufuhr erfordert.

Neben der Diurese werden auch **klinische Zeichen** wie Blutdruck, Herzfrequenz, Hautzustand und die Wachsamkeit des Patienten auf Anzeichen eines unausgeglichenen Wasserhaushalts überwacht. Anhaltende Hypotonie oder **Tachykardie** können auf eine Hypovolämie hindeuten, während sich eine Wasserüberladung durch ein generalisiertes Ödem, einen erhöhten Zentralvenendruck oder Atembeschwerden aufgrund eines Lungenödems bemerkbar machen kann.

Aufrechterhaltung des Elektrolytgleichgewichts

Parallel zur Rehydrierung ist die **Korrektur von Elektrolytungleichgewichten** von entscheidender Bedeutung. Elektrolyte - wie Natrium, Kalium, Kalzium und Magnesium - spielen eine Schlüsselrolle bei vielen lebenswichtigen Funktionen, einschließlich der Muskelkontraktion, der Nervenübertragung und des Säure-Basen-Gleichgewichts. Bei Patienten mit Verbrennungen geht ein hoher Flüssigkeitsverlust mit einem gleichzeitigen Elektrolytverlust einher, was zu schweren Stoffwechselstörungen führen kann.

Natrium ist häufig der am stärksten betroffene Elektrolyt. Der Verlust von Plasma im Gewebe kann zu einer **Hyponatriämie**(niedriger Natriumspiegel im Blut) führen, die sich durch Symptome wie Verwirrtheit, Muskelschwäche und in schweren Fällen durch Krämpfe oder Koma bemerkbar macht. Eine allmähliche Korrektur der Hyponatriämie ist erforderlich, wobei eine zu schnelle Auffüllung vermieden werden sollte, da dies zu einem Hirnödem führen kann.

Kalium ist ein weiterer Elektrolyt, auf den Sie genau achten sollten. In den ersten Tagen nach der Verbrennung kann es zu einer **Hyperkaliämie**(überschüssiges Kalium im Blut) kommen, weil die Zellen zerstört werden und ihren intrazellulären Inhalt, einschließlich Kalium, ins Blut abgeben. Diese Hyperkaliämie kann zu schweren Herzstörungen wie Arrhythmien oder sogar zum Herzstillstand führen. Häufig ist eine elektrokardiografische Überwachung erforderlich, um diese Anomalien zu erkennen. In dem Maße, wie der Patient mit der Wundheilung und der Rehydrierung beginnt, kann sich eine **Hypokaliämie** (verminderter Kaliumspiegel) entwickeln, da Kalium über den Urin ausgeschieden wird. Die Korrektur der Hypokaliämie erfolgt durch die Gabe von Kaliumpräparaten unter strenger Überwachung der Serumspiegel und der Herzfunktion.

Kalzium und **Magnesium** sollten ebenfalls überwacht werden, da Ungleichgewichte zu neuromuskulären und kardialen Komplikationen führen können. Hypokalzämie (Kalziummangel) kann zu Muskelkrämpfen oder Herzrhythmusstörungen führen, während Hypomagnesiämie (Magnesiummangel) Herzanomalien, die durch ein Kaliumungleichgewicht ausgelöst werden, verschlimmern kann. Magnesium wird häufig zusammen mit Kalium verabreicht, da eine nicht korrigierte Hypomagnesiämie die Wiederherstellung normaler Kaliumwerte erschweren kann.

Biologische Überwachung und Anpassung der Behandlung

Die **biologische Überwachung** ist ein Schlüsselelement für die Aufrechterhaltung des Wasser- und Elektrolythaushalts. Regelmäßige Bluttests werden durchgeführt, um die Serumkonzentrationen von Natrium, Kalium, Kalzium, Magnesium und Bikarbonaten sowie die Nierenfunktion und den Säure-Basen-Haushalt zu messen. Anhand dieser Ergebnisse können die Wasser- und Elektrolytzufuhr entsprechend der Stoffwechsellage des Patienten angepasst werden.

Blutgase werden häufig verwendet, um den -Basen-Säure Haushalt des Patienten zu beurteilen, insbesondere in schweren Fällen, in denen Störungen der Gewebeperfusion zu einer metabolischen Azidose (überschüssige Säure im Blut) führen können. Die Gabe von Bikarbonaten kann erforderlich sein, um diesen Zustand zu korrigieren, wenn der pH-Wert im Blut zu niedrig wird, und eine angemessene Rehydratation bleibt entscheidend, um eine normale Gewebeperfusion wiederherzustellen und die Azidose auf natürliche Weise zu korrigieren.

Die tägliche Neubewertung der **Flüssigkeitszufuhr** ist entscheidend für die Aufrechterhaltung eines optimalen Gleichgewichts. **Input-Output-Bilanzen** werden erstellt, um das Volumen der verabreichten Flüssigkeiten (oral, enteral oder intravenös) und die Verluste des Patienten (Diurese, unempfindliche Verluste über die Haut und die Lunge sowie alle gastrointestinalen Verluste) zu bewerten. Anhand dieser Bilanzen können die Infusionsvolumina angepasst und übermäßige Verluste ausgeglichen werden, um Komplikationen aufgrund einer Hypovolämie oder einer Flüssigkeitsüberladung zu verhindern.

Vermeidung von Komplikationen und proaktives Management

Die proaktive Steuerung des Wasser- und Elektrolythaushalts bei Verbrennungsopfern ist entscheidend, um lebensbedrohliche Komplikationen zu verhindern. Eine kontinuierliche und sorgfältige Überwachung ermöglicht es, Anomalien frühzeitig zu erkennen und die Behandlung entsprechend anzupassen. Das Pflegepersonal sollte stets auf klinische Anzeichen eines **Elektrolytungleichgewichts** oder einer **Wasserüberladung** achten, wie z. B. Ödeme, Atemstörungen, Veränderungen des Herzrhythmus oder neurologische Veränderungen.

Auch die **interdisziplinäre Zusammenarbeit** ist in diesem Prozess von entscheidender Bedeutung. Ärzte, Krankenschwestern, Ernährungsberater und Apotheker arbeiten eng zusammen, um die Behandlung an die sich ändernden Bedürfnisse des Patienten anzupassen. Jede Veränderung im

Zustand des Patienten, sei es der Verlauf der Wundheilung, eine Infektion oder eine Veränderung der Nierenfunktion, kann Anpassungen der Flüssigkeits- und Elektrolytzufuhr erforderlich machen.

Kapitel 3

Verbandstechniken und Unterstützung der Wundheilung

Die verschiedenen Arten von Verbänden

• Fettverbände, Alginate, Hydrokolloide: ihre spezifische Verwendung

Fettverbände, **Alginate** und **Hydrokolloide** sind Arten von Verbänden mit spezifischen Eigenschaften, die jeweils für verschiedene Phasen der Wundheilung und für bestimmte Wundtypen geeignet sind. Bei Patienten mit schweren Verbrennungen ist die Wahl des richtigen Verbands entscheidend für die Förderung einer optimalen Wundheilung, die Vermeidung von Infektionen und die Verbesserung des Patientenkomforts. Jeder Verband hat genaue Indikationen, die von der Art der Verbrennung, der Menge des produzierten Exsudats, dem Infektionsrisiko und der Heilungsphase abhängen. Wenn Sie die Besonderheiten dieser Verbände verstehen, können Sie eine individuelle Pflege gewährleisten, die auf die besonderen Bedürfnisse von Verbrennungen und damit verbundenen Wunden zugeschnitten ist.

Fetthaltige Verbände

Fettverbände sind nicht haftende Vorrichtungen, die mit fetthaltigen Substanzen, in der Regel Paraffin, imprägniert sind, die eine Schutzbarriere über der Wunde bilden und gleichzeitig die Wundheilung fördern. Sie werden häufig bei **oberflächlichen Verbrennungen** oder **oberflächlichen Verbrennungen zweiten Grades** sowie bei Hauttransplantationen verwendet. Ihr Hauptvorteil ist, dass sie **nicht haften**, sodass sie entfernt oder gewechselt werden können, ohne der heilenden Wunde Schmerzen oder Traumata zuzufügen. Sie eignen sich besonders für Bereiche mit empfindlicher oder zarter Haut, in denen die Wundheilung gefördert werden soll, ohne dass der Verband mit der Wunde verklebt.

Diese Pflaster werden auch verwendet, um eine **feuchte Umgebung** über der Wunde aufrechtzuerhalten, was für die Heilung von Verbrennungen vorteilhaft ist. Die Feuchtigkeit fördert die Regeneration der Hautzellen und verhindert die Bildung einer trockenen Kruste, die den Heilungsprozess verlangsamen könnte. Darüber hinaus tragen Fettpflaster zur Linderung von Verbrennungen bei, indem sie Schmerzen reduzieren, die Haut geschmeidig halten und einer Austrocknung des Gewebes vorbeugen.

Paraffin-Fettverbände werden häufig mit anderen Verbandsarten kombiniert, um eine schützende Umgebung zu schaffen, die ein mechanisches Trauma verhindert und gleichzeitig das Exsudat kontrolliert. Bei oberflächlichen Verbrennungen ist es üblich, einen Fettverband direkt auf die Wunde zu legen und ihn dann mit einem absorbierenden Sekundärverband abzudecken, um die Sekrete zu steuern. Ihre Verwendung wird in den frühen Phasen der Wundheilung empfohlen, in denen der Schutz vor Reibung von entscheidender Bedeutung ist und die Wunden kein übermäßiges Exsudat produzieren.

Verbände auf Alginatbasis

Alginate sind biologische Verbände, die aus Meeresalgen gewonnen werden. Sie werden besonders bei **exsudierenden** Wunden und Verbrennungen eingesetzt, bei denen eine große Menge an Flüssigkeit produziert wird. Ihr Hauptvorteil ist ihre **hohe Absorptionsfähigkeit**: Wenn Alginate mit dem Exsudat in Berührung kommen, bilden sie ein Gel, das die Flüssigkeit bindet und so ein feuchtes Wundmilieu aufrechterhält, während es gleichzeitig überschüssige Flüssigkeit absorbiert. Dies macht sie zur bevorzugten Wahl bei mittelschweren bis schweren Verbrennungen, insbesondere bei solchen, die in den frühen Phasen der Wundheilung reichlich Exsudat produzieren.

Alginatverbände werden auch in Situationen verwendet, in denen Wunden infektionsgefährdet oder bereits infiziert sind, da sie **natürliche antimikrobielle Eigenschaften** besitzen und eine Umgebung schaffen, die das Bakterienwachstum hemmt. Tatsächlich hilft ihre Fähigkeit, ein Gel zu bilden, Bakterien am

Wachstum zu hindern und das Risiko von Infektionen zu verringern.

Der Vorteil von Alginaten liegt auch in ihrer Fähigkeit, **die natürliche Detersion** der Wunde zu **fördern**, d. h. nekrotisches Gewebe atraumatisch zu entfernen. Indem Alginate das Exsudat absorbieren und eine gewisse Feuchtigkeit aufrechterhalten, ermöglichen sie der Wunde eine sanfte Reinigung, ohne dass invasive Eingriffe erforderlich sind. Dies ist besonders bei tiefen Verbrennungen nützlich, bei denen der Heilungsprozess durch abgestorbenes Gewebe oder Krustenbildung verzögert werden kann.

Da diese Verbände jedoch eine große Menge an Flüssigkeit aufnehmen, sind sie nicht für trockene oder wenig exsudierende Wunden geeignet, wo sie die Wunde austrocknen und die Wundheilung verlangsamen können. In diesen Fällen sollten Sie lieber Verbände verwenden, die ein feuchteres Wundmilieu aufrechterhalten, wie z. B. Fettverbände oder Hydrokolloide.

Hydrokolloidverbände

Hydrokolloidverbände sind halbokklusive Vorrichtungen, die häufig bei wenig exsudierenden Verbrennungen oder in der **aktiven Heilungsphase** verwendet werden, wenn die Flüssigkeitsproduktion nachgelassen hat, aber noch eine feuchte Umgebung aufrechterhalten werden muss. Sie bestehen aus absorbierenden Substanzen, die bei Kontakt mit dem Exsudat ein Gel bilden, das die Wunde feucht hält und gleichzeitig vor äußeren Einflüssen wie Bakterien oder Reibung schützt. Diese Gelbildung fördert einen **feuchten Heilungsprozess**, der die Geweberegeneration beschleunigt und das Risiko einer dicken Narbenbildung verringert.

Hydrokolloidverbände **eignen** sich besonders für **oberflächliche Verbrennungen** und Verbrennungen **zweiten Grades**, da sie helfen, **die Proliferation der Epidermiszellen** zu **stimulieren** und so einen schnellen Wundverschluss zu erleichtern. Ihre halbokklusiven Eigenschaften ermöglichen das Eindringen von Sauerstoff, während sie gleichzeitig Feuchtigkeit zurückhalten und verhindern, dass Verunreinigungen auf die Wunde treffen. Diese Barriere wirkt sich positiv auf die Wundheilung aus, da sie das Infektionsrisiko senkt und gleichzeitig eine optimale Temperatur für den Zellstoffwechsel aufrechterhält.

Hydrokolloide bieten auch einen **erheblichen Komfort** für die Patienten, da sie mehrere Tage an Ort und Stelle bleiben können, ohne häufig gewechselt werden zu müssen. Dies verringert die Manipulation der Wunde, wodurch die mit der Pflege verbundenen Schmerzen begrenzt werden. Darüber hinaus ist ihre Anwendung relativ einfach und da sie häufig transparent sind, ermöglichen sie eine **visuelle Überwachung der Wunde**, ohne dass sie entfernt werden müssen. Sie werden daher häufig in den mittleren Phasen der Wundheilung eingesetzt, wenn das Infektionsrisiko gering ist, die Geweberegeneration jedoch unterstützt werden muss.

Sie eignen sich jedoch nicht für stark exsudierende oder infizierte Wunden, da ihre Absorptionsfähigkeit im Vergleich zu Alginaten begrenzt ist. Wenn die Wunde zu viel Flüssigkeit produziert, kann der Hydrokolloidverband schnell gesättigt sein, was zu einer Flüssigkeitsansammlung führt und das Risiko einer Infektion birgt. In solchen Situationen kann ein stärker absorbierender Verband oder ein häufigerer Wechsel des Hydrokolloids erforderlich sein.

• Protokoll für den Verbandswechsel je nach Stadium der Wundheilung

Der **Verbandwechsel** ist ein entscheidender Schritt im Heilungsprozess von Brandwunden und erfordert je nach **Heilungsstadium** eine angepasste Vorgehensweise. Jede Phase des Heilungsprozesses bringt spezifische Anforderungen an die Wunden mit sich, sei es zum Schutz vor Infektionen, zur Förderung der Geweberegeneration oder zur Aufrechterhaltung einer heilungsfördernden Umgebung. Ein geeignetes

Verbandwechselprotokoll beschleunigt nicht nur die Heilung, sondern minimiert auch Schmerzen und Komplikationen.

Die Phasen der Wundheilung

Die Wundheilung bei Verbrennungen verläuft in mehreren getrennten Phasen: der **Entzündungsphase**, der **Proliferationsphase** und der **Reifungsphase**. In jeder Phase ändern sich die Art des Verbands, die Häufigkeit des Wechsels und die damit verbundene Pflege entsprechend den Bedürfnissen der Wunde.

1. **Entzündungsphase (unmittelbar nach der Verbrennung)** :

    ○ Diese Phase dauert in der Regel 24 bis 48 Stunden nach der Verbrennung, kann aber je nach Schwere der Wunde auch länger dauern. Sie ist gekennzeichnet durch eine intensive Entzündungsreaktion mit Flüssigkeitsansammlungen (Ödemen), reichlich Exsudat und einem erhöhten Infektionsrisiko.

    ○ **Ziele von Wundverbänden** : Schutz der Wunde vor Infektionen, Absorption von Exsudat, Aufrechterhaltung einer kontrollierten Feuchtigkeit und Minimierung von Schmerzen.

2. **Protokoll zum Wechseln von Verbänden** :

    ○ **Arten von Verbänden**: In dieser Phase werden Brandwunden häufig mit **antimikrobiellen Salben** (z. B. Silbersulfadiazin) und **Fettverbänden** oder **Alginaten** behandelt, wenn die Wunde stark exsudiert ist.

    ○ **Häufigkeit des Wechsels** : Verbände müssen häufig gewechselt werden, in der Regel **ein- bis zweimal täglich**, um die Wunde zu überwachen, Exsudat zu entfernen und Bakterienwachstum zu

verhindern. Jeder Verbandwechsel sollte unter
streng aseptischen Bedingungen durchgeführt
werden.

○ **Technik**: Die Pflegekraft sollte zunächst den
verwendeten Verband vorsichtig entfernen und
dabei darauf achten, dass das empfindliche
Gewebe nicht reißt. Anschließend wird die Wunde
mit einer Kochsalzlösung oder einem milden
Antiseptikum gereinigt und vorsichtig getrocknet.
Der neue Verband wird nach einer Sichtkontrolle
der Wunde auf Anzeichen einer Infektion (Rötung,
eitriger Ausfluss) angelegt.

○ **Schmerzen und Komfort**: Schmerzmittel sollten
vor dem Verbandswechsel verabreicht werden, da
diese Phase aufgrund der Entzündung und der
Empfindlichkeit des freiliegenden Gewebes oft
schmerzhaft ist.

3. **Proliferative Phase (einige Tage bis Wochen nach der
Verbrennung)** :

○ Diese Phase ist durch die Bildung von neuem
Gewebe (Granulation) und den Beginn der
Reepithelisierung gekennzeichnet. Die Wunden
produzieren weiterhin Exsudat, jedoch in
geringerem Ausmaß als zu Beginn. Das Hauptziel
besteht nun darin, die Proliferation der
epidermalen Zellen zu fördern und eine feuchte
Umgebung aufrechtzuerhalten, die eine schnelle
Wundheilung begünstigt.

○ **Ziele von Wundverbänden** : Förderung der
feuchten Wundheilung, Absorption des
verbleibenden Exsudats, Schutz der sich neu
bildenden Haut und Verhinderung von Infektionen.

4. Protokoll zum Wechseln von Verbänden :

○ **Arten von Verbänden** : In dieser Phase werden häufig **hydrokolloide** oder **hydrogelförmige Verbände** verwendet. Diese Verbände schaffen eine feuchte Umgebung, die die Wundheilung fördert, indem sie die Zellmigration anregen und gleichzeitig überschüssiges Exsudat absorbieren. Wenn die Wunde noch viel Flüssigkeit produziert, können **Alginate** weiterhin verwendet werden, um Sekrete zu absorbieren.

○ **Häufigkeit des Wechsels** : Hydrokolloid- und Hydrogelverbände können je nach Exsudatmenge länger belassen werden, oft **alle 3 bis 5 Tage**. Dadurch wird die Manipulation der Wunde minimiert, wodurch das Risiko einer Störung des sich regenerierenden Gewebes und die mit der Pflege verbundenen Schmerzen verringert werden.

○ **Technik**: Beim Verbandwechsel ist es wichtig, den Verlauf der Wundheilung zu beobachten. Die neu gebildete Haut muss vorsichtig gehandhabt und die Wunde vorsichtig mit Kochsalzlösung gereinigt werden, um Trümmer oder Exsudat zu entfernen, ohne das Granulationsgewebe zu beschädigen. Hydrokolloidverbände, sofern sie nicht gesättigt sind, ermöglichen es, die Entwicklung der Wunde zu verfolgen, ohne dass sie häufig entfernt werden müssen, da sie oft halbtransparent sind.

○ **Komfort und Schmerzmanagement**: Obwohl Wunden in diesem Stadium in der Regel weniger schmerzhaft sind als in der Entzündungsphase, können vor der Versorgung immer noch Schmerzmittel erforderlich sein, vor allem wenn die Haut zerbrechlich und empfindlich ist.

5. **Reifungsphase (Wochen bis Monate nach der Verbrennung) :**

- ○ Die Reifungsphase markiert das Ende der aktiven Wundheilung mit der Neuorganisation der Kollagenfasern und dem allmählichen Schließen der Wunde. In diesem Stadium hat das Exsudat weitgehend abgenommen und das Hauptziel besteht darin, das neu gebildete Gewebe zu schützen und gleichzeitig das Aussehen und die Funktionalität der Narben zu optimieren.
- ○ **Ziele von Wundverbänden** : Schutz der sich bildenden Narben, Verhinderung der Schrumpfung und Minimierung des Risikos von Narbenkomplikationen wie Keloiden.

6. **Protokoll zum Wechseln von Verbänden :**

- ○ **Arten von Verbänden : Fett-** oder **Silikonpflaster** werden häufig verwendet, um die Geschmeidigkeit der Haut zu fördern und hypertrophen Narben vorzubeugen. In manchen Fällen können auch Druckverbände angelegt werden, um Keloide oder dicke Narben zu minimieren, indem sanfter Druck auf den Narbenbereich ausgeübt wird.
- ○ **Wechselhäufigkeit**: In diesem Stadium werden die Verbände häufig **alle 5 bis 7 Tage** gewechselt, bei gutem Heilungsverlauf auch länger. Silikonhaltige Pflaster, die die Narbe wirksam weicher machen, können mehrere Tage lang durchgehend getragen werden.
- ○ **Technik**: Der Verbandswechsel erfolgt vorsichtig, um die vernarbten Bereiche nicht zu reizen. Die Wunde muss nicht mehr so gründlich gereinigt werden wie in den ersten Phasen, aber eine Sichtkontrolle ist immer erforderlich, um die

Entwicklung der Narben zu überprüfen. Wenn es immer noch brüchige Hautstellen gibt, müssen diese mit geeigneten Verbänden behandelt werden, um Reibung und Traumata zu vermeiden.

◦ **Komfort und Vermeidung von Komplikationen** : In diesem Stadium sind die Schmerzen in der Regel geringer, aber eine sanfte Pflege ist wichtig, damit das ästhetische Ergebnis der Wundheilung nicht beeinträchtigt wird. Die Patienten können von der Anwendung weichmachender oder feuchtigkeitsspendender Cremes profitieren, um die Haut geschmeidig zu halten.

Weitere Überlegungen zum Wechseln von Verbänden

Während des gesamten Heilungsprozesses ist es von entscheidender Bedeutung, die **Häufigkeit der Verbandwechsel** an die Wundentwicklung und den klinischen Zustand des Patienten anzupassen. Anzeichen einer Infektion, wie das Auftreten von Rötungen, unangenehmen Gerüchen oder eitrigem Ausfluss, erfordern häufigere Verbandwechsel und eine Neubewertung der Behandlung.

Auch die **Kommunikation mit dem Patienten** vor und während des Verbandswechsels ist von entscheidender Bedeutung. Da Verbrennungen häufig Schmerzen und Ängste verursachen, kann ein einfühlsamer Ansatz in Verbindung mit der Verabreichung geeigneter schmerzlindernder Behandlungen den Stress und das Leiden im Zusammenhang mit der Pflege verringern.

- Überwachung auf Anzeichen einer Komplikation: Nekrose, Infektion

Die **Überwachung** von **Anzeichen für Komplikationen** wie **Nekrosen** und **Infektionen** ist eine Priorität bei der Behandlung von Patienten mit schweren Verbrennungen. Diese Komplikationen können die Wundheilung verzögern, zu schweren Folgeerkrankungen führen oder sogar lebensbedrohlich sein, wenn sie nicht schnell erkannt und behandelt werden. Durch eine sorgfältige Überwachung und ständige Beurteilung der Wunden können die schädlichen Auswirkungen dieser Komplikationen verhindert oder begrenzt werden. Die Früherkennung ist von entscheidender Bedeutung, um die Pflege anzupassen und eine angemessene Versorgung zu gewährleisten.

Nekrose: Anzeichen und Überwachung

Nekrose ist der Gewebetod, der eintritt, wenn die Zellen aufgrund einer schweren Verletzung nicht mehr ausreichend mit Sauerstoff oder Nährstoffen versorgt werden. Im Zusammenhang mit Verbrennungen kann Nekrose bei tiefen Verbrennungen auftreten, wenn die Hitze die Haut- und Unterhautschichten zerstört hat, wodurch die für das Überleben des Gewebes notwendige Blutzufuhr verhindert wird. Sie zeigt sich als harte, schwarze Hautstelle, die oft als **nekrotischer** Dekubitus bezeichnet wird und schnell behandelt werden muss, um die Ausbreitung einer Infektion zu verhindern und die Wundheilung zu fördern.

Nekrosezeichen, auf die man achten sollte :

1. **Aussehen der Wunde**: Die Nekrose ist durch einen schwärzlichen, dunkelbraunen oder gräulichen Hautbereich gekennzeichnet. Die Haut wird steif und nicht mehr geschmeidig, was darauf hindeutet, dass die darunter liegenden Zellen abgestorben sind.
2. **Keine Blutung**: Im Gegensatz zu einer noch lebensfähigen Wunde blutet der nekrotische Bereich nicht, wenn er leicht angekratzt oder manipuliert wird. Dies

spiegelt die fehlende Blutzirkulation im toten Gewebe wider.

3. **Unangenehmer Geruch**: Ein fauliger Geruch kann von der Wunde ausgehen, wenn sich die Nekrose ausbreitet oder infiziert. Dieser Geruch ist oft ein Zeichen dafür, dass das tote Gewebe beginnt, sich zu zersetzen.

4. **Veränderte Textur**: Die nekrotischen Bereiche fühlen sich härter an und können sich scharf vom umgebenden gesunden Gewebe abgrenzen, das in der Regel weicher und aufgrund der Entzündung leicht rötlich gefärbt ist.

5. **Schmerzen**: Paradoxerweise ist die Nekrose selbst oft schmerzlos, da die Nervenendigungen in diesem Bereich zerstört werden. Das umliegende Gewebe kann jedoch aufgrund der Entzündung und der Kollateralschäden sehr schmerzhaft sein.

Überwachung der Nekrose :

Die Nekrose erfordert eine **kontinuierliche Überwachung,** um sicherzustellen, dass sie sich nicht ausbreitet. Wenn sie erkannt wird, muss sie schnell behandelt werden, um ernsthafte Komplikationen zu vermeiden. Die Behandlung umfasst in der Regel eine **mechanische**, enzymatische oder chirurgische Deterioration, um abgestorbenes Gewebe zu entfernen und die Wundheilung unter guten Bedingungen fortzusetzen. Die nekrotischen Bereiche müssen regelmäßig mit milden Antiseptika gereinigt werden, und es werden geeignete Verbände angelegt, um eine Superinfektion zu verhindern. In einigen Fällen kann eine **Hauttransplantation** erforderlich sein, um das nekrotische Gewebe zu ersetzen, nachdem der Bereich ordnungsgemäß gereinigt wurde.

Infektion: Anzeichen und Überwachung

Infektionen sind eine wichtige Komplikation bei Patienten mit schweren Verbrennungen, da Verbrennungen Eintrittspforten für Bakterien und andere Krankheitserreger schaffen, vor allem wenn die Hautbarriere zerstört ist. Patienten mit schweren Verbrennungen sind aufgrund ihres geschwächten Immunsystems auch anfälliger für Infektionen. Eine Infektion kann die Wundheilung erheblich verlangsamen, verstärkte Schmerzen verursachen und in den schlimmsten Fällen zu einer **Sepsis** (Allgemeininfektion) führen, die tödlich verlaufen kann. Daher ist äußerste Wachsamkeit geboten, um die Anzeichen einer Infektion zu erkennen, sobald sie auftreten.

Anzeichen einer Infektion, auf die Sie achten sollten :

1. **Rötung und Hitze**: Eine Wundinfektion führt häufig zu einer übermäßigen Rötung, die sich um die verbrannte Stelle herum ausbreitet. Die Haut fühlt sich warm an, was ein Zeichen für eine Entzündung und eine aktive Immunreaktion ist.

2. **Eitriger Ausfluss** : Gelblicher oder grünlicher, oft übel riechender Ausfluss ist ein deutliches Zeichen für eine bakterielle Infektion. Dieses Exsudat ist oft dickflüssig und kann trotz Verbandsmaterial aus der Wunde sickern.

3. **Vermehrte Schmerzen**: Ein plötzlicher Anstieg der Schmerzen in der verbrannten Stelle ohne erkennbare Erklärung ist oft ein Anzeichen für eine Infektion. Infektionen verschärfen die Entzündungsreaktion und können die Wunde empfindlicher und schmerzhafter machen.

4. Unangenehmer **Geruch**: Wie bei der Nekrose kann ein übler Geruch aus der Wunde auf verwesende Bakterien oder eine aktive Infektion hinweisen.

5. **Fieber** : Eine systemische Infektion kann beim Patienten **Fieber** verursachen, das häufig mit Schüttelfrost, Schweißausbrüchen und Müdigkeit einhergeht. Unerklärliches Fieber bei einem Patienten mit Verbrennungen sollte das Pflegeteam immer auf eine mögliche Wundinfektion aufmerksam machen.

6. **Gasförmige Gangrän**: Bei schweren Infektionen können bestimmte anaerobe Bakterien eine nekrotisierende Infektion verursachen, die als gasförmige Gangrän

bezeichnet wird und sich durch ein Knistern beim Abtasten aufgrund der Gasproduktion der Bakterien bemerkbar macht. Dies ist ein medizinischer Notfall, der einen sofortigen chirurgischen Eingriff erfordert.

Überwachung der Infektion :

Die Wunden sollten **täglich** untersucht werden, um das Auftreten oder die Entwicklung dieser Infektionszeichen zu überwachen. Zusätzlich zur visuellen Inspektion können bei Verdacht auf eine Infektion **bakteriologische Proben** entnommen werden, um den verursachenden Keim zu identifizieren und die Wahl der Antibiotikabehandlung zu lenken. Bei eindeutigen Anzeichen einer Infektion werden in der Regel zunächst **Breitbandantibiotika** verschrieben, die dann je nach Ergebnis der Kulturen angepasst werden.

Die **Überwachung der biologischen Parameter** ist ebenfalls von entscheidender Bedeutung. Die **Anzahl der weißen** Blutkörperchen und Bluttests können einen Anstieg der Entzündungsmarker aufzeigen, was auf eine systemische Infektion hindeutet. Bei Verdacht auf eine Sepsis können **Blutkulturen** angelegt werden, um das Vorhandensein von Bakterien im Blut zu überprüfen.

Behandlung und Vermeidung von Komplikationen

Infektionen und Nekrosen erfordern eine **schnelle** und angemessene **Behandlung**. Wenn eine Infektion festgestellt wird, muss die Wunde gründlich mit Antiseptika gereinigt werden, und **antimikrobielle Verbände** (z. B. Silberverbände) können verwendet werden, um das Bakterienwachstum zu kontrollieren. Beim Verbandwechsel sollte besonders auf eine sterile Umgebung geachtet werden, um die Einschleppung neuer Keime zu verhindern.

Die Vorbeugung ist ebenfalls von entscheidender Bedeutung. Sie beruht auf strengen **aseptischen** Maßnahmen bei der Pflege, einer

regelmäßigen Wundüberwachung und der Verwendung von **antiseptischen Salben** oder **topischen Antibiotika**, wenn dies angezeigt ist. Darüber hinaus sollte der **Nährstoffhaushalt** des Patienten optimiert werden, um das Immunsystem zu stärken und die Wundheilung zu unterstützen, denn ein gut genährter Patient hat bessere Chancen, eine Infektion zu bekämpfen.

Die Techniken des Débridement

- Mechanisches Débridement: Rolle der Pflegekraft bei diesen Eingriffen

Das **mechanische Debridement** ist ein wichtiges Verfahren bei der Behandlung von Brandverletzungen, bei dem totes oder nekrotisches Gewebe aus der Wunde entfernt wird, um die Wundheilung zu fördern und Infektionen zu verhindern. Dieser Schritt ist entscheidend, da nekrotisches Gewebe, das zurückbleibt, einen idealen Nährboden für Bakterien darstellt, die Regeneration des gesunden Gewebes verzögert und das Risiko schwerwiegender Komplikationen wie Infektionen oder Sepsis erhöht. Die **Rolle der Pflegekraft** bei diesen Eingriffen ist von grundlegender Bedeutung, sowohl für die technische Unterstützung als auch für die emotionale Unterstützung des Patienten. Indem sie an der Seite von Krankenschwestern und Ärzten arbeiten, tragen Pflegehelferinnen und Pflegehelfer dazu bei, dass das Verfahren ordnungsgemäß durchgeführt wird, und sorgen gleichzeitig für den Komfort und das Wohlbefinden des Patienten.

Das mechanische Debridement: Definition und Ziele

Beim **mechanischen Debridement** werden abgestorbenes Gewebe, Schorf oder Trümmer auf einer Wunde mithilfe von chirurgischen Instrumenten wie Pinzetten, Scheren oder Küretten manuell entfernt. Diese Methode wird häufig angewandt, wenn die Wunde für ein autolytisches oder enzymatisches Debridement zu groß ist oder wenn nekrotisches Gewebe die Wundheilung verhindert. Das mechanische Debridement eignet sich besonders für tiefe **oder infizierte Verbrennungen**, bei denen abgestorbenes Gewebe eine ungünstige Umgebung für die Heilung schafft.

Die Ziele des Debridement sind :

- **Entfernen** Sie **nekrotisches Gewebe**, das die Wundheilung verzögert.
- **Reduzieren** Sie **die Bakterienlast**, indem Sie tote Stellen entfernen, die Infektionen begünstigen können.
- **Förderung der Wundheilung** durch Freilegen von gesundem Gewebe, sodass sich neue Zellen schneller regenerieren können.
- **Bereiten** Sie **die Wunde** für weitere Behandlungen **vor**, z. B. für eine Hauttransplantation oder das Anlegen von fortschrittlichen Verbänden.

Die Rolle der Pflegekraft vor der Intervention

Vor dem mechanischen Debridement spielt der Pfleger eine Schlüsselrolle bei der **Vorbereitung des Patienten** und der für den Eingriff erforderlichen Ausrüstung. Er stellt sicher, dass alles für einen möglichst reibungslosen Ablauf des Eingriffs vorhanden ist und dass der Patient körperlich und emotional bereit ist, sich diesem Verfahren zu unterziehen, das schmerzhaft und angstauslösend sein kann.

Vorbereitung des Patienten :

1. **Erklärung des Verfahrens**: Der Pflegende sollte in Zusammenarbeit mit dem Behandlungsteam dem Patienten in einfachen und beruhigenden Worten erklären, was ein Debridement ist. Er sollte die Fragen des Patienten beantworten und darauf achten, seine Angst zu verringern, indem er insbesondere den Zweck des Eingriffs erklärt und betont, dass dieses Verfahren notwendig ist, um die Heilung zu fördern.

2. **Unterstützung bei der Schmerzbehandlung**: Vor dem Débridement werden in der Regel **Analgetika** oder Sedativa zur Schmerzlinderung verabreicht. Die Pflegekraft stellt sicher, dass der Patient diese Medikamente erhalten hat, und achtet auf Anzeichen von Schmerzen oder Unwohlsein. Vor Beginn des Eingriffs muss unbedingt überprüft werden, ob die Wirkung der Schmerzmittel ausreichend ist.

3. **Positionierung des Patienten** : Die Bequemlichkeit des Patienten steht an erster Stelle. Der Pflegehelfer sollte darauf achten, dass der Patient in einer Position sitzt, die es dem Pflegeteam ermöglicht, effektiv zu arbeiten, und die es gleichzeitig vermeidet, dem Patienten Unbehagen zu bereiten. Die Pflegekraft passt Kissen, Stützen und Laken an, um maximalen Komfort zu gewährleisten und Spannungen auf den verbrannten Stellen zu reduzieren.

4. **Psychologische Vorbereitung**: Die Angst vor Schmerzen oder dem Unbekannten kann die Erfahrung des Débridements noch stressiger machen. Die Pflegekraft leistet **moralische Unterstützung**, indem sie ein offenes Ohr für die Sorgen des Patienten hat und ihm psychologische Hilfe anbietet. Seine Aufgabe ist es, ein Vertrauensverhältnis aufzubauen, das den Patienten vor diesem heiklen Schritt beruhigt.

Vorbereitung der Materialien :

Die Pflegekraft stellt auch sicher, dass alle für den Eingriff **erforderlichen Materialien** bereitstehen und griffbereit sind. Dazu gehören:

- **Sterile Instrumente** (Pinzetten, Scheren, Küretten).
- **Antiseptische Lösungen** zur Reinigung der Wunde.
- **Sterile Kompressen** und Verbandsmaterial, um die Wunde nach dem Debridement abzudecken.
- **Abfalleimer und Behälter**, um nekrotisches Gewebe auf hygienische Weise zu entsorgen.

In Zusammenarbeit mit dem Pflegepersonal stellt die Pflegekraft sicher, dass die Umgebung **steril** ist und dass die Instrumente so angeordnet sind, dass sie den Eingriff erleichtern.

Die Rolle der Pflegekraft während der Intervention

Während des mechanischen Débridements spielt der Pfleger weiterhin eine zentrale Rolle. Obwohl das Debridement selbst von einem Arzt oder einer spezialisierten Pflegekraft durchgeführt wird, unterstützt die Pflegekraft das Team während des gesamten Verfahrens und achtet dabei stets auf das Wohlbefinden des Patienten.

Technische Unterstützung :

1. **Unterstützung bei der Handhabung des Materials**: Es kann sein, dass der Pflegehelfer dem Krankenpfleger oder Arzt die benötigten Instrumente zur Verfügung stellt und dabei die Regeln der Asepsis beachtet. Er muss auch sicherstellen, dass die verwendeten Instrumente nach jedem Gebrauch wieder unter sterilen Bedingungen eingesetzt werden und dass biomedizinische Abfälle ordnungsgemäß entsorgt werden.
2. **Flüssigkeitsmanagement**: Je nach Exsudat oder kleineren Blutungen im Zusammenhang mit dem Verfahren kann die Pflegekraft assistieren, indem sie Kompressen auf der

Wunde hält oder Tupfer verwendet, um Flüssigkeiten zu absorbieren. Dies sorgt für ein klares Operationsfeld und erleichtert die Arbeit der Pflegekraft, die für das Debridement zuständig ist.

3. **Wachsamkeit in Bezug auf Schmerzen**: Der Pflegende sollte ständig auf die Reaktionen des Patienten achten. Wenn der Patient Anzeichen von starken Schmerzen oder Unwohlsein zeigt, kann er um eine Pause bitten, damit die Schmerzbehandlung neu bewertet werden kann, und ggf. zusätzliche Dosen von Schmerzmitteln verabreichen.

4. **Aktive Unterstützung des Teams**: Als logistische Unterstützung sorgt der Pflegehelfer dafür, dass es dem Team während des Eingriffs an nichts mangelt. Wenn Dinge ausgetauscht oder neu beschafft werden müssen, handelt er schnell, um einen reibungslosen Ablauf des Eingriffs zu gewährleisten.

Emotionale und psychologische Unterstützung :

Die **Rolle des Trostspenders** ist von entscheidender Bedeutung. Der Pfleger ist oft derjenige, der während des gesamten Eingriffs in der Nähe des Patienten bleibt, um mit ihm zu sprechen, ihn zu ermutigen und ihm emotionale Unterstützung zu bieten. Das Debridement kann ein beängstigendes Verfahren sein, und die beruhigende Anwesenheit des Pflegers trägt dazu bei, die Anspannung zu verringern und den Patienten zu beruhigen.

Die Rolle der Pflegekraft nach der Intervention

Nach dem Debridement ist die Pflegekraft an der **postprozeduralen Überwachung** und **der Nachsorge** beteiligt.

Sofortige Pflege und Überwachung :

1. **Anlegen des Verbands**: Sobald das Debridement abgeschlossen ist, hilft die Pflegekraft beim Anlegen

geeigneter Verbände, um die Wunde zu schützen, und hält sich dabei an die Sterilitätsprotokolle. Sie kann auch bei der Zubereitung von antiseptischen Lösungen oder antimikrobiellen Cremes mithelfen, die vor dem Anlegen des Verbands auf die Wunde aufgetragen werden.

2. **Überwachung der Vitalzeichen**: Die Pflegekraft achtet darauf, dass der Zustand des Patienten nach dem Eingriff stabil ist. Dazu gehört das Messen der **Vitalzeichen** (Herzfrequenz, Blutdruck, Sauerstoffsättigung) und die Überprüfung des Allgemeinzustands des Patienten, insbesondere nach schmerzhaften oder belastenden Eingriffen.

3. **Schmerzüberwachung**: Die Schmerzbehandlung geht auch nach dem Verfahren weiter. Der Pfleger überwacht die Schmerzintensität und stellt sicher, dass die schmerzstillende Therapie korrekt verabreicht wird. Er sollte auf Anzeichen von nicht verbalisierten Schmerzen achten, insbesondere bei Patienten, die möglicherweise zu müde sind, um ihr Unbehagen auszudrücken.

4. **Rückversicherung und Unterstützung**: Nach dem Debridement spielt der Pfleger weiterhin eine emotional unterstützende Rolle. Er beruhigt den Patienten, informiert ihn über den Erfolg des Verfahrens und bleibt an seiner Seite, um ihm zu helfen, seine Ruhe wiederzufinden.

• Zusammenarbeit mit Krankenschwestern und Ärzten beim chirurgischen Debridement

Das **chirurgische Debridement** ist ein entscheidendes Verfahren bei der Behandlung schwerer Verbrennungen, bei dem nekrotisches oder beschädigtes Gewebe tiefer und extensiver entfernt wird als beim mechanischen Debridement. Dieser Eingriff, der häufig im Operationssaal durchgeführt wird, ist entscheidend für die Entfernung von Bereichen mit abgestorbenem Gewebe, die Verringerung des Infektionsrisikos und die Förderung einer schnelleren Wundheilung. Der Erfolg dieses Eingriffs hängt von der **engen Zusammenarbeit zwischen** den verschiedenen Mitgliedern des Behandlungsteams ab: Ärzten,

Krankenschwestern und Pflegekräften. Jeder von ihnen spielt eine spezifische, sich ergänzende Rolle, um eine optimale Versorgung des Patienten vor, während und nach dem Eingriff zu gewährleisten.

Vor dem Eingriff: Vorbereitung des Patienten und der Umgebung

Vor dem chirurgischen Débridement ist die **Vorbereitung des Patienten** und der Pflegeumgebung ein entscheidender Schritt, bei dem die Zusammenarbeit zwischen Pflegekraft, Krankenschwestern und Arzt entscheidend ist, um sicherzustellen, dass alles unter den bestmöglichen Bedingungen abläuft.

Ersteinschätzung und Planung mit dem Arzt und den Krankenschwestern

Der Arzt, in der Regel ein Chirurg oder ein Spezialist für die Behandlung von Verbrennungen, beurteilt den **Schweregrad der Verbrennung**, das **Ausmaß der Nekrose** und entscheidet, ob ein chirurgisches Debridement erforderlich ist. In Zusammenarbeit mit dem Pflegeteam erstellt er einen Pflegeplan, der die Besonderheiten des Patienten berücksichtigt, insbesondere seinen Allgemeinzustand, seine Vorerkrankungen und die Art der Verbrennung. In dieser Planungsphase werden die Krankenschwestern und der Pfleger über die Einzelheiten des Verfahrens informiert, damit sie sich entsprechend vorbereiten können.

Physische und psychologische Vorbereitung des Patienten

Der Krankenpflegehelfer spielt eine wesentliche Rolle bei der **Vorbereitung des Patienten** vor der Operation. Er muss sicherstellen, dass sich der Patient in einem optimalen physischen und emotionalen Zustand für den Eingriff befindet. Dies beinhaltet :

1. **Den Patienten informieren** : Die Pflegekraft erklärt dem Patienten in Absprache mit den Krankenschwestern und dem Arzt die einzelnen Schritte des Verfahrens auf klare und beruhigende Weise. Selbst wenn der Chirurg die technischen Details bereits vorgestellt hat, bietet der Pfleger emotionale Unterstützung, indem er auf die Bedenken des Patienten eingeht und so seine Angst verringert.

2. **Den Patienten vorbereiten**: Der Krankenpflegehelfer achtet darauf, dass der Patient richtig liegt, dass er ggf. nüchtern ist und dass er die vorgeschriebenen präoperativen Behandlungen wie Analgetika oder Beruhigungsmittel erhalten hat. Er bereitet auch den Körper des Patienten vor, indem er dafür sorgt, dass die zu operierenden Bereiche sauber sind, dass temporäre Verbände entfernt werden und dass der zu behandelnde Bereich zugänglich ist.

3. **Koordination mit dem Pflegeteam**: Die Krankenschwestern bereiten in enger Zusammenarbeit mit dem Pflegehelfer den Operationssaal vor und achten darauf, dass **die Instrumente steril** sind und alle notwendigen Materialien (antiseptische Lösungen, Verbände, Skalpelle, Absaugvorrichtungen) zur Verfügung stehen. Die Krankenpflegehelfer helfen auch beim Transport des Patienten in den Operationssaal und stellen sicher, dass er bequem sitzt und für den Eingriff bereit ist.

Während der Intervention: eine koordinierte Teamarbeit

Während des chirurgischen Débridements ist die **Koordination zwischen dem Arzt, den Krankenschwestern und dem Pfleger** von entscheidender Bedeutung, um einen reibungslosen Ablauf des Eingriffs zu gewährleisten. Obwohl der Chirurg für den operativen Eingriff selbst verantwortlich ist, spielt jedes

Teammitglied eine ergänzende Rolle, um das Verfahren zu unterstützen.

Rolle des Arztes

Der **Arzt und Chirurg** führt das Debridement durch, indem er chirurgische Instrumente wie Skalpelle, Pinzetten oder Küretten verwendet, um das nekrotische Gewebe in der Tiefe zu entfernen. Ziel ist es, gesundes Gewebe freizulegen und so die Wundheilung zu fördern. Je nach Ausmaß der Verbrennungen kann das Verfahren auch die Vorbereitung der Wunde für eine Hauttransplantation oder das Anlegen von Spezialverbänden umfassen.

Rolle der Krankenschwestern

OP-Schwestern oder **Krankenschwestern**, die **auf die Behandlung von Verbrennungen spezialisiert** sind, assistieren dem Chirurgen direkt. Sie bereiten die sterilen Instrumente vor, halten das Operationsfeld steril und reichen dem Chirurgen die notwendigen Werkzeuge. Außerdem überwachen sie den Zustand des Patienten in Echtzeit, einschließlich der Lebenszeichen, und arbeiten mit dem Anästhesisten zusammen, wenn der Patient unter Vollnarkose steht. Sie sind auch für die Verabreichung von Produkten verantwortlich, die zur Kontrolle der Hämostase (Blutstillung) oder zur Spülung der Wunde während des Débridements benötigt werden.

Rolle der Pflegekraft

Obwohl der Pflegehelfer nicht direkt in den chirurgischen Akt eingreift, ist seine Rolle für den **reibungslosen logistischen Ablauf** und die **allgemeine Unterstützung** des Patienten von entscheidender Bedeutung. Er greift während der Operation auf verschiedene Weise ein:

1. **Logistische Unterstützung**: Der Krankenpflegehelfer sorgt dafür, dass die Arbeitsumgebung sauber und

ordentlich bleibt. Er hilft bei der Verwaltung von medizinischen Abfällen und sorgt dafür, dass gebrauchtes Material ordnungsgemäß entsorgt wird. Er bringt bei Bedarf auch zusätzliche Ausrüstung mit und sorgt dafür, dass es dem Team an nichts fehlt.

2. **Unterstützung des Patientenkomforts**: Wenn es sich um ein Verfahren unter Lokalanästhesie handelt, sorgt der Pflegehelfer dafür, dass der Patient bequem bleibt, richtig liegt und keine zusätzlichen Schmerzen verspürt. Er fungiert auch als **moralische Unterstützung**, indem er den Patienten beruhigt, wenn er bei Bewusstsein ist, ihm erklärt, was passiert, und ihn über den Verlauf des Verfahrens auf dem Laufenden hält.

3. **Koordination mit dem** Pflegepersonal: Der Pflegehelfer arbeitet eng mit dem Pflegepersonal zusammen, um die Bedürfnisse des Operationsteams zu erfüllen. Wenn z. B. Produkte nachgefüllt oder Änderungen im Operationssaal vorgenommen werden müssen, ist es seine Aufgabe, das Pflegeteam schnell zu unterstützen.

Nach dem Eingriff: Postoperative Pflege und Nachsorge

Sobald das chirurgische Debridement abgeschlossen ist, wird die Rolle der Pflegekraft bei der **postoperativen Betreuung** des Patienten in enger Zusammenarbeit mit den Krankenschwestern und dem Arzt zentral. Diese Phase ist entscheidend, um eine gute Genesung zu gewährleisten und Komplikationen vorzubeugen.

Postoperative Überwachung

Der Pflegehelfer überwacht den Patienten genau, um sicherzustellen, dass sein Aufwachen oder seine Erholung nach der Anästhesie gut verläuft. Er übernimmt die **Überwachung der Vitalzeichen**, indem er die Herzfrequenz, den Blutdruck und die

Atmung überprüft und dabei auf Anzeichen von Schmerzen oder Unwohlsein achtet.

Schmerzmanagement und Komfort

Nach einem chirurgischen Eingriff können die Schmerzen erheblich sein. Der Pflegehelfer stellt sicher, dass der Patient die vom Arzt verordneten Schmerzmittel erhält, und informiert das Pflegeteam über alle Anzeichen von unkontrollierten Schmerzen. Er spielt auch eine Rolle dabei, den Patienten nach der Operation **bequem** in sein Bett oder seinen Stuhl zu **setzen**, indem er dafür sorgt, dass die Verbände nicht gedrückt werden und der Patient sich ausruhen kann.

Nachverfolgung von Wunden und Wechseln von Verbänden

Der Krankenpflegehelfer unterstützt das Pflegepersonal bei der postoperativen Wundversorgung. Er nimmt an **Verbandwechseln** teil, achtet dabei auf die Einhaltung der aseptischen Protokolle und unterstützt die Krankenschwestern bei der Reinigung der Wunden und dem Wiederanlegen geeigneter **Verbände**. Außerdem überwacht er/sie die Wunden auf Anzeichen von Komplikationen, wie Infektionen oder erneute Nekrosen.

Kontinuierliche Zusammenarbeit und Kommunikation

Der Erfolg eines chirurgischen Débridements hängt von einer **reibungslosen Kommunikation** zwischen den Teammitgliedern ab. Das Pflegepersonal, die Krankenschwestern und der Arzt müssen ständig Informationen über den Zustand des Patienten, den Heilungsverlauf und die notwendigen Anpassungen in der postoperativen Pflege austauschen. Die Pflegekraft spielt bei dieser Kommunikation eine Schlüsselrolle, da sie die **Augen und Ohren** des medizinischen Teams am Patientenbett ist und alle Anzeichen von Komplikationen oder Verbesserungen meldet.

- Schmerzmanagement bei diesen Interventionen

Die **Schmerzbehandlung** bei Eingriffen, wie dem chirurgischen oder mechanischen **Debridement** bei schweren Verbrennungen, ist ein zentraler Aspekt der Patientenversorgung. Schmerzen bei Verbrennungen sind intensiv und oft chronisch. Sie erfordern einen rigorosen und multidimensionalen Ansatz, um dem Patienten ein Höchstmaß an Komfort zu bieten und gleichzeitig eine effiziente Pflege zu ermöglichen. Die Schmerzen können durch Stress, Angst und die extreme Empfindlichkeit der Wunden verstärkt werden und ohne eine angemessene Behandlung zu erheblichen psychologischen und physischen Komplikationen führen, wie z. B. einer Abneigung gegen die Pflege, Depressionen oder sogar einer verzögerten Wundheilung.

Die Behandlung von Schmerzen bei schmerzhaften Eingriffen beruht auf einem **multimodalen Ansatz**, der **pharmakologische Behandlungen**, **nicht-pharmakologische Methoden** und **psychologische Unterstützung** kombiniert, wobei jede Methode eine entscheidende Rolle spielt, um das Wohlbefinden des Patienten vor, während und nach dem Eingriff zu gewährleisten.

Arten von Schmerzen bei Brandopfern

Patienten mit schweren Verbrennungen erleben verschiedene Arten von Schmerzen :

1. **Grundschmerz**: Dies ist der ständige Schmerz, der auch dann empfunden wird, wenn keine Manipulation stattfindet. Er ist häufig aufgrund der Verbrennungen selbst vorhanden, bei denen die Nervenenden freigelegt werden.
2. **Prozeduraler** Schmerz: Hierbei handelt es sich um Schmerzen, die durch die Pflege selbst verursacht werden, z. B. Verbandswechsel, Debridement oder chirurgische Eingriffe.
3. **Bewegungsschmerz**: Jede Mobilisierung, ob freiwillig oder für die Pflege erforderlich, kann aufgrund der

Spannung, die auf das verbrannte Gewebe ausgeübt wird, schmerzhaft sein.

Vorbereitung auf die Intervention: Antizipation und präventive Behandlung

Die **Vorbereitung der** Schmerzbehandlung beginnt lange vor dem eigentlichen Eingriff. Der Erfolg eines Schmerzmanagements hängt von einer rigorosen Antizipation der Bedürfnisse des Patienten ab.

Erste Bewertung des Schmerzes

Vor jeder Intervention muss eine umfassende Bewertung der Schmerzen des Patienten vorgenommen werden. Die Pflegekraft verwendet in Zusammenarbeit mit den Krankenschwestern und Ärzten auf den jeweiligen Patienten abgestimmte **Schmerzbewertungsskalen**, um das empfundene Schmerzniveau, die Lokalisation und die Intensität des Schmerzes zu ermitteln. Anhand dieser Bewertung kann das Schmerzmittelprotokoll an die individuellen Bedürfnisse des Patienten angepasst werden.

Vorbeugende pharmakologische Behandlung

Vor einem Debridement oder einem anderen schmerzhaften Eingriff ist es entscheidend, zunächst **Schmerzmittel** zu verabreichen und sicherzustellen, dass diese ausreichend wirksam sind, um die Schmerzen während des Eingriffs zu begrenzen. Je nach Schmerzintensität kann eine Kombination aus mehreren Medikamentenklassen eingesetzt werden :

1. **Analgetika der Stufe 1 (Nicht-Opioide)**: Dazu gehören Medikamente wie Paracetamol oder nichtsteroidale **Antirheumatika** (NSAR). Sie werden bei mäßigen

Schmerzen eingesetzt und können vorbeugend verabreicht werden, um den Grundschmerz zu lindern.

2. **Analgetika der Stufe 2 (schwache Opioide)** : Medikamente wie Tramadol werden eingesetzt, wenn die Schmerzen stärker sind, aber ohne starke Opioide noch beherrschbar sind.

3. **Analgetika der Stufe 3 (starke Opioide)** : Bei den schmerzhaftesten Eingriffen, insbesondere bei chirurgischen Débridements, können starke Opioide wie Morphin oder Fentanyl verabreicht werden. Diese Opioide können oral, intravenös oder manchmal als Dauerinfusionen verabreicht werden, um die Linderung über einen längeren Zeitraum aufrechtzuerhalten. In einigen Fällen können Lokal- oder Regionalanästhesien eingesetzt werden, um den zu behandelnden Bereich zu betäuben.

4. **Anxiolytika und Sedativa**: Diese Medikamente werden häufig dem Protokoll hinzugefügt, um die mit dem erwarteten Schmerz verbundene Angst zu verringern. Sie verringern die Schmerzwahrnehmung und erleichtern die Toleranz gegenüber der Pflege.

Vertrauensbildung beim Patienten

Neben der pharmakologischen Behandlung ist der **psychologische** Aspekt der Schmerzbehandlung ebenso wichtig. Die Pflegekraft spielt eine wesentliche Rolle, indem sie den Patienten vor dem Eingriff beruhigt, ihm jeden Schritt der Pflege klar erklärt und seine Fragen beantwortet. Ein gut informierter und emotional betreuter Patient ist oft weniger angespannt und daher weniger schmerzempfindlich. Diese psychologische

Unterstützung ist ein Schlüsselfaktor, um die Wirksamkeit der Schmerzmittelbehandlung zu optimieren.

Während des Eingriffs: Kontinuierliches Schmerzmanagement

Während des Eingriffs selbst muss die Schmerzbehandlung **in Echtzeit** an die Reaktionen des Patienten **angepasst** werden. Dies erfordert eine **sorgfältige Überwachung** durch das gesamte Behandlungsteam, einschließlich Ärzten, Krankenschwestern und Pflegekräften.

Überwachung von Schmerzzeichen

Obwohl einige Patienten ihre Schmerzen verbalisieren können, drücken andere, insbesondere Patienten unter Sedierung oder leichter Anästhesie, ihr Unbehagen durch nonverbale Zeichen aus. Die Pflegekraft sollte auf diese Zeichen achten, die Folgendes umfassen :

- **Grimassen oder Verspannungen** im Gesicht.
- **Muskelanspannung** oder unruhige Bewegungen.
- **Veränderungen der Atmung** oder des Herzrhythmus.

Diese Anzeichen sind Indikatoren dafür, dass die Schmerzen nicht ausreichend kontrolliert werden. Das Pflegeteam kann dann die Dosis der Schmerzmittel anpassen oder zusätzliche Dosen verabreichen, um das Wohlbefinden des Patienten zu verbessern.

Psychologische Unterstützung während des Eingriffs

Der Pfleger bleibt während des Eingriffs oft in der Nähe des Patienten, um ihm **kontinuierliche moralische und psychologische Unterstützung** zu bieten. Mit dem Patienten ruhig zu sprechen, ihm zu erklären, was vor sich geht, und ihn daran zu erinnern, dass das Team alles tut, um die Schmerzen zu minimieren, kann eine beruhigende Wirkung haben. Diese

menschliche Bindung ist für Patienten, die bei Bewusstsein sind, besonders wichtig, da sie ihren Stress reduziert und ihnen eine bessere Schmerztoleranz ermöglicht.

Einsatz nicht-pharmakologischer Techniken

Zusätzlich zu Analgetika können während der Pflege **nicht-pharmakologische Techniken** angewendet werden, um die Schmerzwahrnehmung zu reduzieren. Dazu gehören u. a. :

- **Ablenkung**: Die Anwendung von Ablenkungstechniken wie Musikhören oder Visualisierung kann manchen Patienten helfen, ihre Aufmerksamkeit von den Schmerzen abzulenken.
- **Entspannung**: Das Erlernen von tiefen Atemtechniken oder Muskelentspannung kann die Angst verringern und die wahrgenommene Schmerzintensität senken.

Nach dem Eingriff: Postprozedurale Nachsorge und Linderung

Das Schmerzmanagement endet nicht mit dem Ende des Eingriffs. Besondere Aufmerksamkeit sollte dem **postprozeduralen Management gewidmet** werden, da die Schmerzen nach Abschluss der Behandlung anhalten oder sogar zunehmen können.

Postoperative Überwachung

Nach dem Eingriff sorgt die Pflegekraft dafür, dass der Patient bequem sitzt, und überwacht die Vitalzeichen, um sicherzustellen, dass die Schmerzbehandlung angemessen bleibt. Die **Schmerzüberwachung** wird mit einer regelmäßigen Beurteilung fortgesetzt, um die Dosis der Schmerzmittel bei Bedarf anzupassen.

Kontinuierliche Bewertung von Schmerzen

Die Pflegekraft sollte weiterhin Schmerzbewertungsskalen verwenden, den Patienten regelmäßig bitten, sein Schmerzniveau zu notieren, und prüfen, ob es Anzeichen für Rest- oder akute Schmerzen gibt. Ziel ist es, die schmerzstillende Behandlung schnell anzupassen, um zu verhindern, dass die Schmerzen unerträglich werden oder die Wundheilung beeinträchtigen.

Emotionale Unterstützung und Vorbereitung auf die nächste Pflege

Die Pflegekraft bereitet den Patienten auch auf die weitere Pflege vor. Bei einem Patienten, der weiß, dass schmerzhafte Pflegemaßnahmen wiederkehren werden (wie Verbandswechsel oder andere Débridement), ist es entscheidend, ein Vertrauensverhältnis aufrechtzuerhalten. Indem der Pflegende den Patienten beruhigt und ihm erklärt, dass die Schmerzbehandlung bei Bedarf verbessert wird und dass jede Pflege darauf abzielt, die Heilung zu beschleunigen, trägt er dazu bei, die antizipatorische Angst zu verringern, die das Schmerzempfinden bei künftigen Pflegemaßnahmen verschlechtern kann.

Die Anwendung der Unterdrucktherapie

• Indikationen und Kontraindikationen

Indikationen und Kontraindikationen sind wesentliche Elemente, die vor der Entscheidung für einen medizinischen Eingriff, eine Behandlung oder ein Verfahren berücksichtigt werden müssen. Sie stellen sicher, dass die Behandlung sowohl auf den Zustand des Patienten abgestimmt ist als auch die Erfolgsaussichten maximiert und die Risiken minimiert werden. Ob medikamentöse Behandlung, spezielle Pflegemaßnahmen wie Debridement oder chirurgische Eingriffe - eine gute Kenntnis der Indikationen und Kontraindikationen ist von entscheidender

Bedeutung, um eine sichere und wirksame Behandlung zu gewährleisten.

Indikationen: Wann eingreifen?

Indikationen beziehen sich auf Situationen oder Bedingungen, in denen ein Verfahren oder eine Behandlung empfohlen wird. Sie beruhen auf klinischen, pathophysiologischen und prognostischen Kriterien, die die Anwendung einer bestimmten Behandlung rechtfertigen. Die Indikationen müssen klar sein, um sicherzustellen, dass der Patient den größtmöglichen Nutzen aus der Behandlung zieht.

Allgemeine Hinweise in der Medizin

In der Medizin können die Indikationen vielfältig sein und variieren je nach Krankheitsbild, Allgemeinzustand des Patienten und den Zielen der Behandlung. Sie können Folgendes umfassen

1. **Schmerzbehandlung**: Wenn ein Patient unter akuten oder chronischen Schmerzen leidet, sind Analgetika angezeigt, um das Leiden zu lindern und den Komfort zu verbessern. Bei Verbrennungsopfern können z. B. Opioide angezeigt sein, wenn während einer invasiven Behandlung starke Schmerzen auftreten.

2. **Verringerung des Infektionsrisikos**: Wenn eine Wunde vorliegt, ist die Indikation für die Verwendung von Antiseptika oder Antibiotika gerechtfertigt, um eine bestehende Infektion zu verhindern oder zu behandeln. Bei schweren Verbrennungen sind beispielsweise Silberverbände aufgrund ihrer antimikrobiellen Wirkung indiziert.

3. **Verbesserung der** Wundheilung: In bestimmten Situationen sind spezielle Verbände (wie Hydrokolloide oder Alginate) angezeigt, um ein feuchtes

Wundheilungsmilieu zu fördern und die Wunde vor äußeren Einflüssen zu schützen.

Indikationen für ein chirurgisches Debridement

Das **chirurgische Debridement** ist ein Eingriff, der in bestimmten klinischen Situationen besonders angezeigt ist :

1. **Vorhandensein** von ne**krotischem** Gewebe: Eine der Hauptindikationen für ein Debridement ist die Entfernung von nekrotischem oder devitalisiertem Gewebe, das die Wundheilung behindert. Dieses abgestorbene Gewebe bildet einen Nährboden für die Vermehrung von Bakterien und erhöht somit das Infektionsrisiko.

2. **Schwere Wundinfektionen**: Wenn die Wunde infiziert ist und topische oder antibiotische Behandlungen nicht ausreichen, um die Infektion zu kontrollieren, wird ein Debridement notwendig, um die infizierten Bereiche zu entfernen und das Fortschreiten der Infektion zu verhindern.

3. **Vorbereitung auf eine Hauttransplantation**: Vor der Durchführung einer Hauttransplantation muss unbedingt alles nekrotische Gewebe entfernt werden, um ein sauberes Bett zu bieten, in das die Transplantate einwachsen können und das eine gute Wundheilung fördert.

4. **Verzögerte Wundheilung**: Bei einigen chronischen Wunden wie Geschwüren oder Dekubitus kann ein Debridement angezeigt sein, um die Wundheilung durch die Entfernung von nicht lebensfähigem Gewebe und die Förderung der Regeneration von gesundem Gewebe zu stimulieren.

Kontraindikationen: Wann sollte man nicht eingreifen?

Kontraindikationen sind Situationen, in denen eine Behandlung oder Intervention mit Risiken verbunden ist, die den erwarteten Nutzen überwiegen. Dabei kann es sich um **absolute Kontraindikationen** handeln, bei denen von einer Behandlung ausdrücklich abgeraten wird, oder um **relative Kontraindikationen**, bei denen Vorsicht geboten ist und eine medizinische Entscheidung nach einer Risikobewertung getroffen werden muss.

Allgemeine Kontraindikationen in der Medizin

Einige häufige Kontraindikationen können sein:

1. **Allergie gegen ein Arzneimittel**: Wenn ein Patient eine bekannte Allergie gegen ein Arzneimittel oder einen Wirkstoff hat, ist dieses Arzneimittel kontraindiziert. Beispielsweise darf ein Patient, der gegen Sulfadiazin allergisch ist, keine damit imprägnierten Pflaster zur Behandlung einer Verbrennung erhalten.

2. **Nieren- oder Leberinsuffizienz**: Viele Medikamente oder Behandlungen werden über die Nieren oder die Leber verstoffwechselt. Bei schwerer Nieren- oder Leberinsuffizienz können bestimmte Behandlungen aufgrund des Risikos einer toxischen Akkumulation kontraindiziert sein.

3. **Schwangerschaft**: Einige Behandlungen sind bei schwangeren Frauen aufgrund der Risiken für den Fötus kontraindiziert. Beispielsweise sollten bestimmte Antibiotika oder nichtsteroidale entzündungshemmende Medikamente während der Schwangerschaft vermieden werden.

Kontraindikationen für ein chirurgisches Debridement

Das **chirurgische Debridement** hat auch seine Kontraindikationen, die vor dem Eingriff sorgfältig abgewogen werden müssen. Mit diesen Kontraindikationen sollen schwerwiegende Komplikationen vermieden werden, die die Gesundheit des Patienten gefährden könnten.

1. **Wenig exsudierende oder saubere Wunden**: Ein Debridement ist in Wunden, in denen kein nekrotisches Gewebe oder eine Infektion vorliegt, nicht angezeigt. Ein ungerechtfertigtes Debridement kann gesundes Gewebe schädigen und die Wundheilung verlängern.

2. **Schlechter Allgemeinzustand des** Patienten: Wenn der Patient einen instabilen medizinischen Zustand hat, wie z. B. einen septischen Schock oder eine schwere Herzinsuffizienz, ist ein chirurgisches Debridement kontraindiziert, da es den Allgemeinzustand verschlechtern kann. In diesen Fällen ist es vorrangig, den Patienten zu stabilisieren, bevor ein chirurgischer Eingriff in Betracht gezogen wird.

3. **Wunden mit unzureichender Vaskularisierung** : Wenn eine Wunde schlecht vaskularisiert ist (wie bei schweren Durchblutungsstörungen), kann es riskant sein, ein Debridement durchzuführen, da sich das gesunde Gewebe ohne ausreichende Blutversorgung nicht richtig regenerieren kann.

4. **Vorliegen von Gerinnungsstörungen**: Bei Patienten mit **Gerinnungsstörungen** oder unter Antikoagulanzien kann das Debridement zu starken, lebensbedrohlichen Blutungen führen. Daher ist es in diesen Fällen ohne eine spezielle Behandlung des Blutungsrisikos kontraindiziert.

Der Umgang mit relativen Kontraindikationen

In einigen Fällen sind die Kontraindikationen nicht absolut, sondern relativ. Das bedeutet, dass ein Eingriff trotz bestehender Risiken in Betracht gezogen werden kann, wenn der potenzielle Nutzen die Gefahren überwiegt. Die Entscheidung beruht dann auf einer **gründlichen medizinischen Abwägung** der Vor- und Nachteile. Beispielsweise kann ein chirurgisches Debridement bei einem Patienten in schlechtem Allgemeinzustand in Betracht gezogen werden, sofern es die einzige Möglichkeit ist, eine potenziell lebensbedrohliche Infektion unter Kontrolle zu bringen.

- Installation und Überwachung des Geräts

Die **Installation und Überwachung von medizinischen Geräten** ist ein entscheidender Schritt in der Behandlung von Patienten, insbesondere von Patienten mit komplexen Erkrankungen wie schweren Verbrennungen. Dazu gehören eine Vielzahl von Geräten wie Infusionen, Sonden, Katheter, Sauerstofftherapiegeräte, spezielle Verbände oder auch Geräte zur kontinuierlichen Überwachung. Eine angemessene Installation gewährleistet nicht nur eine ordnungsgemäße Pflege, sondern beugt auch Komplikationen wie Infektionen, Fehlstellungen oder Fehlfunktionen der Geräte vor. Durch die **Überwachung** können Probleme frühzeitig erkannt und schnell eingegriffen werden, um die Sicherheit und das Wohlbefinden des Patienten zu gewährleisten.

Installation des Geräts: ein Schlüsselschritt für eine sichere Pflege

Die **Installation eines medizinischen Geräts** muss immer unter optimalen Bedingungen erfolgen, um seine Wirksamkeit und die Sicherheit des Patienten zu gewährleisten. Eine unsachgemäße Installation kann zu Komplikationen führen, die von Unbehagen bis hin zu schwerwiegenden Folgen wie Infektionen, Gewebeschäden oder Funktionsstörungen reichen können.

Vorbereitung der Umgebung und der Materialien

Vor der Installation eines Geräts ist es unerlässlich, **die Pflegeumgebung** und die benötigten Materialien vorzubereiten.

1. **Hygiene und Sterilität**: Dic Installation von medizinischen Geräten wie Venenkathetern, Sonden oder Infusionen erfordert strenge aseptische Bedingungen, um Infektionen zu vermeiden. Hygieneprotokolle wie **Händewaschen**, das Tragen steriler Handschuhe und die Verwendung steriler Materialien müssen unbedingt eingehalten werden. Bei der Anlage eines zentralen Venenkatheters muss beispielsweise besonders auf die Desinfektion der Haut und die Aufrechterhaltung eines sterilen Operationsfeldes geachtet werden.

2. **Vorbereitung der Materialien**: Bevor Sie ein Gerät installieren, ist es wichtig, die Integrität und Funktionalität aller verwendeten Materialien zu überprüfen. Dazu gehört die Überprüfung des Verfallsdatums, der sterilen Verpackung und der Überwachungsgeräte. Bei Geräten wie Infusionen oder Infusionspumpen müssen außerdem die **Lösungen und Medikamente** vorbereitet und mit dem Gerät verbunden werden, ohne die Sterilität zu beeinträchtigen.

Technische Installation des Geräts

Das Installationsverfahren ist je nach Art des Geräts unterschiedlich, aber einige allgemeine Schritte gelten für die meisten Geräte.

1. **Infusionen und Katheter**: Bei der Einrichtung einer **intravenösen Infusion** ist es entscheidend, eine gute Einstichstelle zu wählen, häufig eine periphere Vene, und vor dem Einführen des Katheters eine gründliche Desinfektion durchzuführen. Nach dem Einführen muss er mit cincm sterilen Verband richtig fixiert werden, und die

Infusionsleitung muss überprüft werden, um sicherzustellen, dass sie richtig angeschlossen und funktionsfähig ist. Die Infusionsrate wird entsprechend der ärztlichen Anordnung eingestellt, und durch regelmäßige Sichtkontrollen wird sichergestellt, dass keine Lecks oder Komplikationen wie z. B. Hämatome auftreten.

2. **Komplexe Verbände und Wundheilungsvorrichtungen**: Beim Anbringen von Wundheilungsvorrichtungen wie **Hydrokolloidverbänden** müssen die Protokolle für das Anbringen streng eingehalten werden, um Reibung, frühzeitiges Ablösen oder Infektionen zu vermeiden. Die Wahl des Verbandstyps hängt vom Stadium der Wundheilung, der Exsudatmenge und dem Zustand der Wunde ab. Es ist entscheidend, auf eine gute Anwendung zu achten, ohne Falten oder Lufteinschlüsse, die Reibung und Druckstellen begünstigen könnten.

3. **Sonden und Drainagen**: Auch das Legen von **Harnwegskathetern** oder **chirurgischen Drainagen** erfordert ein methodisches Vorgehen. Eine sorgfältige Desinfektion der Einführstelle, eine feste, aber nicht einschränkende Fixierung und eine gute Positionierung sind entscheidend, um Lecks oder Irritationen zu verhindern. Die Platzierung der Produkte muss außerdem eine relative Mobilität des Patienten ermöglichen, ohne dass die Gefahr einer Verschiebung besteht.

Patientenbildung und Zusammenarbeit

Bei der Installation eines Geräts ist die **Kommunikation mit dem Patienten** von entscheidender Bedeutung. Der Patient muss über die Art des Geräts, seine Funktion und die Vorsichtsmaßnahmen zur Vermeidung von Komplikationen informiert werden. Diese Zusammenarbeit verbessert die Akzeptanz des Patienten und ermöglicht es ihm, Beschwerden oder Fehlfunktionen schnell zu melden.

Kontinuierliche Überwachung des Geräts: Vermeidung von Komplikationen

Nach dem Einsetzen des Geräts ist die **Überwachung** von entscheidender Bedeutung, um die ordnungsgemäße Funktion des Geräts zu gewährleisten und Anomalien frühzeitig zu erkennen. Die Überwachung besteht darin, zu überprüfen, ob der Patient das Produkt **gut** verträgt, ob es **ordnungsgemäß funktioniert** und um möglichen Komplikationen vorzubeugen.

Klinische und technische Überwachung

Die Überwachung des Geräts beinhaltet sowohl die **klinische Beobachtung** des Patienten als auch die **technische Überprüfung** des Geräts.

1. **Überwachung der Einfüge- oder Anwendungsstelle** :

   ○ **Rötung, Schmerzen, Schwellungen** : Jede Rötung, jeder Schmerz oder jede Schwellung um die Einführstelle eines Katheters oder einer Sonde kann auf eine Infektion oder eine lokale Komplikation (Phlebitis, Hämatom) hinweisen. Die Pflegekraft sollte diese Anzeichen regelmäßig inspizieren und jede Anomalie der Krankenschwester oder dem Arzt melden.

   ○ **Wechseln von Verbänden** : Bei Geräten wie Venenkathetern oder komplexen Verbänden muss der **Verband** regelmäßig und unter sterilen Bedingungen gewechselt werden, um Infektionen zu verhindern. Die Pflegekraft muss auch darauf achten, dass der Verband fest an seinem Platz und sauber bleibt.

2. **Überwachung des Flusses und der Funktionen** :

   ○ **Infusionen** : Bei Infusionsgeräten ist es von entscheidender Bedeutung, die Durchflussrate zu überwachen und sicherzustellen, dass sie den Vorgaben entspricht. Eine zu schnelle oder zu langsame Flussrate kann schwerwiegende Folgen für den klinischen Zustand des Patienten haben, wie z. B. Flüssigkeitsüberladung oder Dehydrierung.

- **Elektronische** Geräte: Geräte wie Infusionspumpen oder Geräte zur Unterstützung der Atmung müssen regelmäßig überprüft werden, um sicherzustellen, dass sie ordnungsgemäß funktionieren. Dazu gehört die Überprüfung von Alarmen, Batterieständen und Betriebsparametern.

3. **Überwachung von Drainagen und Sonden** :

- **Menge und Qualität der abgeleiteten** Flüssigkeiten: Bei chirurgischen Drainagen oder Harnwegskathetern muss die Pflegekraft die Menge und Qualität der gesammelten Flüssigkeiten überwachen. Eine plötzliche Abnahme des Ausflusses oder eine Farbveränderung (Vorhandensein von Blut, Eiter) kann auf eine Komplikation hinweisen, z. B. auf eine Verstopfung der Drainage oder eine Infektion.
- **Positionierung** : Sonden und Drainagen müssen korrekt positioniert bleiben, um ein versehentliches Verrutschen zu verhindern. Ihre Befestigung sollte regelmäßig überprüft werden, um sicherzustellen, dass sie keine Irritationen oder Druckgeschwüre verursachen.

Vermeidung von Infektionen

Die **Vermeidung von Infektionen** ist eine Priorität bei der Verwaltung von Medizinprodukten. Das Einführen eines Katheters, einer Sonde oder das Anlegen eines Verbands setzt den Patienten dem Risiko nosokomialer Infektionen aus, insbesondere aufgrund der Unterbrechung der Hautbarriere. Die **Überwachung auf infektiöse Zeichen** umfasst :

- **Temperatur**: Unerklärliches Fieber kann ein erstes Anzeichen für eine Infektion im Zusammenhang mit einem Gerät sein.
- **Schmerzen und Ausfluss** : Verstärkte Schmerzen oder eitriger Ausfluss an der Einstichstelle sollten das Pflegeteam alarmieren.

Kontinuierliche Kommunikation mit dem Patienten

Der Patient spielt eine aktive Rolle bei der Überwachung des Produkts. Er sollte darüber informiert werden, auf welche Anzeichen er achten sollte, und ermutigt werden, Beschwerden, Schmerzen oder anormale Empfindungen umgehend zu melden. Diese Zusammenarbeit ermöglicht eine **frühzeitige Behandlung von** möglichen Komplikationen.

Umgang mit Komplikationen

Trotz sorgfältiger Überwachung kann es zu Komplikationen kommen. Daher ist es wichtig, sie frühzeitig zu erkennen und wirksam zu behandeln, um schwerwiegende Folgen zu vermeiden.

1. **Technische Störungen**: Bei **technischen** Problemen (falsche Infusionsrate, Verstopfung des Katheters) muss die Pflegekraft schnell reagieren, indem sie entweder das Gerät anpasst oder das Pflege- oder Ärzteteam für ein sofortiges Eingreifen ruft.

2. **Infektionen**: Bei Verdacht auf eine Infektion (Fieber, Rötung, Ausfluss) ist es entscheidend, sofort den Arzt zu informieren, damit ein Wechsel des Implantats, die Verabreichung von Antibiotika oder andere Maßnahmen in Betracht gezogen werden können.

3. **Auswechseln des Geräts**: Einige Geräte, wie z. B. Venenkatheter, müssen regelmäßig ausgewechselt werden, um Komplikationen zu vermeiden. Die Pflegekraft achtet darauf, dass die Fristen für den Austausch eingehalten werden und dass die Geräte nicht länger als nötig an Ort und Stelle bleiben.

• Aufklärung des Patienten und der Familie über die Behandlung

Die **Aufklärung des Patienten und seiner Familie** über die Behandlung ist ein wesentlicher Bestandteil der Pflege, insbesondere in komplexen medizinischen Situationen wie der Behandlung von Brandverletzungen. Eine gute Aufklärung des Patienten und seiner Angehörigen über den Verlauf der Behandlung, die Heilungsschritte und die zu Hause anzuwendenden Praktiken fördert nicht nur eine bessere Einhaltung der Behandlung, sondern stärkt auch die Autonomie des Patienten und verbessert sein allgemeines Wohlbefinden. Diese Aufklärung sollte auf die individuellen Bedürfnisse des Patienten, sein Verständnisniveau und seinen familiären Hintergrund zugeschnitten sein, wobei darauf zu achten ist, dass die medizinischen, emotionalen und praktischen Aspekte der Pflege angesprochen werden.

Bedeutung der Aufklärung des Patienten und der Familie

Ziel der Aufklärung ist es, den Patienten und seine Angehörigen über die notwendige Pflege zu **informieren**, ihnen **Sicherheit** über den Heilungsprozess zu geben und ihnen das nötige Rüstzeug **zu** vermitteln, um sich aktiv an der Behandlung zu beteiligen. Sie hilft ihnen auch, die Risiken und Vorsichtsmaßnahmen besser zu verstehen, wodurch das Risiko von Komplikationen verringert und eine schnellere Genesung gefördert wird.

1. **Autonomie und Vertrauen**: Indem das Pflegeteam die Pflege klar erklärt und Fragen beantwortet, ermöglicht es dem Patienten und seiner Familie, an Autonomie zu gewinnen. Dies gibt ihnen das nötige Selbstvertrauen, um bestimmte Aspekte der häuslichen Pflege zu bewältigen oder Warnzeichen frühzeitig zu melden.

2. Therapietreue: Durch eine umfassende Aufklärung versteht der Patient, wie wichtig es ist, die ärztlichen Empfehlungen genau zu befolgen, sei es die Einnahme von Medikamenten, die Einhaltung von Terminen oder die Einhaltung einer bestimmten Diät. Ein gutes Verständnis dessen, was auf dem Spiel steht, verbessert die Therapietreue.

3. **Angstabbau**: Schwere medizinische Situationen, wie z. B. Verbrennungen, können für den Patienten und seine Familie mit Ängsten und Unsicherheiten verbunden sein. Eine klare und wohlwollende Aufklärung hilft, Zweifel zu zerstreuen und Ängste zu mildern, indem sie erklärt, dass jeder Schritt ein Schritt in Richtung Heilung ist.

Der Bildungsansatz: Kommunikation anpassen

Die Aufklärung muss auf die **individuellen Bedürfnisse** des Patienten und seiner Familie zugeschnitten sein. Jeder Mensch hat ein anderes Verständnisniveau, kulturelle Überzeugungen und Erwartungen, die die Art und Weise beeinflussen, wie er Informationen erhält. Daher ist ein angepasster Kommunikationsansatz von entscheidender Bedeutung.

1. **Erwartungen und Bedenken verstehen** : Bevor Sie beginnen, ist es wichtig, mit dem Patienten und seinen Angehörigen zu sprechen, um ihre **Sorgen**, **Zweifel** oder **Fragen** zu verstehen. Dies ermöglicht es, die Erklärungen auf ihre Bedürfnisse abzustimmen. Einige Patienten sind vielleicht besonders besorgt über die Schmerzbehandlung, während andere sich um die Wundheilung oder die

ästhetischen Folgen sorgen. Wenn diese Erwartungen berücksichtigt werden, kann die Aufklärung gezielter und relevanter sein.

2. **Verwenden Sie eine klare und einfache Sprache**: Komplexe medizinische Begriffe können für Patienten und ihre Familien verwirrend sein. Es ist wichtig, medizinische Konzepte zu **popularisieren** und konkrete Beispiele zu verwenden, um die Informationen leichter zugänglich zu machen. Wenn z. B. erklärt wird, wie wichtig es ist, eine Wunde sauber zu halten, ist es besser, in einfachen Worten zu sprechen: "Die Wunde sauber zu halten hilft, Infektionen zu vermeiden, die die Heilung verlangsamen können".

3. **Rückversicherung ohne Verharmlosung**: Es ist wichtig, über den Ernst der Situation ehrlich zu bleiben und gleichzeitig eine beruhigende Perspektive zu bieten. Der Patient muss über **mögliche Risiken** (wie Infektionen oder Verbandskomplikationen) informiert werden, aber auch über die Maßnahmen, die ergriffen werden, um diese Risiken zu verhindern und seine Sicherheit zu gewährleisten. Wenn die einzelnen Schritte verständlich erklärt werden, kann der Patient verstehen, dass der Prozess zwar manchmal schwierig ist, aber unter Kontrolle ist.

4. **Ermutigen Sie zu Fragen** : Die Aufklärung sollte niemals einseitig sein. Es ist wichtig, ein **Klima des Vertrauens zu** schaffen, in dem sich der Patient und seine Familie wohlfühlen, wenn sie Fragen stellen. Eine offene Kommunikation stärkt ihr Verständnis und ermöglicht ihnen, Klarstellungen zu Aspekten zu erhalten, die sie vielleicht nicht richtig verstanden haben.

Medizinische Aspekte, die angesprochen werden müssen

Die Pflege eines Patienten mit Verbrennungen oder einer anderen Person, die eine längere Pflege benötigt, umfasst mehrere Bereiche, die der Patient und seine Familie verstehen müssen, um effektiv am Heilungsprozess teilzunehmen.

Wundversorgung und Verbandsmanagement

Einer der wichtigsten Aspekte ist das **Wundmanagement**. Der Patient und seine Familie sollten darüber informiert werden, wie man zu Hause Wunden pflegt und Verbände anlegt.

1. **Wechseln von Verbänden** : Wenn Verbandswechsel zu Hause durchgeführt werden müssen, ist es von entscheidender Bedeutung, der Familie beizubringen, wie man dies auf aseptische Weise tut und dabei Infektionen vermeidet. Die einzelnen Schritte sollten detailliert erklärt werden, wenn möglich mit einer Demonstration. Zum Beispiel, wie man die Wunde mit einer Kochsalzlösung reinigt, einen neuen sterilen Verband anlegt und den Bereich auf Anzeichen einer Infektion hin überwacht.

2. **Überwachung auf Anzeichen von Komplikationen**: Der Patient und seine Familie sollten in der Lage sein, die **Anzeichen einer Infektion** (Rötung, Schwellung, eitriger Ausfluss, Fieber) sowie die Anzeichen einer verzögerten Wundheilung zu erkennen. Sie sollten ermutigt werden, sich sofort an das Pflegepersonal zu wenden, wenn eines dieser Anzeichen auftritt.

Umgang mit Schmerzen

Schmerzen sind eine wichtige Komponente bei der Behandlung von Verbrennungen. Es ist wichtig, dem Patienten und seiner Familie zu erklären, wie mit den Schmerzen umgegangen wird und welche Methoden es gibt, um sie zu lindern.

1. **Anwendung von Medikamenten** : Der Patient muss verstehen, wie wichtig es ist, die verschriebenen **Schmerzmittel** in regelmäßigen Abständen einzunehmen, um das Auftreten starker Schmerzen zu verhindern. Das Pflegeteam muss die Dosierung, die Einnahmezeiten und die potenziellen Nebenwirkungen der Medikamente erklären, um eine optimale Schmerzbehandlung zu gewährleisten.

2. **Nicht-pharmakologische Techniken**: Zusätzlich zu Medikamenten kann es hilfreich sein, **nicht-medikamentöse Schmerzbewältigungstechniken** vorzustellen, z. B. Entspannungstechniken, tiefe Atemübungen oder die Anwendung von Kälte an bestimmten Stellen, um leichte Schmerzen zu lindern.

Hygiene und Infektionsprävention

Der Patient und seine Familie müssen über die **Hygienevorkehrungen** zur Vermeidung von Infektionen aufgeklärt werden, insbesondere wenn medizinische Geräte wie Katheter oder Drainagen vorhanden sind.

1. **Händewaschen**: Gründliches Händewaschen vor jeder Pflege oder Handhabung von Verbänden ist unerlässlich, um Infektionen zu verhindern. Das Pflegeteam kann die richtige Technik des Händewaschens mit einer hydroalkoholischen Lösung oder mit Wasser und Seife vermitteln.

2. **Sauberhalten** der **Umgebung**: Der Patient und seine Angehörigen sollten verstehen, wie wichtig es ist, die häusliche Umgebung sauber zu halten, insbesondere in der Umgebung von Pflegebereichen, um eine Kontamination der Wunden zu vermeiden.

Praktische Aspekte und Organisation zu Hause

Nach der Rückkehr nach Hause müssen der Patient und seine Familie einige praktische Aspekte der täglichen Pflege bewältigen. Es ist von entscheidender Bedeutung, diese Bedürfnisse zu antizipieren, damit der Übergang reibungslos verläuft.

Organisation der häuslichen Pflege

Angehörige sind möglicherweise nicht mit der Verwaltung der medizinischen Versorgung zu Hause vertraut. Daher ist es notwendig, zu erklären, wie man eine häusliche **Pflegeumgebung** organisiert, indem man saubere Räume definiert und die für die Pflege notwendigen Materialien zugänglich organisiert.

Planung von Arztterminen

Es ist wichtig, den Patienten und seine Familie darüber zu informieren, wie wichtig es ist, **Arzttermine einzuhalten**, um den Heilungsprozess **zu** überwachen und die Behandlung gegebenenfalls anzupassen. Sie sollten auch darüber aufgeklärt werden, wie sie mit Notfallsituationen umgehen sollen und welche Kontaktdaten sie im Falle einer Komplikation anrufen müssen.

Emotionale und psychologische Unterstützung

Ein oft vernachlässigter, aber ebenso entscheidender Aspekt ist schließlich die **psychologische Unterstützung**. Verbrennungen zum Beispiel können zu erheblichen körperlichen und emotionalen Folgen führen.

1. **Begleitung des Patienten**: Es ist von entscheidender Bedeutung, den Patienten zu ermutigen, **seine Gefühle auszudrücken** und Hilfe zu suchen, wenn er Angst oder Depressionen im Zusammenhang mit seinem Zustand verspürt. Das Behandlungsteam sollte auch in der Lage sein, die Familie bei Bedarf an Ressourcen zur psychologischen Unterstützung zu verweisen.

2. **Familiäre Unterstützung**: Auch die Familie des Patienten kann Unterstützung benötigen. Das Zusammenleben mit einem erholungsbedürftigen Angehörigen, insbesondere nach schweren Verbrennungen, kann körperlich und emotional anstrengend sein. Das Behandlungsteam sollte sie ermutigen, sich auszuruhen und bei Bedarf Hilfe zu holen, und sie gleichzeitig daran erinnern, dass sie eine wesentliche Rolle bei der Genesung ihres Angehörigen spielen.

Kapitel 4

Schmerzmanagement und psychologische Unterstützung

Die Bewertung von Schmerzen bei Patienten mit Verbrennungen

- Methoden zur Bewertung von Schmerzen: Skalen und Verhaltensbeobachtungen

Die **Schmerzbewertung** ist ein entscheidender Bestandteil der Patientenversorgung, insbesondere bei Patienten mit schweren Verletzungen wie Verbrennungen, bei denen die Schmerzen oft intensiv, anhaltend und schwer zu bewältigen sind. Eine genaue Beurteilung ermöglicht nicht nur eine wirksame Anpassung der schmerzlindernden Behandlung, sondern auch die Beobachtung der Schmerzentwicklung im Laufe der Zeit, was wiederum dazu beiträgt, die Pflege anzupassen und den Komfort des Patienten zu verbessern. Zur Messung von Schmerzen werden verschiedene **Bewertungsmethoden** verwendet, die sowohl **subjektive Skalen** als auch **Verhaltensbeobachtungen** kombinieren.

Skalen zur Bewertung von Schmerzen: Der subjektive Ansatz

Schmerzskalen sind Instrumente zur Erfassung der Selbsteinschätzung des Patienten hinsichtlich der Intensität der Schmerzen, die er empfindet. Sie sind einfach zu verwenden und liefern eine subjektive, aber reproduzierbare Messung, die es ermöglicht, den Verlauf der Schmerzen über mehrere Tage oder Wochen zu verfolgen. Diese Skalen eignen sich für Patienten, die ihre Schmerzen verbalisieren oder kohärent ausdrücken können, und sie spielen eine grundlegende Rolle bei der klinischen Überwachung.

Die numerische Skala (EN)

Die **numerische Skala** ist eine der gängigsten und einfachsten Methoden zur Beurteilung von Schmerzen. Bei dieser Methode wird der Patient gebeten, **seine Schmerzen** auf einer Skala von 0 bis 10 zu **bewerten**, wobei 0 für völlige Schmerzfreiheit und 10 für den größten vorstellbaren Schmerz steht. Diese Methode ist bei Erwachsenen und Jugendlichen, die in der Lage sind, das Konzept der Zahlenskala zu verstehen, leicht anzuwenden.

- **Vorteile**: Diese Skala ist schnell zu verwenden und erfordert keine komplizierten Hilfsmittel. Sie ermöglicht eine sofortige Einschätzung und ist für die meisten Patienten leicht verständlich.
- **Einschränkungen** : Die numerische Skala beruht vollständig auf der Fähigkeit des Patienten, seinen Schmerz objektiv auszudrücken. Einigen Patienten fällt es möglicherweise schwer, ihren Schmerzen einen Zahlenwert zuzuordnen, z. B. sehr kleinen Kindern oder älteren Menschen mit kognitiven Beeinträchtigungen.

Die visuelle Analogskala (VAS)

Die **visuelle Analogskala** ist eine weitere häufig verwendete Methode zur Messung der Schmerzintensität. Dabei handelt es sich um eine **10 cm lange gerade Linie**, bei der ein Ende für "keine Schmerzen" und das andere für "unerträgliche Schmerzen" steht. Der Patient muss auf dieser Linie die Stelle markieren, die der Intensität seiner Schmerzen entspricht. Die Position des Punktes wird dann gemessen und in einen Zahlenwert zwischen 0 und 10 umgerechnet.

- **Vorteile**: Diese Methode ermöglicht eine genauere Messung als die numerische Skala, da sie einen kontinuierlichen Bereich anstelle von diskreten Werten bietet. Sie wird häufig in klinischen Studien eingesetzt, um die Wirkung von schmerzlindernden Behandlungen zu verfolgen.
- **Grenzen**: Wie die numerische Skala erfordert sie, dass der Patient das Messkonzept versteht und in der Lage ist, seine Schmerzen zu visualisieren und zu quantifizieren. Sie kann für Menschen mit kognitiven Defiziten oder Kommunikationsstörungen schwierig zu verwenden sein.

Die einfache verbale Skala (EVS)

Die **einfache verbale Skala** bietet eine Reihe von Wörtern, die verschiedene Stufen der Schmerzintensität beschreiben (keine Schmerzen, leichte Schmerzen, mäßige Schmerzen, starke Schmerzen, sehr starke Schmerzen, unerträgliche Schmerzen). Der Patient wählt das Wort, das seine Gefühle am besten beschreibt.

- **Vorteile**: Diese Methode ist besonders hilfreich für ältere Menschen oder Patienten, die Schwierigkeiten haben, numerische oder visuelle Skalen zu verwenden. Die Wörter sind konkreter und ermöglichen bei manchen Patienten eine bessere Kommunikation.
- **Grenzen**: Sie bietet weniger Genauigkeit, da sie den zwischen zwei Beschreibungen empfundenen Schmerz nicht sehr fein quantifizieren kann.

Die Wong-Baker-Gesichtsskala

Diese Skala eignet sich besonders für **Kinder** und **Menschen mit Kommunikationsschwierigkeiten**. Sie zeigt eine Reihe von Gesichtern, die von einem lächelnden Gesicht (kein Schmerz) bis zu einem weinenden Gesicht (maximaler Schmerz) reichen. Der Patient wählt das Gesicht aus, das seinen Schmerz am besten repräsentiert.

- **Vorteile**: Die visuelle Erscheinung und die Einfachheit der Skala machen sie für kleine Kinder oder Menschen mit leichten kognitiven Beeinträchtigungen sehr zugänglich.
- **Limits**: Diese Methode ist für Erwachsene weniger geeignet, da sie möglicherweise ungenau ist und bei Patienten, die ihre Schmerzen detaillierter verbalisieren können, als vereinfachend empfunden wird.

Verhaltensbeobachtungen: ein objektiver Ansatz für nicht-kommunikative Patienten

In manchen Fällen können Patienten ihre Schmerzen nicht verbal ausdrücken oder Skalen verwenden, sei es aufgrund einer kognitiven Behinderung, eines sehr jungen Alters oder aufgrund einer Veränderung ihres Bewusstseinszustands (Koma, Sedierung). In diesen Situationen beruht die Schmerzbeurteilung auf **Verhaltensbeobachtungen**. Diese Beobachtungen sind besonders nützlich in der Pädiatrie, Geriatrie und auf Intensivstationen.

Raster zur Beobachtung von schmerzhaften Verhaltensweisen

Pflegekräfte können **Verhaltensbeobachtungsraster** verwenden, um Schmerzen bei Patienten zu beurteilen, die sich nicht äußern können. Diese Raster basieren auf mehreren Kriterien, wie :

1. **Gesichtsausdrücke**: Grimassen, hochgezogene Augenbrauen, zusammengepresste Kiefer oder andere Zeichen von Gesichtsspannung sind Schlüsselindikatoren für Schmerzen.
2. **Körperbewegungen**: Unruhe, Abwehrbewegungen, um eine schmerzhafte Mobilisierung zu vermeiden, oder im Gegenteil ungewöhnliche Unbeweglichkeit können auf Schmerzen hinweisen. Beispielsweise kann ein Kind, das einen Körperbereich schützt oder sich weigert, berührt zu werden, starke Schmerzen empfinden.
3. **Verbales Verhalten**: Auch ohne ihre Schmerzen klar ausdrücken zu können, stöhnen, schreien oder klagen manche Patienten unspezifisch, was auf Leiden hindeutet.
4. **Physiologische Veränderungen**: Eine beschleunigte Atmung, Tachykardie (erhöhte Herzfrequenz) oder kalter Schweiß können ebenfalls indirekte Anzeichen für Schmerzen sein.

Diese Kriterien werden notiert und ermöglichen es der Pflegekraft, den Schmerz auf einer vordefinierten Skala zu quantifizieren.

Verhaltensskala zu Schmerzen bei intubierten oder beatmeten Patienten (BPS - Behavioral Pain Scale)

Die **behaviorale Schmerzskala** wird häufig auf der Intensivstation bei intubierten oder sedierten Patienten eingesetzt. Diese Skala basiert auf drei Hauptkomponenten: Gesichtsausdruck, Bewegungen der oberen Gliedmaßen und Beatmungstoleranz. Jedes Kriterium wird mit einer Punktzahl von 1 bis 4 bewertet, und die Summe der Punktzahlen ergibt das Schmerzniveau.

- **Vorteile**: Dieses Hilfsmittel ist besonders nützlich für Patienten auf der Intensivstation, wo eine Kommunikation aufgrund von Intubation oder Sedierung oft nicht möglich ist. Es ermöglicht eine kontinuierliche und regelmäßige Überwachung der Schmerzen.
- **Grenzen**: Die Interpretation bleibt subjektiv und hängt von der Erfahrung des Beobachters ab. Außerdem können einige Anzeichen mit anderen physiologischen Reaktionen verwechselt werden, die mit der Krankheit selbst zusammenhängen.

EDIN-Skala (Newborn Pain Inconfort Scale)

Die **EDIN-Skala** wurde speziell zur Beurteilung von Schmerzen bei **Neugeborenen** entwickelt, die nicht in der Lage sind, ihre Gefühle zu verbalisieren. Die Skala beruht auf der Beobachtung von fünf Verhaltenskriterien: Gesichtsausdruck, Schlafqualität, Aktivität, Weinen und Reaktion auf Manipulation.

- **Vorteile**: Die EDIN-Skala ist an die Besonderheiten von Säuglingen angepasst, deren Schmerzanzeichen oft subtil und schwer zu interpretieren sind. Sie ermöglicht eine ständige Überwachung der Schmerzen bei Säuglingen auf der Neugeborenenstation oder in der Pädiatrie.

- **Grenzen**: Wie jede Verhaltensskala erfordert sie eine kontinuierliche Beobachtung, und die Punktzahlen können je nach Interpretation von Pfleger zu Pfleger variieren.

Kombinierte Anwendung von Bewertungsmethoden

In der klinischen Praxis wird häufig empfohlen, eine **Kombination von Methoden** zur Schmerzbewertung zu verwenden, um ein vollständiges und genaues Bild zu erhalten. Beispielsweise kann bei einem Patienten, der noch kommunizieren kann, aber müde oder gestresst ist, eine numerische Skala durch eine Verhaltensbeobachtung ergänzt werden, um sicherzustellen, dass der Schmerz gut unter Kontrolle ist.

- Zusammenarbeit mit Krankenschwestern bei der Verabreichung von Schmerzmitteln

Die **Zusammenarbeit zwischen Pflegehelfern und Krankenschwestern** bei der Verabreichung von Analgetika ist für eine wirksame Schmerzbehandlung der Patienten von entscheidender Bedeutung, insbesondere in Kontexten mit starken oder lang anhaltenden Schmerzen, wie z. B. bei Verbrennungsopfern. Obwohl die Verabreichung von Analgetika hauptsächlich in den Zuständigkeitsbereich von Krankenschwestern fällt, ist die Rolle der Pflegekräfte von grundlegender Bedeutung, um den **Prozess zu unterstützen, die Wirkung** der Medikamente zu **überwachen** und **das Wohlbefinden** des Patienten zu **gewährleisten**. Diese Zusammenarbeit ist Teil einer Teamdynamik, bei der jeder Gesundheitsexperte sein Fachwissen einbringt, um die globale Schmerzbehandlung zu optimieren.

Rolle der Pflegekraft bei der Vorbereitung und Überwachung von Pflegemaßnahmen

Auch wenn die Pflegekraft keine Medikamente direkt verabreichen kann, spielt sie eine entscheidende Rolle im Vorfeld und im Anschluss an die Verabreichung von Schmerzmitteln. Durch den engen Kontakt mit den Krankenschwestern und die aufmerksame Beobachtung des Zustands des Patienten trägt die Pflegekraft aktiv zu einer **wirksamen Schmerzbehandlung** bei.

Erste Schmerzbewertung mit Krankenschwestern

Vor der Verabreichung von Analgetika ist eine **genaue Beurteilung** der **Schmerzen** erforderlich, um die Dosis und die Art des Medikaments anzupassen. Der Pfleger, der bei der täglichen Pflege häufig dem Patienten am nächsten ist, spielt bei dieser Beurteilung eine Schlüsselrolle. In Zusammenarbeit mit dem Pflegepersonal kann er die Anzeichen von Schmerzen beobachten, Informationen über die Empfindungen des Patienten sammeln und **Schmerzskalen** zur Messung der Schmerzintensität verwenden.

- **Direkte Kommunikation**: Der Pfleger ist oft derjenige, der im Alltag am meisten mit dem Patienten interagiert. Daher kann er subtile Veränderungen in der Einstellung oder im Verhalten des Patienten feststellen, die auf zunehmende oder schlecht kontrollierte Schmerzen hinweisen können. Diese Information ist entscheidend, damit die Pflegekraft fundierte Entscheidungen über die Verabreichung von Analgetika treffen kann.
- **Überwachung nonverbaler Zeichen**: Neben der Erfassung subjektiver Daten kann der Pfleger auch nonverbale Anzeichen von Schmerzen beobachten, wie z. B. Grimassen, Unruhe oder Schutzhaltungen. Er leitet diese Beobachtungen an das Pflegepersonal weiter, das die medikamentöse Behandlung entsprechend anpasst.

Vorbereitung des Patienten vor der Verabreichung von Analgetika

Vor der Verabreichung von Schmerzmitteln hilft die Pflegekraft dabei, **den Patienten vorzubereiten**, damit der Eingriff unter den bestmöglichen Bedingungen stattfinden kann.

- **Bequemlichkeit und Positionierung** : Die Pflegekraft stellt sicher, dass der Patient vor der Einnahme des Medikaments, sei es oral, intravenös oder als Infusion, in einer bequemen Position sitzt. Durch eine korrekte Lagerung wird die Wirksamkeit der Behandlung optimiert und schmerzbedingtes Unbehagen reduziert.
- **Rückversicherung des Patienten**: Manche Patienten, insbesondere solche mit chronischen oder akuten Schmerzen, haben vielleicht Angst vor der medikamentösen Behandlung. Die Pflegekraft übernimmt eine unterstützende Rolle, indem sie ruhig erklärt, wie die Verabreichung der Schmerzmittel abläuft, ihre Fragen beantwortet und ihnen versichert, dass die Schmerzen gelindert werden.

Unterstützung bei der Verabreichung von Schmerzmitteln

Die Pflegekraft ist zwar nicht direkt für die Verabreichung der Medikamente verantwortlich, ist aber häufig bei diesem Vorgang anwesend und kann die Krankenschwester bei bestimmten logistischen Aufgaben oder bei der Begleitung des Patienten unterstützen.

- **Vorbereitung der Ausrüstung**: Die Pflegekraft kann bei der Vorbereitung der für die Verabreichung von Schmerzmitteln erforderlichen Ausrüstung helfen, insbesondere indem sie sicherstellt, dass Geräte wie Infusionen, Spritzen oder Katheter vorhanden und funktionsfähig sind, immer unter der Aufsicht der Krankenschwestern.

- **Hilfe bei der Verabreichung**: In manchen Fällen kann es erforderlich sein, dass die Pflegekraft die Krankenschwester unterstützt, indem sie den Patienten hält oder seine Position anpasst, um die Verabreichung des Medikaments zu erleichtern, insbesondere wenn der Patient sich in einer schwierigen Situation befindet, in der er nicht mobil ist oder starke Beschwerden hat. Dazu gehört z. B., den Arm des Patienten bei der intravenösen Injektion zu stützen oder dafür zu sorgen, dass der Patient vor der oralen Einnahme eines Schmerzmittels ausreichend hydriert ist.

Überwachung der Wirkung von Analgetika

Nach der Verabreichung von Schmerzmitteln wird die **Überwachung** des Patienten zu einer Priorität, um die Wirksamkeit der Behandlung zu beurteilen und mögliche Nebenwirkungen zu erkennen. Die Pflegekraft spielt in enger Zusammenarbeit mit den Krankenschwestern eine Schlüsselrolle bei dieser kontinuierlichen Überwachung.

Bewertung der Wirksamkeit der Behandlung

Eine der wichtigsten Aufgaben der Pflegekraft nach der Verabreichung eines Analgetikums ist es, zu beobachten, ob die Schmerzen des Patienten zufriedenstellend nachlassen. Diese Beobachtung ist entscheidend, damit das Pflegepersonal die Dosis ggf. anpassen kann.

- **Neubewertung von Schmerzen**: In regelmäßigen Abständen nach der Verabreichung eines Medikaments kann die Pflegekraft die Schmerzen des Patienten neu bewerten, indem sie **Bewertungsskalen** verwendet oder den Patienten einfach nach seinen Empfindungen befragt. So lässt sich feststellen, ob die Behandlung erfolgreich war oder ob die Schmerzen weiterhin bestehen.
- **Beobachtung von Zeichen der Erleichterung** : Die Pflegekraft achtet auch auf körperliche Anzeichen der

Linderung, z. B. eine gleichmäßigere Atmung, Muskelentspannung oder eine Verbesserung des allgemeinen Wohlbefindens des Patienten. Diese Zeichen sind Indikatoren für eine Schmerzreduktion und sollten der Pflegekraft für eine entsprechende Nachsorge mitgeteilt werden.

Überwachung von Nebenwirkungen

Die Verabreichung von Schmerzmitteln, insbesondere von **Opioiden** (wie Morphin oder Fentanyl), kann **Nebenwirkungen** haben, die eine sorgfältige Überwachung erfordern. Die Pflegekraft spielt eine entscheidende Rolle bei der Früherkennung dieser Nebenwirkungen.

- **Übermäßige Sedierung**: Opioide können zu starker Schläfrigkeit und in schweren Fällen sogar zu Atemdepression führen. Die Pflegekraft sollte auf Anzeichen einer **übermäßigen Sedierung** achten, wie z. B. Schwierigkeiten, wach zu bleiben, langsame Reaktionen oder Veränderungen der Atemfrequenz. Er sollte die Krankenschwester sofort alarmieren, wenn solche Anzeichen auftreten, damit schnell eingegriffen werden kann.
- **Übelkeit und Erbrechen**: Diese Symptome treten häufig bei Patienten auf, die starke Schmerzmittel einnehmen. Die Pflegekraft kann helfen, das Auftreten dieser Nebenwirkungen zu überwachen, und in Zusammenarbeit mit dem Pflegepersonal Maßnahmen zur Linderung der Beschwerden einleiten, z. B. die Verabreichung von Antiemetika oder die Anpassung der Position, um die Beschwerden zu verringern.
- **Verstopfung**: Verstopfung ist eine häufige Nebenwirkung von Opioid-Analgetika. Die Pflegekraft sollte die Stuhlfrequenz des Patienten überwachen und Probleme dem Pflegepersonal melden, damit ggf. eine geeignete Behandlung, z. B. mit Abführmitteln, eingeleitet werden kann.

Anpassung der Behandlung und ständige Kommunikation mit den Krankenschwestern

Die Schmerzbehandlung ist ein dynamischer Prozess, der eine **regelmäßige Anpassung** der Behandlung erfordert. Durch die enge Zusammenarbeit mit dem Pflegepersonal spielt die Pflegekraft eine Schlüsselrolle bei der Anpassung der schmerzlindernden Behandlung an die Bedürfnisse des Patienten.

Regelmäßige Kommunikation mit dem Pflegeteam

Eine wirksame Schmerzbehandlung hängt von einer **kontinuierlichen Kommunikation** zwischen den verschiedenen Mitgliedern des Pflegeteams ab. Da der Pfleger in direktem Kontakt mit dem Patienten steht, ist er an vorderster Front, um die Entwicklung der Schmerzen zu beobachten und diese Beobachtungen dem Pflegepersonal zu berichten.

- **Austausch von Informationen**: Die Beobachtungen des Pflegers über den Allgemeinzustand des Patienten, sein Wohlbefinden und seine Reaktionen auf die Behandlung sind entscheidend, um dem Pfleger zu helfen, die Dosis der Schmerzmittel anzupassen oder die Behandlung gegebenenfalls zu ändern.
- **Dem Patienten zuhören** : Der Patient kann Vorlieben oder Vorbehalte gegenüber bestimmten Behandlungen äußern. Die Pflegekraft sammelt diese Informationen und leitet sie an die Krankenschwester weiter, wodurch sie zu einem persönlichen Pflegeansatz beiträgt.

Nachverfolgung von Therapieanpassungen

Wenn die Schmerztherapie angepasst werden muss, z. B. durch Erhöhung der Dosis oder Wechsel der Art des Analgetikums, spielt der Pfleger weiterhin eine wichtige Rolle, indem er die Reaktion des Patienten auf diese Veränderungen beobachtet. Er sollte auf neue Nebenwirkungen oder Anzeichen von

Unverträglichkeiten achten und das Pflegepersonal umgehend darüber informieren, damit die notwendigen Maßnahmen ergriffen werden können.

- Die Verwendung nicht-pharmakologischer Techniken zur Schmerzlinderung

Die **Anwendung nicht-pharmakologischer Verfahren** zur Schmerzlinderung ist eine wichtige Ergänzung zur medikamentösen Behandlung, insbesondere in Situationen, in denen Schmerzen anhaltend, intensiv oder schwer zu kontrollieren sind, wie dies häufig bei Verbrennungsopfern oder in der postoperativen Versorgung der Fall ist. Diese Methoden sind besonders vorteilhaft, da sie den Medikamentenverbrauch senken, die Nebenwirkungen von Schmerzmitteln minimieren und eine umfassendere Linderung bieten, indem sie sowohl den körperlichen als auch den emotionalen Aspekt des Schmerzes berücksichtigen. Sie basieren auf psychologischen, physischen und umweltbezogenen Ansätzen, um die Schmerzwahrnehmung zu dämpfen und das Wohlbefinden des Patienten zu verbessern.

Die Bedeutung nicht-pharmakologischer Techniken bei der Schmerzbehandlung

Schmerz ist eine subjektive Erfahrung, die von physischen, emotionalen, kognitiven und kontextuellen Faktoren beeinflusst wird. Nicht-pharmakologische Techniken zielen darauf ab, diese verschiedenen Aspekte zu beeinflussen, und bieten so einen umfassenderen und individualisierten Ansatz zur Schmerzbehandlung. Sie sind besonders nützlich in Situationen, in denen Medikamente nicht ausreichen, um den Schmerz zu lindern, oder in denen Nebenwirkungen den Einsatz von Medikamenten einschränken. Darüber hinaus können sie dazu beitragen, Ängste zu reduzieren, die Toleranz gegenüber der Behandlung zu verbessern und dem Patienten ein Gefühl der Kontrolle über seinen eigenen Körper und seine Genesung zu vermitteln.

Entspannungstechniken: Auf Körper und Geist einwirken

Entspannungstechniken gehören zu den am häufigsten verwendeten nicht-pharmakologischen Methoden zur Schmerzlinderung. Sie zielen darauf ab, die Muskeln zu entspannen, das Nervensystem zu beruhigen und einen mentalen Entspannungszustand zu fördern, wodurch die Schmerzwahrnehmung verringert wird.

Tiefe Atmung und Atemkontrolle

Die **Tiefenatmung** ist eine einfache, aber wirksame Methode zur Schmerzlinderung. Indem der Patient dazu angehalten wird, langsam und tief zu atmen, hilft diese Technik, den Körper mit Sauerstoff zu versorgen, die Herzfrequenz zu verlangsamen und Muskelverspannungen zu lösen.

- **Prinzip**: Der Patient wird aufgefordert, langsam durch die Nase einzuatmen, dabei den Bauch aufzublähen und dann langsam durch den Mund auszuatmen. Diese kontrollierte Atmung kann mehrmals wiederholt werden, bis der Patient sich entspannter fühlt.
- **Vorteile**: Diese Methode ist einfach anzuwenden, erfordert keine Ausrüstung und kann jederzeit durchgeführt werden. Sie ist besonders nützlich vor potenziell schmerzhaften Behandlungen wie Verbandswechseln oder Mobilisationen nach Operationen.

Progressive Muskelentspannung

Bei der **progressiven Muskelentspannung** (PMR) werden verschiedene Muskelgruppen nacheinander angespannt und wieder entspannt. Dies hilft, die körperliche Anspannung, die oft mit Schmerzen einhergeht, zu reduzieren.

- **Prinzip**: Der Patient zieht eine Muskelgruppe 5-10 Sekunden lang zusammen (z. B. die Beinmuskeln) und lässt diese Kontraktion dann langsam los, wobei er sich auf das anschließende Gefühl der Entspannung konzentriert. Dieser Vorgang wird für mehrere Körperbereiche wiederholt.
- **Vorteile**: Diese Technik hilft bei der Schmerzlinderung, indem sie Muskelverspannungen abbaut und zu einem besseren Körperbewusstsein führt. Sie ist besonders wirksam bei Patienten mit chronischen oder stressbedingten Schmerzen.

Meditation und Achtsamkeit

Bei der **Achtsamkeitsmeditation** geht es darum, sich auf den gegenwärtigen Moment zu konzentrieren, indem man auf die Atmung oder die Körperempfindungen achtet, ohne zu urteilen. Sie ermöglicht es, den Schmerz zu akzeptieren, ohne zu versuchen, ihn abzuwehren, was ihn paradoxerweise erträglicher machen kann.

- **Prinzip**: Der Patient wird ermutigt, sich bequem hinzusetzen oder hinzulegen und dann seine Aufmerksamkeit auf seine Atmung zu richten, indem er einfach die auftretenden Empfindungen beobachtet, ohne zu versuchen, sie zu verändern oder zu analysieren. Die Achtsamkeitsmeditation hilft, die übermäßige Aufmerksamkeit für den Schmerz zu unterbinden, so dass er weniger aufdringlich wird.
- **Vorteile**: Achtsamkeit kann emotionalen Schmerz, der mit Angst oder Furcht verbunden ist, verringern, sodass der Patient besser mit schmerzhaften Empfindungen im Alltag umgehen kann. Sie ist hilfreich für Patienten, die unter chronischen oder wiederkehrenden Schmerzen leiden.

Physikalische Techniken zur Schmerzlinderung

Neben Entspannungstechniken können auch **physikalische Techniken** eingesetzt werden, um das Schmerzempfinden zu verringern. Sie wirken oft, indem sie die Art und Weise verändern, wie Schmerzsignale an das Gehirn weitergeleitet werden, oder indem sie die Durchblutung und die Flexibilität des Gewebes verbessern.

Anwendung von Wärme oder Kälte

Die Anwendung von **Wärme** oder **Kälte** ist eine einfache, aber wirksame Technik zur Schmerzlinderung, z. B. bei leichten Verbrennungen, Muskel- oder Gelenkschmerzen.

- Wärme: Wärme hilft, die Muskeln zu entspannen und die Durchblutung zu verbessern. Sie ist besonders hilfreich bei chronischen Schmerzen oder steifen Muskeln. Warme Kompressen oder Heizkissen können lokal angewendet werden.
- **Kälte**: Die Anwendung von Kälte in Form von kalten Kompressen oder Eisbeuteln hilft, Entzündungen und Ödeme zu reduzieren, vor allem nach akuten Verletzungen oder invasiven Behandlungen. Kälte verlangsamt die Übertragung von Schmerzsignalen an das Gehirn und wird häufig zur Linderung von postoperativen oder entzündlichen Schmerzen eingesetzt.

Massagen und sanfte Mobilisierung

Massagen und **sanfte Mobilisationen** sind manuelle Techniken, die die Muskeln entspannen, die Blut- und Lymphzirkulation verbessern und die Schmerzwahrnehmung reduzieren.

- **Prinzip**: Eine sanfte Massage, die sich auf die schmerzenden Stellen konzentriert, kann zur Lockerung des Weichteilgewebes, zum Abbau von Muskelverspannungen und zur Linderung von Schmerzen

166

eingesetzt werden. Die sanfte Mobilisierung von Gelenken und Muskeln hilft außerdem, Steifheit zu verhindern und die Beweglichkeit zu verbessern, was besonders nach längeren Phasen der Immobilisierung hilfreich ist.

- **Vorteile**: Eine Massage hilft nicht nur, körperliche Schmerzen zu reduzieren, sondern kann auch ein allgemeines Wohlgefühl vermitteln und so schmerzbedingte Ängste abbauen.

Transkutane elektrische Nervenstimulation (TENS)

Bei der **transkutanen elektrischen Nervenstimulation (TENS)** werden mithilfe von Elektroden leichte elektrische Impulse auf die Haut aufgebracht, um die an das Gehirn weitergeleiteten Schmerzsignale zu stören.

- **Prinzip**: TENS funktioniert, indem kleine Stromstöße ausgesendet werden, die die sensorischen Nervenfasern aktivieren und so verhindern, dass Schmerzsignale zum Gehirn wandern. Das Gerät wird auf eine Frequenz und Intensität eingestellt, die auf die Schmerzen des Patienten abgestimmt ist.
- **Vorteile**: Diese Methode ist besonders wirksam bei chronischen, postoperativen oder neuropathischen Schmerzen. Sie ist nicht invasiv und kann mit einem tragbaren Gerät zu Hause angewendet werden.

Psychologische Techniken zur Modulation der Schmerzwahrnehmung

Schmerz ist nicht nur eine körperliche Empfindung, sondern hat auch eine wichtige psychologische Dimension. Techniken zur Modulation der Schmerzwahrnehmung können Patienten helfen, **ihre mentale Beziehung zum Schmerz zu verändern**, sodass er weniger aufdringlich wird.

Ablenkung

Ablenkung ist eine einfache psychologische Technik, bei der die Aufmerksamkeit des Patienten vom Schmerz abgelenkt wird, indem sein Geist auf etwas anderes fokussiert wird. Dazu können Aktivitäten wie Musik hören, einen Film ansehen, lesen oder sich mit jemandem unterhalten gehören.

- **Prinzip**: Indem die Aufmerksamkeit vom Schmerz auf eine angenehme oder einnehmende Tätigkeit gelenkt wird, kann die Intensität des Schmerzes abnehmen, da das Gehirn nicht mehr vollständig auf die schmerzhaften Empfindungen konzentriert ist.
- **Vorteile**: Die Ablenkung ist besonders hilfreich bei Kindern oder Patienten, die während einer Pflegemaßnahme, wie z. B. einem Verbandswechsel, unter akuten Schmerzen leiden. Sie ist einfach anzuwenden und kann in bestimmten Situationen die Notwendigkeit von Schmerzmitteln verringern.

Geführte Visualisierung

Bei der **geführten Visualisierung** wird der Patient ermutigt, sich auf beruhigende geistige Bilder zu konzentrieren, z. B. eine ruhige Landschaft oder eine angenehme Erinnerung, um die Schmerzwahrnehmung zu verringern.

- **Prinzip**: Indem der Patient seine Aufmerksamkeit auf positive und entspannende mentale Bilder lenkt, kann er die Schmerzintensität verringern. Der Prozess wird häufig von einer Pflegekraft angeleitet, die den Patienten bei der Schaffung dieser mentalen Bilder begleitet.
- **Vorteile**: Diese Methode ist besonders hilfreich bei ängstlichen Patienten, in der akuten Phase einer schmerzhaften Behandlung oder in der Rekonvaleszenz nach einer Operation. Sie kann mit Entspannungstechniken kombiniert werden, um die Wirksamkeit zu erhöhen.

Integration nicht-pharmakologischer Techniken in die Pflege

Um die Wirksamkeit nicht-pharmakologischer Techniken zu optimieren, wird häufig empfohlen, sie mit pharmakologischen Behandlungen zu **kombinieren**. Beispielsweise kann eine Kombination aus Entspannung, Wärmeanwendung und Ablenkung dazu führen, dass die erforderliche Dosis an Schmerzmitteln verringert oder ihre Wirksamkeit verbessert wird. Diese Methoden können **vor, während und nach schmerzhaften Behandlungen** wie Verbandswechsel oder postoperativer Mobilisierung angewendet werden.

Bildung des Patienten

Es ist von entscheidender Bedeutung, dass der Patient die Rolle nicht-pharmakologischer Techniken und ihre Wirksamkeit versteht. Das Behandlungsteam sollte sich die Zeit nehmen, **den Patienten aufzuklären** und ihm zu zeigen, wie er diese Methoden anwenden kann, entweder selbstständig oder mit Hilfe des Pflegepersonals oder der Familie.

Anpassung an individuelle Bedürfnisse

Jeder Patient reagiert anders auf Schmerzen, und die nicht-pharmakologischen Techniken müssen **an die jeweilige Situation angepasst** werden. Bei manchen Patienten kann Entspannung sehr wirksam sein, während andere eher körperliche Methoden wie Kälte- oder Wärmeanwendungen bevorzugen. Eine regelmäßige Beurteilung ermöglicht es, die Techniken an die individuellen Vorlieben und Bedürfnisse des Patienten anzupassen.

Chronische Schmerzen und die psychologischen Auswirkungen

- Neuropathische Schmerzen bei Verbrennungen verstehen

Neuropathische Schmerzen bei Verbrennungen sind eine besondere Form von Schmerzen, die durch eine Fehlfunktion oder Schädigung der peripheren Nerven entstehen, die durch die Verbrennung selbst verursacht wird. Im Gegensatz zum sogenannten nozizeptiven Schmerz, der durch die Stimulation von Nervenendigungen als Reaktion auf eine Gewebeschädigung ausgelöst wird, entsteht der neuropathische Schmerz direkt durch eine **Schädigung des Nervensystems**. Diese Art von Schmerz ist oft komplizierter zu behandeln, da sie zum Teil auf Veränderungen im Nervensystem zurückzuführen ist, die dazu führen, dass die Schmerzwahrnehmung übertrieben oder unangemessen ist. Bei Patienten mit schweren Verbrennungen tritt dieser Schmerz häufig auf, ist schwer zu bewältigen und kann auch noch lange nach der physischen Heilung des Gewebes anhalten.

Ursprung und Mechanismen des neuropathischen Schmerzes bei Verbrennungen

Bei **tiefen Verbrennungen**, insbesondere bei **Verbrennungen** zweiten und dritten Grades, werden nicht nur die obersten Hautschichten zerstört, sondern auch die Nerven in der Lederhaut und dem darunter liegenden Gewebe. Diese Nervenzerstörung kann zu einer dauerhaften Schädigung der Nervenfasern führen, was sich in Störungen bei der Übertragung von Schmerzsignalen äußert.

Schäden an Nervenfasern

Die durch eine Verbrennung geschädigten Nervenfasern können entweder vollständig zerstört sein oder sich nur unvollständig oder abnorm regenerieren. Bei dem Versuch, sich zu heilen, können diese Nerven unkontrolliert Schmerzsignale aussenden, selbst wenn keine äußeren Reize vorhanden sind. Dies erklärt, warum manche Patienten noch lange nach der scheinbaren Heilung der Verbrennung Schmerzen empfinden.

1. **Periphere Sensibilisierung**: Wenn die sensorischen Nerven geschädigt sind, werden sie **überempfindlich**, selbst gegenüber leichten oder nicht schmerzhaften Reizen (wie leichtem Hautkontakt oder einer Temperaturänderung). Diese Überempfindlichkeit äußert sich in unangenehmen oder schmerzhaften Empfindungen, die im Vergleich zum tatsächlichen Reiz unverhältnismäßig sind.

2. **Zentrale Sensibilisierung**: Parallel zur peripheren Sensibilisierung kann auch das zentrale Nervensystem (Rückenmark und Gehirn) **hyperreaktiv** werden. Dies geschieht, wenn die Neuronen des zentralen Nervensystems übermäßige und abnormale Signale von den geschädigten Nerven erhalten und diese Signale schließlich als chronischen Schmerz interpretieren. Diese zentrale Sensibilisierung kann erklären, warum manche Patienten auch ohne äußere Reize Schmerzen empfinden (spontaner Schmerz).

Merkmale neuropathischer Schmerzen

Neuropathische Schmerzen bei Verbrennungen zeichnen sich durch **spezifische Merkmale** aus, durch die sie sich vom klassischen nozizeptiven Schmerz unterscheiden.

1. **Kontinuierliche, brennende Schmerzen** : Eines der am häufigsten von Patienten mit neuropathischen Schmerzen beschriebenen Gefühle ist ein **anhaltendes Brennen** in der betroffenen Stelle, auch nachdem die Haut verheilt ist. Dieses Gefühl kann konstant sein und es schwierig machen, sich auszuruhen oder zu schlafen.

2. **Paroxysmale Schmerzen**: Zusätzlich zu den Dauerschmerzen können die Patienten plötzlich auftretende **stechende Schmerzen** oder **elektrische Entladungen** verspüren, die ohne Vorwarnung auftreten und sehr behindernd sein können. Diese Schmerzen werden in der Regel durch eine abnormale elektrische Aktivität in den geschädigten Nerven verursacht.

3. **Allodynie**: **Allodynie** ist die Wahrnehmung von Schmerzen als Reaktion auf Reize, die normalerweise nicht schmerzhaft sind. Beispielsweise kann eine einfache Berührung oder das Reiben von Kleidung starke Schmerzen verursachen. Diese Überempfindlichkeit ist häufig auf eine periphere und zentrale Sensibilisierung zurückzuführen, die noch lange nach der Heilung des Hautgewebes anhält.

4. **Hyperalgesie**: Unter **Hyperalgesie** versteht man eine übertriebene Zunahme der Schmerzempfindung als Reaktion auf einen Reiz, der normalerweise nur leichte Schmerzen verursachen würde. Beispielsweise kann ein leichtes Zwicken oder ein sanfter Druck bei Patienten mit Neuropathie unverhältnismäßig starke Schmerzen verursachen.

Verlauf von neuropathischen Schmerzen nach Verbrennungen

Neuropathische Schmerzen bei Verbrennungen können anfangs **akut** sein, wenn die Nerven durch das Hitzetrauma direkt geschädigt werden, sie können aber auch **chronisch** werden und Monate oder sogar Jahre nach Abheilung der Verbrennung fortbestehen. In einigen Fällen kann sie sich mit der Zeit verschlimmern, vor allem wenn sich die geschädigten Nerven unregelmäßig regenerieren oder weiterhin Schmerzsignale an das Gehirn senden.

Akuter Schmerz

Unmittelbar nach einer Verbrennung ist neuropathischer Schmerz oft schwer von nozizeptivem Schmerz zu unterscheiden. Der Patient empfindet sowohl den Schmerz, der durch die Zerstörung des Gewebes verursacht wird, als auch den Schmerz, der durch die Nervenschädigung entsteht. Wenn das Hautgewebe heilt, kann der neuropathische Schmerz jedoch bestehen bleiben oder auffälliger werden, insbesondere wenn sich die betroffenen Nerven nicht richtig regenerieren.

Chronischer Schmerz

In einigen Fällen wird der neuropathische Schmerz **chronisch** und kann noch lange nach der Heilung des Hautgewebes anhalten. Er kann aufgrund des anhaltenden Schmerzes und der verminderten Lebensqualität zu erheblichen psychologischen Folgen wie Angstzuständen, Depressionen oder chronischer Müdigkeit führen. Chronische neuropathische Schmerzen können aufgrund ihrer Unvorhersehbarkeit und Behinderung auch die soziale und berufliche Wiedereingliederung des Patienten erschweren.

Behandlung von neuropathischen Schmerzen bei Verbrennungen

Die **Behandlung** von neuropathischen Schmerzen ist komplexer als die Behandlung klassischer nozizeptiver Schmerzen, da sie einen multimodalen Ansatz erfordert. **Standardmedikamente** wie Entzündungshemmer oder Opioide, die häufig zur Behandlung von Schmerzen bei Verbrennungen eingesetzt werden, sind bei neuropathischen Schmerzen nicht immer wirksam. Häufig sind andere Medikamentenklassen in Verbindung mit nicht-pharmakologischen Therapien erforderlich, um die Symptome zu lindern.

Pharmakologische Behandlungen

1. **Trizyklische Antidepressiva**: Medikamente wie Amitriptylin werden häufig zur Linderung von neuropathischen Schmerzen verschrieben. Sie wirken, indem sie die Übertragung von Nervensignalen im Gehirn und im Rückenmark modulieren und so die Schmerzwahrnehmung reduzieren.

2. **Antikonvulsiva**: Medikamente wie Gabapentin oder Pregabalin werden häufig zur Behandlung von neuropathischen Schmerzen eingesetzt. Sie wirken, indem sie die elektrische Aktivität der geschädigten Nerven stabilisieren und abnormale Nervenentladungen reduzieren.

3. **Lokalanästhetika**: Lidocainhaltige Cremes oder Pflaster können lokal aufgetragen werden, um die Übertragung von Schmerzsignalen an den betroffenen Nerven zu blockieren.

4. **Opioide**: Obwohl Opioide bei neuropathischen Schmerzen nicht immer wirksam sind, können sie manchmal als Ergänzung zu anderen Behandlungen eingesetzt werden, insbesondere um Episoden starker Schmerzen oder paroxysmale Schmerzen zu lindern.

Nicht-pharmakologische Behandlungen

Neben Medikamenten können auch **nicht-pharmakologische Techniken** zur Linderung neuropathischer Schmerzen eingesetzt werden, entweder als Ergänzung zur medikamentösen Behandlung oder unabhängig davon.

1. **Transkutane elektrische Nervenstimulation (TENS)**: TENS, bei dem schwache elektrische Ströme verwendet werden, um Schmerzsignale zu stören, kann bei der Linderung neuropathischer Schmerzen wirksam sein.

2. **Kognitive Verhaltenstherapien (KVT)**: Chronische Schmerzen, insbesondere neuropathische Schmerzen, haben starke psychologische Auswirkungen. CBTs helfen den Patienten, ihre Schmerzen besser zu bewältigen, indem sie ihr Denken und ihre Reaktionen auf den Schmerz verändern.

3. **Sensorische Rehabilitation**: Einige Therapien beinhalten eine **sensorische Rehabilitation**, bei der leichte und schrittweise Reize auf den betroffenen Bereich ausgeübt werden, um die Desensibilisierung der Nerven zu unterstützen und Allodynie oder Hyperalgesie zu reduzieren.

• Psychologische Notlage bei Verbrennungspatienten: Depressionen, Angstzustände, posttraumatischer Stress

Die **psychische Notlage bei Patienten mit Verbrennungen** ist ein wesentlicher Bestandteil der Gesamtbehandlung und oft ebenso entscheidend wie die Behandlung der körperlichen Verletzungen. Insbesondere Brandopfer sehen sich einer Reihe von emotionalen und mentalen Herausforderungen gegenüber, die ihre Genesung stark beeinflussen können. Zu den am häufigsten auftretenden psychischen Störungen gehören **Depressionen**, **Angstzustände** und **posttraumatische Belastungsstörungen**. Diese Störungen, die je nach Schwere der Verbrennungen und der persönlichen Situation des Patienten in unterschiedlichem Ausmaß auftreten können, erschweren häufig die körperliche Genesung und erfordern besondere Aufmerksamkeit seitens des Pflegepersonals.

Ursachen für psychologische Not bei Verbrennungspatienten

Psychische Not bei Patienten mit Verbrennungen ist oft das Ergebnis einer Kombination traumatischer, emotionaler und sozialer Faktoren, die nach dem Ereignis, das die Verbrennung verursacht hat, und während des Behandlungs- und Rehabilitationsprozesses auftauchen.

Trauma des ursprünglichen Ereignisses

Der Unfall, der die Verbrennung verursacht hat, ist oft ein traumatisches Ereignis an sich. Egal, ob es sich um einen Brand, einen Unfall im Haushalt oder einen Vorfall am Arbeitsplatz handelt, der Patient kann das Ereignis immer wieder durchleben und Gefühle von Angst, Panik und Verletzlichkeit erzeugen. Dieses **Wiedererleben** des ursprünglichen Traumas kann zu **posttraumatischen Belastungssymptomen** (PTSD) führen, bei denen die Erinnerungen an das Ereignis unwillkürlich auftreten, oft in Form von Albträumen oder Flashbacks. Diese Erinnerungen können erhebliche emotionale Not auslösen, Ängste verstärken und den Genesungsprozess erschweren.

Körperliche Schmerzen und längeres Leiden

Die Schmerzen, die bei Patienten mit Verbrennungen oft stark und anhaltend sind, tragen ebenfalls zur psychischen Belastung bei. Der akute Schmerz unmittelbar nach der Verbrennung kann in Kombination mit chronischen Schmerzen, die während der Pflege und Behandlung (wie Verbandswechsel oder chirurgische Eingriffe) anhalten, die mentalen Ressourcen des Patienten erschöpfen. Dieser Schmerz, der manchmal schwer zu kontrollieren ist, kann **antizipatorische Angst** erzeugen: die Angst, bei jeder Behandlung Schmerzen zu erleiden, selbst wenn Schmerzmittel verabreicht werden, was die Lebensqualität des Patienten verschlechtern kann.

Körperliche Veränderungen und Selbstbild

Verbrennungen hinterlassen oft erhebliche **körperliche Schäden**, wie sichtbare Narben, Verformungen oder Funktionsverlust in bestimmten Körperteilen. Diese Veränderungen können sich erheblich auf das **Selbstbild** auswirken, insbesondere in Fällen, in denen das Gesicht, die Hände oder andere sichtbare Körperteile betroffen sind. Den Patienten kann es schwer fallen, diese Veränderungen zu akzeptieren, was zu einem Verlust des **Selbstwertgefühls** und zu einem **Gefühl der Scham** oder Entwertung führt. Dies kann zu **Depressionen** führen, insbesondere wenn sich der Patient von seinem Umfeld abgelehnt oder missverstanden fühlt oder befürchtet, dass er in der Gesellschaft nicht mehr akzeptiert wird.

Soziale Isolation und Rollenverlust

Patienten mit Verbrennungen können aufgrund der langen Krankenhausaufenthalte und der für die Heilung erforderlichen Intensivpflege lange Zeit von ihrem sozialen oder beruflichen Netzwerk isoliert sein. Dieser Verlust an sozialen Kontakten kann in Verbindung mit der vorübergehenden oder dauerhaften Unfähigkeit, alltägliche oder berufliche Tätigkeiten wieder aufzunehmen, die Gefühle von Einsamkeit, Hoffnungslosigkeit und Wertlosigkeit verstärken. Soziale Isolation ist ein Hauptrisikofaktor für die **Entwicklung einer Depression**.

Häufige psychologische Erscheinungen: Depressionen, Angstzustände und posttraumatischer Stress

Bei Patienten mit Verbrennungen tritt die **psychische Belastung** in der Regel in drei Hauptformen auf: Depression, Angst und posttraumatische Belastungsstörung. Diese Störungen können einzeln auftreten oder sich überlagern, wodurch sich der emotionale Zustand des Patienten verschlechtert und seine Rehabilitation verlangsamt.

Depression

Depressionen sind eine der häufigsten psychischen Störungen bei Patienten mit schweren Verbrennungen, insbesondere wenn die

Heilung langwierig und schwierig ist. Depressionen können sich als Reaktion auf ein Gefühl der Hilflosigkeit angesichts der Schmerzen und der Pflege entwickeln oder auf die Aussicht, mit Narben und bleibenden Behinderungen zu leben.

Zu den Symptomen einer Depression bei Verbrennungspatienten gehören :

- **Anhaltende Traurigkeit** und ein Gefühl der Hoffnungslosigkeit mit der Unfähigkeit, Freude an alltäglichen Aktivitäten zu empfinden.
- **Emotionale und körperliche Erschöpfung**, die oft durch chronische Schmerzen und die ständigen Bemühungen um Heilung noch verstärkt wird.
- **Gefühl der Nutzlosigkeit oder Schuld**, das manchmal damit zusammenhängt, dass man bei der Pflege von anderen abhängig ist oder einen dramatischen Vorfall überlebt hat.
- **Selbstmordgedanken** in den schwersten Fällen, wenn der Patient das Gefühl hat, dass seine Situation aussichtslos ist.

Angst

Angst ist eine natürliche Reaktion auf Ungewissheit und Trauma, sie kann jedoch problematisch werden, wenn sie anhält und die tägliche Funktionsfähigkeit des Patienten beeinträchtigt. Bei Verbrennungsopfern kann die Angst mit mehreren Faktoren zusammenhängen, darunter die Angst vor Schmerzen, die Angst vor medizinischen Komplikationen (wie Infektionen) oder die Angst, das körperliche Erscheinungsbild vor dem Unfall nicht wiederherstellen zu können.

Zu den Symptomen von Angstzuständen gehören :

- **Ständige Nervosität** und allgemeines Angstgefühl, auch wenn keine unmittelbare Bedrohung vorliegt.

- **Panikattacken**, die oft durch schmerzhafte Behandlungen oder die Erinnerung an den Unfall, der die Verbrennung verursacht hat, ausgelöst werden.
- **Schlafstörungen**: Angst beeinträchtigt oft die Erholung, verschlimmert die Müdigkeit und verlangsamt die Erholung.

Posttraumatische Belastungsstörung (PTSD)

Posttraumatische Belastungsstörung (**PTSD**) ist eine häufige Störung bei Patienten, die gewalttätige oder traumatische Erfahrungen gemacht haben, z. B. schwere Unfälle oder Verbrennungen. Die PTSD kann bereits in den ersten Tagen nach dem traumatischen Ereignis auftreten oder sich erst später, manchmal Monate nach dem Unfall, entwickeln.

Zu den Anzeichen von posttraumatischem Stress gehören :

- **Wiedererleben** des Traumas durch Flashbacks oder Albträume. Die Patienten durchleben den Unfall oder die mit der Verbrennung verbundenen Ereignisse mental erneut, was intensive emotionale Reaktionen auslöst.
- **Vermeidung** von Situationen oder Reizen, die an das traumatische Ereignis erinnern. Einige Patienten weigern sich z. B., über ihren Unfall zu sprechen, oder meiden Orte, an denen sich der Vorfall ereignet hat.
- **Hypervigilanz**: Patienten mit PTSD sind ständig in Alarmbereitschaft und bereit, auf eine wahrgenommene Bedrohung zu reagieren, selbst wenn diese nicht vorhanden ist. Dies kann sich in Reizbarkeit, Schlafstörungen oder einer erhöhten Empfindlichkeit gegenüber Geräuschen oder plötzlichen Bewegungen äußern.

Auswirkungen von psychologischer Not auf die körperliche Erholung

Psychische Not bei Patienten mit Verbrennungen hat direkte Auswirkungen auf ihre **körperliche Genesung**. Psychische Störungen wie Depressionen oder PTSD können die Genesung verlangsamen, indem sie die Fähigkeit des Patienten beeinträchtigen, sich aktiv an seiner Behandlung zu beteiligen.

1. **Geringere Motivation für die** Rehabilitation: Depressiven oder ängstlichen Patienten kann es schwer fallen, sich an Rehabilitationsprogrammen zu beteiligen. Beispielsweise können Schmerzen und Angst im Zusammenhang mit physiotherapeutischen Sitzungen dazu führen, dass sie sich weigern, an den Übungen teilzunehmen, die zur Wiederherstellung der Mobilität und Funktion erforderlich sind.

2. **Schlafstörungen**: Angstzustände und Albträume im Zusammenhang mit PTSD stören oft den Schlaf, was die Fähigkeit des Körpers zur Regeneration beeinträchtigt und die Wundheilung verlangsamt.

3. **Geringere Schmerztoleranz**: Patienten, die unter Depressionen oder posttraumatischer Belastungsstörung leiden, nehmen Schmerzen möglicherweise intensiver wahr, wodurch die Schmerzbewältigung erschwert wird. Dies kann zu einem erhöhten Einsatz von Schmerzmitteln führen, mit dem Risiko von Nebenwirkungen, die mit deren Übergebrauch einhergehen.

4. **Soziale und familiäre Isolation**: Psychische Not kann dazu führen, dass sich der Patient **sozial** zurückzieht und sich aus Scham oder Entmutigung von seinen Angehörigen isoliert. Soziale Unterstützung ist jedoch ein Schlüsselfaktor für Resilienz und Genesung, und ihr Fehlen kann die Depression verschlimmern und die Rehabilitation verlangsamen.

Umgang mit psychischer Not

Die psychologische Notlage von Patienten mit Verbrennungen erfordert eine **multidisziplinäre** Behandlung. Diese vereint **medizinische, psychologische** und **soziale** Ansätze und erfordert eine enge Zusammenarbeit zwischen Ärzten, Psychologen, Krankenpflegern und manchmal auch Sozialarbeitern.

Psychotherapie und psychologische Unterstützung

Die **Psychotherapie** spielt eine entscheidende Rolle bei der Behandlung von Depressionen, Angstzuständen und PTSD. Spezielle Therapien wie die **kognitive Verhaltenstherapie (KVT)** sind besonders wirksam, um den Patienten zu helfen, ihre Ängste zu überwinden, ihre Schmerzen zu bewältigen und ein Gefühl der Kontrolle über ihr Leben zurückzugewinnen.

Medikamentöse Unterstützung

In einigen Fällen können zusätzlich zur Psychotherapie Antidepressiva oder **Anxiolytika** verschrieben werden, um die Symptome von Depressionen oder Angstzuständen zu lindern. Patienten mit PTSD können auch von speziellen Behandlungsmethoden wie **Expositionstherapie** oder **EMDR** (Eye Movement Desensitization and Reprocessing - Desensibilisierung und Verarbeitung durch Augenbewegungen) profitieren.

Soziale und familiäre Unterstützung

Die Unterstützung durch **Familie** und **Freunde** ist ein entscheidender Faktor für die psychische Genesung. Wenn man die Einbeziehung der Angehörigen in den Pflegeprozess fördert, kann dies das Gefühl der Isolation des Patienten verringern und seine Moral verbessern.

- Die Rolle des Pflegers bei der emotionalen Begleitung

Die **Rolle des Pflegers bei** der **emotionalen** Betreuung ist ein wesentlicher Bestandteil der Patientenversorgung, insbesondere bei Patienten, die traumatische oder langwierige medizinische Situationen durchleben, wie z. B. Verbrennungsopfer. Über die technische Pflege hinaus ist der Pflegehelfer oft die erste Anlaufstelle für den Patienten und spielt eine grundlegende Rolle für sein psychologisches Wohlbefinden. Die Pflegekraft beschränkt sich nämlich nicht auf die Pflegehandlungen, sondern bringt auch eine **wohlwollende Präsenz**, ein **aufmerksames Zuhören** und eine **ständige Unterstützung** während des gesamten Pflegeverlaufs mit sich. Diese menschliche Dimension, die in einem empathischen Ansatz verankert ist, hilft, die psychologischen Auswirkungen der Krankheit oder des Traumas auf den Patienten zu lindern.

Eine vertrauensvolle Beziehung zum Patienten aufbauen

Die Beziehung zwischen Patient und Pflegekraft beruht zunächst auf dem Aufbau eines **Vertrauensverhältnisses**, das eine wesentliche Voraussetzung dafür ist, dass sich der Patient sicher und verstanden fühlt. Diese Beziehung baut sich im Laufe der täglichen Interaktionen auf, in einem Klima des Respekts und des aktiven Zuhörens.

Zuhören

Eine der wichtigsten Aufgaben der Pflegekraft bei der emotionalen Begleitung ist es, **auf die Bedürfnisse des Patienten** einzugehen, sowohl auf körperlicher als auch auf emotionaler Ebene. Es geht darum, **sich** die **Zeit zu nehmen**, um zu verstehen, wie sich der Patient fühlt, ohne zu urteilen oder zu überstürzen. Indem der Pflegende offene Fragen stellt und dem Patienten die Möglichkeit gibt, sich frei über seine Ängste,

Zweifel oder Frustrationen zu äußern, wird er zu einem echten Unterstützungspunkt.

- Aktives **Zuhören**: Der Pflegende sollte aktiv zuhören, d. h. **er** sollte nicht nur die Worte des Patienten hören, sondern auch **Unausgesprochenes**, unterschwellige Emotionen und Anzeichen von Hilflosigkeit **erkennen**. Manchmal drückt ein emotional angeschlagener Patient sein Leiden nicht deutlich aus, aber die Pflegekraft kann durch ihre tägliche Nähe Veränderungen im Verhalten, Anzeichen von Rückzug oder Stimmungsschwankungen beobachten.

Ein Klima der Sicherheit schaffen

Der Patient muss sich ausreichend sicher fühlen, um seine Gefühle auszudrücken, ohne Angst haben zu müssen, verurteilt oder missverstanden zu werden. Die Pflegekraft schafft diese Atmosphäre, indem sie sich **zur Verfügung** stellt und sich dem Rhythmus des Patienten anpasst. Beispielsweise kann es sein, dass manche Patienten über ihre Ängste sprechen müssen, während andere Momente der Stille und des körperlichen Trostes, wie eine ruhige, beruhigende Präsenz, bevorzugen.

- **Den Rhythmus des Patienten respektieren** : Der Pflegende muss verstehen, dass jeder Patient ein anderes Tempo und eine andere Art hat, seine Krankheit oder sein Trauma zu verarbeiten. Manche brauchen vielleicht einen langen Austausch über ihre Gefühle, während andere es vorziehen, ihre Emotionen subtiler oder schrittweise anzugehen. Diese Vorlieben zu respektieren ist von grundlegender Bedeutung, um den Patienten nicht zu überfordern und eine wohlwollende Begleitung zu fördern.

Emotionale Unterstützung im Alltag leisten

Die emotionale Begleitung des Patienten findet in **alltäglichen Gesten** und durch **wiederholte Interaktionen** statt. Es handelt sich nicht nur um eine punktuelle Unterstützung in schwierigen Momenten, sondern um eine **kontinuierliche Präsenz**, die den Patienten während seines gesamten Behandlungsverlaufs begleitet.

In schwierigen Zeiten trösten

Patienten, insbesondere solche mit schweren Krankheiten oder traumatischen Verletzungen, erleben Momente intensiven Leidens, sei es durch **körperliche Schmerzen** oder **Zukunftsängste**. Der Pfleger ist oft derjenige, der in diesen verletzlichen Momenten anwesend ist, und seine Fähigkeit, **Trost** zu spenden und den Patienten zu beruhigen, ist von entscheidender Bedeutung.

- **Emotionalen Schmerz lindern**: Wenn der Patient emotionale Not äußert, sei es aufgrund von Schmerzen, Isolation oder Angst vor dem Unbekannten, kann die Pflegekraft eingreifen, indem sie tröstende Worte findet und einfache, aber bedeutungsvolle Gesten anwendet, wie die Hand des Patienten zu nehmen oder ruhig mit ihm zu sprechen. Dadurch kann das Gefühl des Ausgeliefertseins oder der Angst verringert werden.

Unterstützung angesichts körperlicher Veränderungen

Körperliche Veränderungen, wie z. B. Narben oder Verformungen aufgrund von Verbrennungen, können für den Patienten zu **psychischen Belastungen** führen. Der Pfleger spielt hier eine wichtige Rolle bei der Akzeptanz dieser Veränderungen, indem er sowohl als **Führer** als auch als **emotionaler Unterstützer** fungiert.

- **Förderung der Selbstakzeptanz**: Durch positive Worte und eine beruhigende Haltung hilft der Pflegende dem Patienten, **sein Körperbild wieder aufzubauen**. Indem sie die erzielten Fortschritte würdigt oder die vom Patienten wahrgenommenen negativen Aspekte herunterspielt, trägt sie dazu bei, das Selbstwertgefühl des Patienten zu steigern.

Angehörige begleiten

Die emotionale Begleitung betrifft nicht nur den Patienten, sondern auch seine **Familie** und **Angehörigen**, die ebenfalls von der Situation erschüttert sein können. Der Pfleger ist oft derjenige, der sich die Zeit nimmt, sich mit ihnen auszutauschen, ihnen zu erklären, was passiert ist, und ihnen einen Raum zu bieten, in dem sie ihre eigenen Ängste und Sorgen äußern können.

- **Erklären und beruhigen**: Durch klare und auf die Situation des Patienten abgestimmte Informationen hilft die Pflegekraft, die Angst der Angehörigen zu verringern, und leitet sie an, wie sie den Patienten am besten unterstützen können. Er wird so zu einem **emotionalen Vermittler** zwischen dem Patienten und seinem Umfeld, erleichtert den Austausch und verringert Missverständnisse.

Hilfe bei der Bewältigung von emotionalem Schmerz im Zusammenhang mit der Pflege

Bestimmte Eingriffe oder Pflegemaßnahmen wie Verbandswechsel oder postoperative Manipulationen können für den Patienten schmerzhaft sein und Ängste auslösen. Die Pflegekraft spielt eine Schlüsselrolle dabei, den Patienten auf diese Momente **vorzubereiten** und **seinen Stress** zu **mindern**.

Bereiten Sie den Patienten auf schmerzhafte Behandlungen vor

Die psychologische Vorbereitung vor einer potenziell schmerzhaften Behandlung ist von entscheidender Bedeutung. Die Pflegekraft kann durch ihre Nähe zum Patienten bei der **mentalen Vorbereitung** helfen, indem sie erklärt, worin die Pflege besteht, die Vorteile hervorhebt, die sie mit sich bringen wird, und dem Patienten versichert, dass alles getan wird, um seine Schmerzen zu minimieren.

- **Unterstützung vor und während der Pflege**: Der Pfleger kann den Patienten ermutigen, **Entspannungstechniken** wie tiefes Atmen oder mentales Visualisieren anzuwenden, um den Stress vor einer Pflege zu reduzieren. Während der Pflege kann er an seiner Seite bleiben, sanft mit ihm sprechen und dafür sorgen, dass der Patient sich in jeder Phase unterstützt und verstanden fühlt.

Umgang mit postinterventionellem Stress

Nach schmerzhaften Behandlungen oder chirurgischen Eingriffen können die Schmerzen anhalten, und zu der körperlichen Erschöpfung kommt die emotionale Erschöpfung hinzu. Die Pflegekraft hilft dem Patienten durch ihre ständige Präsenz, mit diesen **fragilen** Momenten **nach dem Eingriff** umzugehen.

- **Regelmäßige psychologische Betreuung**: Durch den täglichen Kontakt mit dem Patienten kann der Pflegehelfer Anzeichen von **Depressionen, Angstzuständen** oder **posttraumatischer Belastungsstörung** feststellen und die Mitglieder des Pflegeteams darüber informieren. Indem er auf kleinste Veränderungen im Verhalten des Patienten achtet, trägt er dazu bei, eine umfassende Betreuung des emotionalen Zustands des Patienten zu gewährleisten, und fördert so eine angemessene psychologische Betreuung.

Förderung von Resilienz und emotionaler Autonomie

Über den unmittelbaren Trost hinaus trägt der Pfleger dazu bei, **die Resilienz** des Patienten zu **stärken**, indem er ihm hilft, ein Gefühl der **Kontrolle** über seine Situation wiederzuerlangen. Eine Krankheit oder ein Trauma kann dem Patienten den Eindruck vermitteln, dass er die Kontrolle über sein Leben verloren hat, aber durch die emotionale Begleitung hilft der Pfleger, **eine Form der emotionalen Autonomie wiederherzustellen**.

Ermutigen Sie den Patienten zur aktiven Teilnahme

Der Pflegende ermutigt den Patienten, sich **aktiv** an seiner Pflege zu **beteiligen**, informierte Entscheidungen zu treffen und seine Vorlieben zu äußern. Indem er schrittweise die Vorstellung wieder einführt, dass der Patient eine Rolle bei seiner eigenen Genesung spielt, gibt er ihm ein Stück Kontrolle zurück.

- **Kleine Fortschritte wertschätzen** : Jeder im Heilungsprozess erreichte Schritt sollte wertgeschätzt werden, auch wenn er noch so unbedeutend erscheint. Durch regelmäßige Ermutigung hilft der Pfleger dem Patienten, sich auf seine Erfolge zu konzentrieren und nicht auf die Hindernisse.

Förderung des Selbstwertgefühls

Patienten können sich aufgrund ihrer körperlichen Verfassung verletzlich oder vermindert fühlen, doch der Pfleger kann eine Schlüsselrolle beim **Wiederaufbau des Selbstwertgefühls** des Patienten spielen. Indem er **Ermutigung** bietet und die **Stärken** und **Fortschritte** des Patienten hervorhebt, hilft er dabei, trotz aller Schwierigkeiten ein positives Selbstbild wieder aufzubauen.

Kapitel 5

Prävention von Infektionen und Umgang mit Komplikationen

Aseptische Protokolle und Präventivmaßnahmen

- Bedeutung der strikten Einhaltung von Hygieneprotokollen

Die **strikte Einhaltung von Hygieneprotokollen** ist ein wesentlicher Bestandteil der medizinischen Praxis, insbesondere in Umgebungen mit hohem Risiko wie Verbrennungsstationen, Intensivstationen oder Operationssälen. Diese Protokolle, die auf genauen Regeln und strengen Praktiken beruhen, sollen **Infektionen verhindern** und die **Sicherheit der Patienten** sowie des Pflegepersonals gewährleisten. In Umgebungen, in denen Patienten besonders gefährdet sind, wie z. B. bei Verbrennungen, ist die strikte Einhaltung der Hygienemaßnahmen nicht nur lebenswichtig, um Komplikationen zu begrenzen, sondern auch, um die Chancen auf Erholung und Rehabilitation zu verbessern.

Die entscheidenden Herausforderungen bei der Einhaltung von Hygieneprotokollen

Im medizinischen Umfeld ist eine **Infektion** eine der größten Bedrohungen für Patienten, insbesondere für solche mit einem geschwächten Immunsystem oder einer beeinträchtigten Hautbarriere, wie bei Verbrennungsopfern. Die Nichteinhaltung von Hygienemaßnahmen kann zu **nosokomialen Infektionen** führen. Dabei handelt es sich um Infektionen, die im Krankenhaus erworben werden und häufig durch antibiotikaresistente Bakterien verursacht werden. Diese Infektionen können die Genesung verzögern, den Krankenhausaufenthalt verlängern, die Morbidität erhöhen und sogar tödlich verlaufen.

Schutz gefährdeter Patienten

Bei Patienten mit schweren Verbrennungen beispielsweise ist die **Hautbarriere beeinträchtigt**, was sie direkt für Infektionen anfällig macht. Offene Wunden und nekrotisches Gewebe sind ideale Eintrittspforten für Bakterien, Viren oder Pilze. In diesem Zusammenhang ist die Einhaltung von Hygieneprotokollen wie Händewaschen, die Verwendung steriler Materialien und das Tragen von Handschuhen, Masken und Kitteln von grundlegender Bedeutung, um eine Ansteckung zu verhindern.

- **Beispiel Pflege von Brandverletzten** : Wenn ein Pfleger eine offene Wunde verbindet, können kleinste Hygienefehler wie ein kontaminierter Handschuh oder ein nicht ausreichend sterilisiertes Instrument zu einer **schweren Infektion** wie einer Sepsis oder einer tiefen Gewebeinfektion (nekrotisierende Fasziitis) führen, die das Leben des Patienten gefährdet. Durch die strikte Einhaltung der Protokolle können diese Risiken minimiert werden.

Verhinderung der Ausbreitung von nosokomialen Infektionen

Nosokomiale Infektionen, die häufig durch multiresistente Bakterien wie den **methicillinresistenten Staphylococcus aureus** (MRSA) oder **Clostridium difficile** verursacht werden, stellen eine große Herausforderung in Krankenhäusern dar. Die strikte Einhaltung von Hygieneprotokollen ist entscheidend, um **die Ausbreitung** dieser Krankheitserreger zu **verhindern**. Sie können durch direkten Patientenkontakt, aber auch über Oberflächen, medizinische Geräte oder die Hände des Pflegepersonals übertragen werden.

- **Handhygiene**: Das Händewaschen oder die Verwendung von hydroalkoholischen Lösungen vor und nach jedem Patientenkontakt ist eine der einfachsten, aber auch eine der wirksamsten Maßnahmen, um **die Kreuzübertragung** von Infektionen zu **verhindern**. Da die Hände des Pflegepersonals häufig mit verschiedenen Patienten und Oberflächen in Berührung kommen, sind sie der Hauptansteckungsvektor, wenn die Hygieneprotokolle nicht strikt eingehalten werden.

Die Grundprinzipien von Hygieneprotokollen

Hygieneprotokolle beruhen auf einer Reihe von **standardisierten Praktiken**, die auf die jeweilige Pflegesituation zugeschnitten sind, um Infektionen zu verhindern und eine möglichst sichere Umgebung zu gewährleisten. Diese Praktiken müssen vom gesamten medizinischen Personal, vom Pflegepersonal bis zum Chirurgen, **strikt befolgt** werden, um das Infektionsrisiko zu minimieren.

Händewaschen und Antiseptik

Das **Händewaschen** ist die erste Verteidigungslinie gegen Infektionen. Es sollte systematisch vor und nach jedem Patientenkontakt, vor invasiven Eingriffen, nach dem Berühren von potenziell kontaminiertem Material und vor dem Umgang mit sterilen Geräten durchgeführt werden. Wenn die Hände richtig antiseptisch behandelt werden, wird die Übertragung von Krankheitserregern erheblich reduziert.

- **Handwaschtechnik**: Es geht nicht nur darum, die Hände schnell unter Wasser zu waschen, sondern eine strenge Technik zu befolgen: Hände nass machen, Seife auftragen, mindestens 20 Sekunden lang gründlich schrubben (besonders an den oft vernachlässigten Stellen wie zwischen den Fingern und unter den Fingernägeln), gründlich abspülen und dann mit sauberem Material oder Einmalhandschuhen abtrocknen.

Sterilisation und Desinfektion

Die **Sterilisation** von Instrumenten und die **Desinfektion** von Oberflächen sind zentrale Bestandteile von Hygieneprotokollen. Alle Materialien, die für invasive Behandlungen verwendet werden, wie Nadeln, Skalpelle oder Katheter, müssen sterilisiert werden, um sicherzustellen, dass sie frei von pathogenen Mikroorganismen sind.

- **Bedeutung der** Sterilisation: Durch die Sterilisation werden nicht nur Bakterien, sondern auch Pilzsporen und Viren abgetötet, die auf unbelebten Oberflächen über längere Zeiträume überleben können. Wird dies versäumt, kann dies zu einer Kontamination bei der Pflege führen und potenziell schwere Infektionen verursachen.

Verwendung von persönlicher Schutzausrüstung (PSA)

Persönliche Schutzausrüstungen (PSA) wie Handschuhe, Kittel, Masken und Brillen sind wichtige physische Barrieren, um sowohl das Pflegepersonal als auch die Patienten vor Infektionen zu schützen. Diese Ausrüstungen müssen ordnungsgemäß verwendet und zwischen den Patienten gewechselt werden, um eine Übertragung zu verhindern.

- **Tragen von Handschuhen und Masken**: Sterile Handschuhe sind bei allen Eingriffen mit offenen Wunden oder Schleimhäuten unerlässlich, während Masken vor potenziell infektiösen Aerosolen schützen. Diese Ausrüstungsgegenstände müssen sorgfältig gehandhabt und nach Gebrauch in speziellen Abfalleimern entsorgt werden, um die Verbreitung von Infektionserregern zu verhindern.

Management von biomedizinischem Abfall

Ein weiterer kritischer Aspekt der Hygieneprotokolle ist die Entsorgung **von biomedizinischen Abfällen** wie gebrauchten Nadeln, verschmutzten Verbänden und kontaminierten Materialien. Diese Abfälle müssen in speziellen **Behältern** entsorgt werden,**um** Unfälle zu vermeiden und das Infektionsrisiko für das Personal und andere Patienten zu begrenzen.

- **Verfahren zur Sammlung und Entsorgung**: Scharfe Gegenstände sollten in festen, dichten Behältern aufbewahrt werden, während biologische Abfälle sortiert und angemessen behandelt werden sollten, um eine Umweltkontamination zu vermeiden.

Folgen der Nichteinhaltung von Hygieneprotokollen

Die Nichteinhaltung von Hygieneprotokollen setzt Patienten und Pflegepersonal schwerwiegenden Konsequenzen aus. Infektionen können sich schnell ausbreiten, nicht nur unter den Patienten, sondern auch in der gesamten Gesundheitseinrichtung, wodurch die Sicherheit der Versorgung gefährdet und die Gesundheitskosten erhöht werden.

Erhöhtes Risiko für nosokomiale Infektionen

Nosokomiale Infektionen wie katheterassoziierte Harnwegsinfektionen, beatmungsassoziierte Pneumonien oder Infektionen chirurgischer Wunden sind durch **strenge Hygienemaßnahmen** weitgehend vermeidbar. Ein Mangel an Wachsamkeit oder Strenge bei der Einhaltung von Protokollen kann eine Pflege, die eigentlich kurativ sein sollte, in eine Quelle zusätzlicher Komplikationen verwandeln.

- Schwere **Komplikationen**: Nosokomiale Infektionen können zu schweren Komplikationen wie **Sepsis** oder **Organversagen** führen, die eine intensive Behandlung erfordern und die Dauer des Krankenhausaufenthalts verlängern. Außerdem erhöhen sie die Sterblichkeit bei bereits geschwächten Patienten.

Ausbreitung resistenter Bakterien

Die Nichteinhaltung von Hygienemaßnahmen begünstigt die Ausbreitung **multiresistenter Bakterien**, die in Krankenhausumgebungen immer häufiger anzutreffen sind. Diese Bakterien, die gegen die meisten Antibiotika resistent sind, stellen eine große Bedrohung für die Patienten dar, da sie die Behandlungsmöglichkeiten einschränken und die Behandlung von Infektionen erschweren.

Rufschädigung und rechtliche Verantwortung

Abgesehen von den Gesundheitsrisiken für die Patienten kann die Nichteinhaltung von Hygieneprotokollen dazu führen, dass Gesundheitseinrichtungen **strafrechtlich verfolgt** werden, da sie eine Fahrlässigkeit darstellt, die schwere Schäden verursachen kann. Es kann auch den **Ruf** der Krankenhäuser und des Pflegepersonals beeinträchtigen, wodurch das Vertrauen der Patienten und ihrer Familien in die Qualität der geleisteten Pflege sinkt.

Hygienekultur: eine gemeinsame Verantwortung

Die strikte Einhaltung der Hygieneprotokolle beruht nicht nur auf individuellen Maßnahmen, sondern auf einer **kollektiven** Hygienekultur in Gesundheitseinrichtungen. Jedes Mitglied des Gesundheitsteams, vom Arzt bis zum Pfleger, ist dafür verantwortlich, diese Maßnahmen zu befolgen und zu fördern.

Weiterbildung und Bewusstseinsbildung

Um eine strikte Anwendung der Hygieneprotokolle zu gewährleisten, sind **kontinuierliche Fortbildungen** für das gesamte Pflegepersonal unerlässlich. In diesen Schulungen werden die wichtigsten Handgriffe in Erinnerung gerufen, neue Empfehlungen vorgestellt und die Bedeutung jedes einzelnen Schrittes bei der Infektionsprävention hervorgehoben.

Kollektive Wachsamkeit

Die Einhaltung der Hygieneprotokolle erfordert auch eine **kollektive Wachsamkeit**. Jedes Teammitglied muss in der Lage sein, einzugreifen, wenn es einen Verstoß gegen die Hygienevorschriften feststellt, und es muss sich verantwortlich fühlen, um die Sicherheit der Pflege zu gewährleisten.

- Händewaschen, Tragen von Handschuhen und persönlicher Schutzausrüstung

Händewaschen, das **Tragen von Handschuhen** und die Verwendung **von persönlicher Schutzausrüstung (PSA)** sind wichtige Praktiken in Krankenhäusern, um die Übertragung von Infektionen zu verhindern, die Patienten zu schützen und die Sicherheit des Pflegepersonals zu gewährleisten. Diese scheinbar einfachen Maßnahmen sind in Wirklichkeit Grundpfeiler der Krankenhaushygiene und spielen eine entscheidende Rolle bei der Bekämpfung von **nosokomialen Infektionen** und der Verbreitung von Keimen, einschließlich multiresistenter Bakterien. Ihre strikte Einhaltung ist unerlässlich, um die Sicherheit der Pflege zu gewährleisten und eine gesunde Krankenhausumgebung zu schaffen.

Händewaschen: Erste Barriere gegen Infektionen

Händewaschen ist wahrscheinlich eine der einfachsten, aber auch eine der wirksamsten Maßnahmen, um die Übertragung von Krankheitserregern zu verhindern. Denn die Hände kommen häufig in direkten Kontakt mit Patienten, medizinischen Geräten und verschiedenen potenziell kontaminierten Oberflächen, was sie zum Hauptvektor für die Übertragung von Infektionen macht.

Warum ist das Händewaschen entscheidend?

Die Hände von Pflegekräften kommen ständig mit Patienten und medizinischen Geräten in Berührung und können Mikroorganismen leicht von einer Umgebung in eine andere übertragen. Ohne gründliche Handhygiene können sich Keime schnell verbreiten und schwere Infektionen verursachen, insbesondere bei immungeschwächten Patienten oder Patienten mit offenen Wunden, wie z. B. Brandopfern.

- **Nosokomiale Infektionen**: Händewaschen ist die erste Maßnahme zur Vorbeugung gegen **nosokomiale Infektionen**, die sich bei Patienten im Krankenhaus durch die Übertragung von Bakterien, Viren oder Pilzen entwickeln können. Diese Infektionen können die Genesung verzögern, den Krankenhausaufenthalt verlängern und die Morbidität erhöhen.

Die Schritte zum effektiven Händewaschen

Um wirklich wirksam zu sein, muss das Händewaschen einem strengen Protokoll folgen. Ein kurzes Abspülen unter Wasser reicht nicht aus, um Krankheitserreger zu beseitigen.

1. **Befeuchten Sie Ihre Hände** mit lauwarmem Wasser, da zu heißes Wasser die Haut schädigen und Hautrisse begünstigen kann, wodurch Bereiche entstehen, die für die Ansiedlung von Bakterien günstig sind.
2. **Tragen Sie Seife** oder eine antiseptische Lösung **auf** und **reiben Sie Ihre Hände** mindestens 20-30 Sekunden lang, wobei Sie darauf achten sollten, dass Sie alle Bereiche der Hände reinigen: Handflächen, Handrücken, zwischen den Fingern, unter den Fingernägeln und an den Handgelenken.
3. **Spülen** Sie unter fließendem Wasser **gründlich nach**, um Seifenreste und Keime zu entfernen.
4. **Trocknen** Sie **die Hände** mit einem sauberen Handtuch oder einem Einweghandtuch **ab**. Nasse Hände machen es Keimen leichter, sich zu vermehren, daher ist es wichtig, sie gut abzutrocknen.
5. **Schließen Sie den** Wasserhahn mit einem sauberen Handtuch, um eine erneute Kontamination der Hände mit potenziell verunreinigten Oberflächen zu vermeiden.

Wann sollte man sich die Hände waschen?

Händewaschen ist an mehreren kritischen Punkten notwendig, um die Übertragungskette von Infektionen zu unterbrechen :

- **Bevor** Sie einen Patienten berühren oder eine Pflegemaßnahme beginnen.

- **Nach** dem Kontakt mit einem Patienten oder mit kontaminiertem Material (wie Verbänden, Kathetern oder Pflegeausrüstung).
- **Nach dem** Umgang mit potenziell kontaminierten medizinischen Abfällen, Oberflächen oder Geräten.
- **Vor** und **nach dem** Anziehen von Handschuhen, denn Handschuhe ersetzen das Händewaschen nicht, sondern ergänzen es.

Tragen von Handschuhen: ein zusätzlicher Schutz

Das **Tragen von Handschuhen** ist eine persönliche Schutzmaßnahme, die bei der Infektionsprävention in Krankenhäusern eine entscheidende Rolle spielt. Handschuhe schaffen eine physische Barriere zwischen den Händen der Pflegekraft und den Krankheitserregern und schützen so sowohl den Patienten als auch die Pflegekraft.

Warum sollte man Handschuhe tragen?

Handschuhe sind unerlässlich, um den direkten Kontakt mit Blut, Körpersekreten, Wunden und kontaminierten Oberflächen zu vermeiden und so das Risiko einer Kreuzübertragung von Infektionen zu verringern. Sie sind besonders wichtig in Hochrisikobereichen wie Intensivstationen oder Verbrennungsstationen, wo die Patienten extrem infektionsanfällig sind.

- **Schutz des Patienten** : Das Tragen von Handschuhen schützt die Patienten vor einer Ansteckung mit Keimen, die sich auf den Händen des Pflegepersonals befinden.
- **Schutz des Pflegepersonals** : Handschuhe schützen auch das Pflegepersonal vor einer versehentlichen Exposition mit Körperflüssigkeiten oder Infektionserregern, insbesondere bei invasiver Pflege oder chirurgischen Eingriffen.

Wann sollte man Handschuhe tragen?

Das Tragen von Handschuhen ist in verschiedenen Situationen notwendig, sollte aber das Händewaschen nicht ersetzen. Ziehen Sie unbedingt saubere Handschuhe an, bevor Sie in Kontakt mit :

- Offene Wunden oder invasive Geräte (wie Katheter, Sonden).
- Blut oder andere Körperflüssigkeiten.
- Kontaminierte Flächen oder Gegenstände, insbesondere beim Wechseln von Verbänden oder beim Umgang mit verschmutztem Material.

Gute Praktiken für das Tragen von Handschuhen

Handschuhe müssen richtig verwendet werden, um wirksam zu sein :

1. **Vor dem Anziehen der Handschuhe immer die Hände waschen** : Handschuhe sind keine Alternative zum Händewaschen. Keime, die sich auf schlecht gewaschenen Händen befinden, können auf die Handschuhe übertragen werden.
2. **Wechseln Sie die Handschuhe zwischen den Patienten** und bei jeder neuen Aufgabe, **die** mit Körperflüssigkeiten zu tun hat, um Kreuzübertragungen zu vermeiden.
3. **Verwenden** Sie Einweghandschuhe **nie wieder**, auch wenn sie in gutem Zustand zu sein scheinen. Ihre Wiederverwendung erhöht das Risiko einer Ansteckung.
4. **Handschuhe vorsichtig** ausziehen: Man sollte die Handschuhe ausziehen und dabei vermeiden, die kontaminierte Außenfläche zu berühren, und sich nach dem Ausziehen der Handschuhe sofort die Hände waschen.

Persönliche Schutzausrüstung (PSA): eine wesentliche Barriere

Persönliche Schutzausrüstungen (PSA) wie Kittel, Masken, Brillen und Visiere spielen eine zentrale Rolle bei der Infektionsprävention, da sie sowohl das Pflegepersonal als auch die Patienten vor Ansteckung schützen. Diese Ausrüstungsgegenstände bilden eine physische Barriere gegen Infektionserreger, sei es durch direkten Kontakt oder durch Einatmen.

Wann sollte man PSA benutzen?

PSA werden in bestimmten Situationen eingesetzt, in denen das Risiko einer Exposition gegenüber Krankheitserregern hoch ist :

- **Kittel und Überkittel**: Sie werden getragen, um die Kleidung und die Haut des Pflegepersonals zu schützen, wenn die Gefahr besteht, dass Körperflüssigkeiten verspritzt werden oder kontaminierte Oberflächen berührt werden, z. B. bei der Intensivpflege oder beim Verbandswechsel auf infizierten Wunden.
- **OP- und Atemmasken**: OP-Masken schützen vor der Verbreitung von Tröpfchen beim Husten oder Niesen, während Atemmasken (wie FFP2-Masken) zum Schutz vor dem Einatmen potenziell infektiöser Aerosole verwendet werden, z. B. bei Tuberkulose oder COVID-19.
- **Schutzbrillen und Visiere**: Sie werden verwendet, um Augen und Gesicht vor verspritzten Körperflüssigkeiten zu schützen, insbesondere bei chirurgischen Eingriffen oder Pflegemaßnahmen, bei denen die Gefahr von Spritzern besteht.

Bedeutung der richtigen Verwendung von PSA

PSA ist nur dann wirksam, wenn sie korrekt verwendet wird. Bei unsachgemäßer Verwendung kann es zu Kontaminationen kommen, die die Sicherheit der Pflegekraft und des Patienten gefährden.

- **An- und Ablegen der PSA in der richtigen Reihenfolge**: Es ist wichtig, die PSA anzulegen, bevor man mit einem Patienten oder einer kontaminierten Umgebung in Kontakt kommt, und sie nach jeder Pflege sorgfältig auszuziehen, wobei eine bestimmte Reihenfolge einzuhalten ist, um zu vermeiden, dass kontaminierte Teile berührt werden.
- **Einweg-PSA nicht wiederverwenden**: Wie Handschuhe müssen auch Einwegmasken, -kittel und -brillen nach jedem Gebrauch entsorgt werden. Ihre Wiederverwendung könnte dazu führen, dass Krankheitserreger von einem Patienten auf einen anderen oder von einer Oberfläche auf eine andere übertragen werden.

Bedeutung der Kontrolle der PSA

Die regelmäßige Kontrolle der PSA ist entscheidend, um sicherzustellen, dass sie in gutem Zustand ist und den Schutzstandards entspricht. Masken sollten ausgetauscht werden, wenn sie feucht sind, Kittel sollten nach jedem Gebrauch entsorgt werden, und wiederverwendbare Brillen oder Visiere sollten zwischen jedem Gebrauch desinfiziert werden.

- Verwaltung der Isolation von immunsupprimierten Patienten

Das **Isolationsmanagement für immunsupprimierte Patienten** ist eine entscheidende Maßnahme in Gesundheitseinrichtungen, um diese besonders gefährdeten Patienten vor nosokomialen und gemeinschaftlichen Infektionen zu schützen. Immunsupprimierte Patienten, wie z. B. Patienten, die sich einer Chemotherapie unterziehen, Organtransplantierte oder Verbrennungsopfer, haben ein geschwächtes Immunsystem, das sie daran hindert, Krankheitserreger wirksam zu bekämpfen. In diesem Zusammenhang stellt die Isolation nicht nur eine physische Barriere dar, sondern auch eine Reihe strenger Praktiken und Pflegemaßnahmen, **die das Infektionsrisiko verringern** und gleichzeitig die **psychische Integrität** des Patienten bewahren sollen.

Warum ist Isolation bei immunsupprimierten Patienten notwendig?

Immunsuppression bezeichnet eine Schwächung oder Unterdrückung der Immunantwort des Körpers. Dies kann durch zugrunde liegende Krankheiten, medizinische Behandlungen (wie Chemotherapie oder Immunsuppressiva) oder spezielle Bedingungen wie schwere Verbrennungen verursacht werden. Immunsupprimierte Patienten sind extrem anfällig für Infektionen, die weitaus schlimmere Folgen haben können als bei gesunden Personen.

Erhöhtes Risiko von Infektionen

Für einen immungeschwächten Patienten können sich Infektionen, die bei einem gesunden Menschen vielleicht harmlos sind (wie eine einfache Erkältung), zu **schweren** und potenziell lebensbedrohlichen **Infektionen** entwickeln. Keime, die in der Krankenhausumgebung vorkommen, wie multiresistente Bakterien, Pilze oder Viren, stellen eine große Bedrohung dar. Diese Infektionen, die häufig über die Luft, durch direkten Kontakt oder über invasive medizinische Geräte erworben werden, sind die wichtigsten Komplikationen, die es bei immungeschwächten Patienten zu vermeiden gilt.

Vor Infektionsquellen schützen

Das Ziel der Isolierung von immungeschwächten Patienten ist es, **den Kontakt** mit potenziellen Krankheitserregern **zu verringern,** sei es durch Pflegepersonal, andere Patienten oder Besucher. Durch die Isolierung wird eine kontrollierte Umgebung geschaffen, in der das Risiko einer Ansteckung minimiert wird.

Die verschiedenen Arten der Isolation bei immunsupprimierten Patienten

Je nach dem Grad der Immunsuppression des Patienten und seinen spezifischen Bedürfnissen können verschiedene Arten der **Schutzisolierung** eingesetzt werden, um eine optimale Sicherheit zu gewährleisten. Bei der Isolierung geht es nicht nur um die physische Absonderung, sondern um ein **sorgfältiges Management** der Umgebung des Patienten, der Pflegepraktiken und der Interaktionen mit Personal und Besuchern.

Strenge Schutzisolierung

Die **strenge Schutzisolierung** ist für extrem immungeschwächte Patienten gedacht, z. B. für Knochenmarktransplantierte oder Leukämiepatienten nach intensiver Chemotherapie. Dabei handelt es sich um eine Isolierung in einem Einzelzimmer mit sehr strengen Hygienemaßnahmen.

- **Einzelzimmer**: Der Patient wird in einem separaten Zimmer **untergebracht**, das mit einem **Luftfiltersystem**(oft mit Überdruck) ausgestattet ist, um die Zirkulation von Keimen aus anderen Teilen des Krankenhauses zu verhindern. Das Zimmer wird regelmäßig desinfiziert, um das Vorhandensein von Mikroorganismen zu minimieren.
- **Strikte Begrenzung der Kontakte** : Besucher sind in der Regel eingeschränkt, und das Pflegepersonal muss strenge Hygienemaßnahmen einhalten, wie z. B. die **Verwendung von persönlicher Schutzausrüstung (PSA)** (Masken, Kittel, Handschuhe), bevor es das Zimmer betritt. Das Pflegepersonal muss sich außerdem vor und nach jedem Patientenkontakt die Hände waschen, und Gegenstände,

die in das Zimmer gelangen, müssen desinfiziert oder steril sein.

Teilweise oder mäßige Isolation

In manchen Fällen kann eine **mäßige Isolierung** ausreichend sein, z. B. bei Patienten mit einer weniger schweren oder vorübergehenden Immunsuppression. Der Patient wird in einem Einzelzimmer isoliert, die Schutzmaßnahmen werden jedoch entsprechend den spezifischen Risiken angepasst.

- **Kontrollierte Besuche** : Besuche können erlaubt sein, werden aber streng kontrolliert. Besucher müssen sich die Hände waschen, eine Maske und manchmal einen Kittel tragen. Der Körperkontakt wird eingeschränkt, um die Übertragung von Infektionen zu verhindern.
- **Vorsichtsmaßnahmen je** nach **Zustand des Patienten**: Je nach Grad der Immunsuppression können zusätzliche Vorsichtsmaßnahmen ergriffen werden, z. B. die Vermeidung bestimmter roher Lebensmittel oder die Verwendung steriler Materialien bei der Pflege.

Die wichtigsten Hygienemaßnahmen in der Isolation

Das Isolationsmanagement bei immunsupprimierten Patienten beruht auf einer **Reihe von** strengen **Hygienepraktiken**, die darauf abzielen, die Exposition gegenüber Infektionserregern so weit wie möglich zu reduzieren. Diese Praktiken gelten nicht nur für das Pflegepersonal, sondern auch für Besucher und Angehörige des Patienten.

Handhygiene und Desinfektion

Das **Händewaschen** ist die erste und wichtigste Maßnahme zur Vermeidung von Infektionen bei isolierten Patienten. Sowohl das Pflegepersonal als auch Besucher müssen sich die Hände mit einer antiseptischen Seife oder einer hydroalkoholischen Lösung waschen, bevor sie mit dem Patienten oder seiner Umgebung in Berührung kommen. Dies sollte systematisch **vor dem Betreten** und **Verlassen des Zimmers** geschehen.

- **Oberflächendesinfektion**: Das Patientenzimmer sollte regelmäßig desinfiziert werden, insbesondere häufig berührte Oberflächen wie Türklinken, Nachttische oder medizinische Geräte. Alle im Zimmer verwendeten Materialien müssen nach jedem Gebrauch desinfiziert werden, um eine Kreuzkontamination zu vermeiden.

Tragen von persönlicher Schutzausrüstung (PSA)

Pflegepersonal und Besucher müssen **Masken**, **Kittel** und **Handschuhe** tragen, wenn sie mit immunsupprimierten Patienten in Kontakt kommen. Mit dieser PSA kann die Übertragung von Keimen durch direkten Kontakt oder über Aerosole verhindert werden.

- **Masken**: Das Tragen von chirurgischen Masken ist für das Pflegepersonal und Besucher oft vorgeschrieben, um den Patienten vor Atemwegsinfektionen zu schützen, die durch Tröpfchen beim Sprechen, Husten oder Niesen übertragen werden könnten.
- **Kittel und Handschuhe** : Sterile Handschuhe sind bei allen Pflegemaßnahmen, die einen direkten Kontakt mit dem Patienten oder mit Medizinprodukten beinhalten, unerlässlich. Kittel schützen die Kleidung von Pflegekräften und Besuchern vor versehentlicher Kontamination.

Abfall- und Materialmanagement

Das Material, das für die Pflege von Patienten in Isolationshaft verwendet wird, muss sorgfältig verwaltet werden, um das Risiko einer Kontamination zu vermeiden. Einweggegenstände wie Spritzen, Verbände oder Katheter sollten nach Gebrauch in sicheren Behältern entsorgt werden.

- **Medizinische Abfallentsorgung**: Alle medizinischen Abfälle müssen in **speziellen Behältern für** kontaminierte Gegenstände entsorgt werden, die dann gemäß den strengen Protokollen der Krankenhausabfallentsorgung entsorgt werden.
- **Dedizierte Ausrüstung** : In manchen Fällen werden dedizierte medizinische Geräte (wie Thermometer oder Blutdruckmessgeräte) nur für den isolierten Patienten verwendet, um eine Kreuzübertragung auf andere Patienten zu verhindern.

Ein Gleichgewicht zwischen Isolation und psychologischem Wohlbefinden aufrechterhalten

Obwohl Isolation zum Schutz von immungeschwächten Patienten unerlässlich ist, kann sie auch negative **psychologische Auswirkungen** haben. Längere Isolation kann zu Gefühlen von **Einsamkeit**, **Angst** und **Depression** führen. Aus diesem Grund ist es wichtig, ein Gleichgewicht zwischen dem Schutz des Patienten und der Aufrechterhaltung seines psychischen Wohlbefindens zu finden.

Vermeidung von sozialer Isolation

Körperliche Isolation darf nicht **soziale Isolation** bedeuten. Es ist wichtig, dass immungeschwächte Patienten den **Kontakt zu ihren Angehörigen** aufrechterhalten können, auch wenn diese Besuche betreut werden müssen. Wenn persönliche Besuche nur eingeschränkt möglich sind, sollten andere Formen der Kommunikation wie Video- oder Telefonanrufe gefördert werden, die dazu beitragen, das Gefühl der Isolation zu mildern.

- **Virtuelle Interaktionen fördern**: Der Einsatz von Technologie wie Tablets oder Laptops kann es Patienten ermöglichen, mit ihren Angehörigen in Kontakt zu bleiben, ohne das Risiko von Infektionen einzugehen.

Psychologische Unterstützung

Immunsupprimierte Patienten in Isolationshaft können **psychologische Unterstützung** erhalten, die ihnen hilft, mit dem Stress und den Ängsten umzugehen, die mit ihrem Gesundheitszustand und der Isolation verbunden sind. Psychologen oder ausgebildete Pflegekräfte können sie begleiten und ihnen einen Raum bieten, in dem sie ihre Ängste und Gefühle ausdrücken können.

- **Dialog fördern**: Es ist wichtig, dass sich das Pflegepersonal die Zeit nimmt, den Patienten zuzuhören und ihre Fragen zu beantworten, warum sie isoliert sind und welche Maßnahmen zu ihrem Schutz ergriffen werden. Ein offener Dialog kann dazu beitragen, Ängste abzubauen und die Kooperation des Patienten zu stärken.

Überwachung von Infektionszeichen

- Rötung, Hitze, Fieber: Frühes Erkennen von Anzeichen

Das Erkennen von frühen Anzeichen einer Infektion oder Entzündung, wie Rötung, Hitze und Fieber, ist eine grundlegende Fähigkeit in der Pflegepraxis. Diese klinischen Anzeichen mögen zwar auf den ersten Blick harmlos erscheinen, sind aber oft die ersten Indikatoren für eine **Entzündungsreaktion** oder eine **zugrunde liegende Infektion**, und ihre frühzeitige Erkennung kann entscheidend sein, um schwerwiegende Komplikationen zu vermeiden. Für Pflegekräfte ist die Fähigkeit, diese Symptome zu erkennen und zu interpretieren, von entscheidender Bedeutung, um schnell eingreifen, die Pflege anpassen und, falls nötig, medizinische Teams zur angemessenen Behandlung alarmieren zu können.

Rötung: erstes Anzeichen für eine lokale Entzündung

Die **Rötung** ist eines der klassischen Anzeichen einer Entzündung, die entsteht, wenn das Gewebe auf einen Angriff reagiert. Diese Reaktion ist häufig auf eine erhöhte Durchblutung des betroffenen Bereichs zurückzuführen. Dies ist ein natürlicher Abwehrmechanismus des Körpers, um Infektionen zu bekämpfen oder beschädigtes Gewebe zu reparieren.

Ursprünge der Rötung

Die Rötung, auch **Erythem** genannt, kann verschiedene Ursachen haben, wird aber meist mit einer lokalen Entzündungsreaktion oder einer Infektion in Verbindung gebracht. Im medizinischen Kontext kann die Rötung um eine Operationswunde, auf einer verbrannten Hautstelle oder um eine Injektions- oder Katheterstelle herum auftreten.

- **Entzündungsreaktion**: Die Rötung entsteht durch eine **Gefäßerweiterung** der Blutgefäße unter der Haut, wodurch mehr weiße Blutkörperchen und Nährstoffe in den betroffenen Bereich gelangen, um eine Infektion zu bekämpfen oder die Wundheilung zu unterstützen.
- **Rötung um eine Wunde herum**: Wenn eine Wunde oder eine Verbrennung plötzlich rot wird oder sich die Rötung über den Verletzungsbereich hinaus ausbreitet, kann dies auf eine **lokale Infektion** hindeuten. Es ist wichtig, die Entwicklung dieser Rötung genau zu beobachten, da sich eine Infektion, die nicht schnell behandelt wird, auf das umliegende Gewebe ausbreiten und Komplikationen wie Zellulitis oder Abszesse verursachen kann.

Wann ist die Rötung besorgniserregend?

Eine Rötung ist nicht immer gleichbedeutend mit einer Infektion. Beispielsweise ist es nach einer Operation oder einem Trauma normal, in den ersten Phasen der Wundheilung eine Rötung um den behandelten Bereich herum zu beobachten. Einige Merkmale der Rötung sollten jedoch alarmierend sein:

- **Zunehmende Rötung** : Eine Rötung, die sich über den ursprünglich betroffenen Bereich hinaus ausbreitet, kann ein Anzeichen für eine Infektion sein, die sofortige Aufmerksamkeit erfordert.
- **Rötung in Verbindung mit anderen Anzeichen einer Infektion**: Wenn die Rötung mit Wärme, Schwellung, Schmerzen oder Nässen der Wunde einhergeht, erhöht dies den Verdacht auf eine lokale Infektion.

Hitze: ein weiteres Anzeichen für eine Entzündung

Wärme ist ein weiteres klassisches Anzeichen für eine lokale Entzündung, die durch einen erhöhten Blutfluss und eine Erweiterung der Gefäße in dem betroffenen Bereich verursacht wird. Sie kann oft schon gespürt werden, bevor andere, deutlichere Anzeichen einer Infektion auftreten.

Warum tritt Hitze auf?

Wenn ein Teil des Körpers angegriffen wird, z. B. durch eine Verletzung oder eine Infektion, reagiert das Immunsystem, indem es die Blutzufuhr zu dem betroffenen Bereich erhöht. Dadurch können sich weiße Blutkörperchen, Antikörper und Nährstoffe auf die Stelle konzentrieren, um Krankheitserreger zu bekämpfen oder die Reparatur des Gewebes zu fördern.

- **Lokale Entzündung**: Die Hitze ist eine Folge der erhöhten Durchblutung und Zellaktivität in der betroffenen Region. Sie ist in der Regel um die Stelle der Verletzung oder Wunde herum lokalisiert.
- **Begleitende Anzeichen**: Wie die Rötung wird auch die Hitze oft von **Schmerzen** und **Schwellungen** begleitet. Wenn keine Infektion vorliegt, kann sie auch als Teil des normalen Heilungsprozesses auftreten, sollte aber genau beobachtet werden, da sie auch ein Indikator für eine

Infektion sein kann, wenn sie länger anhält oder stärker wird.

Wann wird Hitze zu einem Anzeichen für eine Infektion?

Das Vorhandensein von Hitze ist besorgniserregend, wenn :

- **Sie intensiviert sich** oder breitet sich über den ursprünglichen Wundbereich hinaus aus.
- **Sie ist mit anderen Anzeichen verbunden**, wie z. B. Rötung, eitriger Ausfluss oder zunehmende Schmerzen.
- **Sie bleibt auch lange nach der anfänglichen Heilungsphase bestehen** und deutet auf eine Infektion oder chronische Entzündung hin, die eine medizinische Intervention erfordert.

Fieber: ein systemisches Signal für eine Infektion

Fieber ist eines der wichtigsten Anzeichen, auf die man bei einem Patienten achten sollte. Im Gegensatz zu Rötung und Hitze, die lokal begrenzte Symptome sind, ist Fieber eine systemische Reaktion des Körpers auf eine Infektion oder eine allgemeine Entzündung. Es zeigt an, dass der Körper versucht, **eine Infektion zu bekämpfen**, indem er seine Temperatur erhöht, um ein ungünstiges Umfeld für pathogene Mikroorganismen zu schaffen.

Was ist Fieber?

Fieber wird als Anstieg der Körpertemperatur über 38 °C definiert. Es ist ein **natürlicher Abwehrmechanismus**, der das Immunsystem stimuliert und dabei hilft, die Vermehrung von Infektionserregern wie Bakterien und Viren einzudämmen.

- **Immunantwort**: Wenn sich eine Infektion oder Entzündung im Körper ausbreitet, lösen die von den weißen Blutkörperchen freigesetzten Substanzen (wie Zytokine) einen Anstieg der Körpertemperatur aus.

- **Assoziierte Zeichen** : Fieber kann mit **Schüttelfrost**, Schweißausbrüchen, **Kopfschmerzen**, **Müdigkeit** und einem **beschleunigten Herzschlag** einhergehen. Diese Anzeichen deuten oft auf eine generalisierte Infektion hin, die ärztlich abgeklärt werden muss.

Fieber und Infektion: Wann sollte man sich Sorgen machen?

Fieber sollte immer genau beobachtet werden, vor allem bei gefährdeten oder immungeschwächten Patienten, wie z. B. Verbrennungsopfern, älteren Menschen oder Patienten, die eine Chemotherapie erhalten. Es ist besonders besorgniserregend, wenn :

- **Sie wird von Schüttelfrost** oder starkem Schwitzen **begleitet**, was auf eine starke Immunreaktion hinweist.
- **Sie übersteigt 39 °C**, was auf eine schwere Infektion oder eine systemische Entzündung hindeuten kann, die dringend behandelt werden muss.
- **Sie hält** trotz anfänglicher Behandlung **länger als 48 Stunden an,** ohne dass eine Besserung eintritt. Eine unkontrollierte Infektion kann zu schwerwiegenden Komplikationen wie einer Sepsis führen.

Frühe Anzeichen interpretieren: Rötung, Hitze und Fieber

Das Auftreten von **Rötung**, **Hitze** und **Fieber** muss als Ganzes interpretiert werden, um eine sich entwickelnde Infektion oder Entzündung frühzeitig zu erkennen. Diese Anzeichen, auch wenn sie bei manchen lokal begrenzt und bei anderen generalisiert sind, sind oft die ersten Indikatoren dafür, dass ein Krankheitsprozess im Gange ist. Das Pflegepersonal muss in der Lage sein, diese Symptome frühzeitig zu erkennen, um schwerwiegende Komplikationen, insbesondere bei gefährdeten Patienten, zu verhindern.

Schnelles Handeln bei frühen Anzeichen

Die Früherkennung dieser Anzeichen hilft, **eine** Verschlimmerung von Infektionen oder Entzündungen zu **verhindern** und die Behandlung schnell anzupassen. Wenn eine Rötung größer wird, sich eine anhaltende Hitze entwickelt oder Fieber auftritt, sollte die Pflegekraft :

- **Informieren Sie sofort das medizinische Team**, damit eine gründliche Untersuchung durchgeführt werden kann.
- **Beobachten Sie die Entwicklung der Anzeichen** in den folgenden Stunden und passen Sie die Pflege entsprechend an.
- **Ergreifen** Sie **zusätzliche Vorsichtsmaßnahmen**, um die Ausbreitung einer Infektion zu verhindern (Isolierung des Patienten, verstärkte Hygienemaßnahmen usw.).

- Probenahmetechniken für bakteriologische Analysen Probenahmetechniken **für bakteriologische Analysen** sind grundlegende Verfahren in Krankenhäusern und medizinischen Einrichtungen, die darauf abzielen, Mikroorganismen zu identifizieren, die für Infektionen verantwortlich sind. Durch die Entnahme von Proben aus verschiedenen Bereichen des Körpers (Haut, Schleimhäute, Körperflüssigkeiten) werden Proben gewonnen, die im Labor auf Bakterien, Viren, Pilze und andere Krankheitserreger untersucht werden. Eine korrekte Probenentnahme unter Einhaltung strenger aseptischer Bedingungen ist entscheidend, um zuverlässige Ergebnisse zu erhalten und die Wahl der Behandlung zu lenken.

Die Bedeutung der bakteriologischen Probe bei der Diagnose

Bakteriologische Proben sind für die **genaue Diagnose** einer Infektion von entscheidender Bedeutung, insbesondere bei wiederkehrenden, schweren oder behandlungsresistenten

Infektionen. Mit diesen Untersuchungen kann nicht nur das **Vorhandensein eines Infektionserregers**, sondern auch seine Empfindlichkeit gegenüber Antibiotika festgestellt werden. Dies ist entscheidend für die Wahl der wirksamsten Behandlung und die Eindämmung von Resistenzen gegen antimikrobielle Mittel.

Ziele der bakteriologischen Probenahme

Bakteriologische Analysen werden in vielen klinischen Kontexten eingesetzt, u. a. :

- **Den** für eine Infektion verantwortlichen **Krankheitserreger** (Bakterium, Virus, Pilz) **identifizieren.**
- **Beurteilen** Sie **die Resistenz gegen Antibiotika**, um die Behandlung anzupassen.
- **Überwachen Sie eine Infektion während der Behandlung**, insbesondere bei einem Therapieversagen oder einem Rückfall.
- **Bestätigung der Sterilität eines Bereichs** nach einem chirurgischen Eingriff oder im Rahmen der Intensivpflege.

Arten der bakteriologischen Probenahme

Bakteriologische Proben können je nach vermuteter Infektion von verschiedenen Arten von Körperproben entnommen werden. Bei jeder Entnahmetechnik müssen strenge aseptische Regeln eingehalten werden, um eine Kontamination der Probe zu vermeiden, die die Analyseergebnisse verfälschen könnte.

Oberflächenproben: Haut- oder Schleimhautabstriche

Der **Abstrich** ist eine häufig verwendete Technik zur Entnahme von Proben von Körperoberflächen wie Haut, Schleimhäuten (Nase, Rachen, Vagina) oder Wunden. Diese Art der Probenentnahme wird häufig zur Diagnose von Hautinfektionen, Atemwegsinfektionen (wie Angina oder Sinusitis) oder Vaginalinfektionen verwendet.

213

- Abstrichtupfertechnik: Die Probe wird mit einem **sterilen Abstrichtupfer**, der wie ein langes Wattestäbchen aussieht, entnommen. Der Tupfer wird vorsichtig über den betroffenen Bereich (Wunde, Hals, Nasenloch usw.) gerieben, um Sekrete oder Bakterien, die sich auf der Oberfläche befinden, zu sammeln.
- **Vorsichtsmaßnahmen**: Es ist sehr wichtig, dass Sie bei der Entnahme keine anderen Oberflächen berühren, um eine Kontamination der Probe zu vermeiden. Der Abstrich wird dann in ein **steriles Transportmedium** gelegt und ins Labor gebracht, wo er kultiviert wird, um die vorhandenen Bakterien zu identifizieren.

Entnahme von Flüssigkeiten: Blut, Urin, Sputum

Die Entnahme von **Körperflüssigkeiten** wie Blut, Urin oder Sputum (Auswurf) ist eine gängige Methode, um auf systemische oder lokal begrenzte Infektionen wie Harnwegsinfektionen, Lungenentzündungen oder Sepsis zu untersuchen.

1. **Blutentnahme** :

   - Die **Blutentnahme** ist unerlässlich, um systemische Infektionen wie eine Sepsis zu diagnostizieren oder um das Blut auf Bakterien zu untersuchen (Bakteriämie). Das Blut wird durch Venenpunktion in sterile Blutkulturflaschen entnommen.
   - **Strenge Asepsis**: Es ist entscheidend, die Haut vor der Probenentnahme zu desinfizieren, um zu verhindern, dass Hautbakterien in die Probe gelangen.
   - Nach der Entnahme wird das Blut in Kulturen angelegt, um das Wachstum von Bakterien oder anderen Mikroorganismen nachzuweisen.

2. Urinprobe :

- ° Die Urinprobe wird zur Untersuchung auf Harnwegsinfektionen wie Zystitis oder Pyelonephritis verwendet. Der Urin wird in der Regel durch **direktes Urinieren** gesammelt, nachdem die Genitalien gründlich desinfiziert wurden.
- ° **Entnahme im Mittelstrahl**: Es ist wichtig, den Urin im "Mittelstrahl" zu sammeln (d. h. nachdem der erste Urinstrahl entfernt wurde), um die Kontamination mit Bakterien auf der Oberfläche der Haut oder der äußeren Genitalien zu minimieren.

3. Sputumproben :

- ° Das Sputum (Auswurf) wird analysiert, um Infektionen der Lunge oder der Bronchien, wie z. B. Lungenentzündung, zu diagnostizieren. Der Patient wird aufgefordert, in einen sterilen Behälter zu **spucken**, nachdem er einen tiefen Husten erzeugt hat, um Schleim aus den unteren Atemwegen zu sammeln.
- ° Es ist sehr wichtig, dass die Probe tatsächlich aus den Bronchien stammt und nicht aus Speichel oder Mundsekret, um eine Kontamination zu vermeiden, die das Ergebnis verfälschen würde.

Entnahme von sterilen Körperflüssigkeiten: Punktionen

In einigen Fällen können invasivere Probenentnahmen erforderlich sein, um **sterile** Proben von **Körperflüssigkeiten** zu erhalten, wie z. B. Gehirn- und Rückenmarksflüssigkeit (Liquor), Pleuraflüssigkeit oder Synovialflüssigkeit (Gelenkflüssigkeit). Diese Proben sind wichtig, um schwere Infektionen wie Meningitis oder Peritonitis zu diagnostizieren.

1. **Lumbalpunktion** (**Gehirn-** und Rückenmarksflüssigkeit) :

   ○ Die **Lumbalpunktion** wird zur Entnahme von Gehirn- und Rückenmarksflüssigkeit (Liquor) und zur Diagnose von Infektionen des zentralen Nervensystems, wie z. B. Meningitis, durchgeführt. Diese Entnahme wird unter streng aseptischen Bedingungen durchgeführt, indem eine Nadel in die Wirbelsäule eingeführt wird, um die Flüssigkeit in einem sterilen Röhrchen aufzufangen.

2. **Pleurapunktion (Pleuraflüssigkeit)** :

   ○ Die **Entnahme von Pleuraflüssigkeit**, die sich zwischen der Lunge und der Brustwand befindet, wird zur Diagnose von Infektionen wie z. B. einer Pleuritis verwendet. Unter aseptischen Bedingungen wird eine Nadel in die Pleurahöhle eingeführt, um die Flüssigkeit zu sammeln.

3. **Gelenkpunktion (Synovialflüssigkeit)** :

   ○ Die Synovialflüssigkeit, die sich in den Gelenken befindet, wird entnommen, um nach einer Gelenkinfektion (septische Arthritis) zu suchen. Unter sterilen Bedingungen wird eine Punktion durchgeführt, um die Probe direkt aus dem entzündeten Gelenk zu entnehmen.

Vorsichtsmaßnahmen und aseptische Techniken bei der Probenentnahme

Um zuverlässige Analyseergebnisse zu gewährleisten, müssen bei jeder Probenahme strenge **aseptische** Maßnahmen eingehalten werden. So wird eine **Kontamination** der Probe vermieden, die die Ergebnisse verfälschen und zu Fehldiagnosen führen könnte.

Handhygiene und Verwendung von Handschuhen

Vor jeder Probenahme muss sich der Pfleger **gründlich die Hände waschen** und **sterile Handschuhe** tragen. Dadurch wird verhindert, dass Keime auf der Haut des Pflegers die Probe kontaminieren, wodurch die Reinheit und Gültigkeit der Probe für die bakteriologische Analyse gewährleistet wird.

Desinfektion der Entnahmestelle

Die Entnahmestelle (Haut, Schleimhäute, Einstichstelle) muss sorgfältig mit einer antiseptischen Lösung (wie Chlorhexidin oder Jodalkohol) desinfiziert werden, bevor eine Nadel oder ein Tupfer eingeführt wird. Durch diese Desinfektion werden Keime auf der Haut- oder Schleimhautoberfläche abgetötet und es wird verhindert, dass sie die Probe kontaminieren oder in den Körper gelangen.

Verwendung von sterilem Material

Alle für die Probenentnahme verwendeten Materialien müssen **steril** und für den einmaligen Gebrauch bestimmt sein, einschließlich Nadeln, Spritzen, Kulturflaschen und Abstrichtupfer. Nach Gebrauch muss dieses Material gemäß den Verfahren für die Entsorgung von medizinischem Abfall entsorgt werden.

Senden der Proben an das Labor

Nach der Entnahme von Proben müssen diese schnell in geeigneten **sterilen Behältern** zum Labor transportiert werden. Einige Proben, wie z. B. Urin, müssen möglicherweise bei Raumtemperatur transportiert werden, während andere, wie z. B. Blut- oder Zerebrospinalproben, gekühlt werden müssen, um die Integrität der Bakterien zu bewahren und zuverlässige Ergebnisse zu erhalten.

- **Geeignete Transportmedien**: Einige Proben, wie z. B. Nasopharynx- oder Hautabstriche, werden in **spezielle Transportmedien** gelegt, die die Mikroorganismen auf dem Weg ins Labor konservieren.

- Verhinderung von Sepsis und systemischen Komplikationen

Die **Prävention von Sepsis** und **systemischen Komplikationen** stellt in der Medizin eine große Herausforderung dar, insbesondere auf Intensivstationen, bei immunsupprimierten Patienten oder bei Patienten mit schweren Erkrankungen. Eine Sepsis, auch Blutvergiftung genannt, ist eine schwere systemische Entzündungsreaktion des Körpers auf eine Infektion, die sich rasch zu einem **septischen Schock**, einer Multiorganfunktionsstörung, entwickeln und zum Tod führen kann. Sie ist ein medizinischer Notfall, der eine schnelle Behandlung und rigorose Präventivmaßnahmen erfordert, um ihr Auftreten und ihre Komplikationen zu verhindern.

Was ist eine Sepsis?

Eine **Sepsis** tritt auf, wenn der Körper übermäßig auf eine Infektion reagiert, die häufig bakteriell, aber auch viral oder durch Pilze verursacht ist. Sie ist das Ergebnis einer Infektion, die sich über das Blut ausbreitet und eine **allgemeine Entzündung** im ganzen Körper verursacht. Diese Reaktion kann so intensiv sein, dass sie die lebenswichtigen Funktionen der Organe stört, was zu einem systemischen Versagen führt.

Mechanismus der Sepsis

Wenn infektiöse Erreger wie Bakterien oder Toxine in den Blutkreislauf gelangen, reagiert das Immunsystem, um sie zu bekämpfen. Bei einer Sepsis wird diese Reaktion jedoch **übermäßig** und **dysfunktional**, was zu Kollateralschäden an Gewebe und Organen führt. Entzündungsfördernde Stoffe werden in großen Mengen freigesetzt, was zu einer allgemeinen Entzündung führt, die den Blutkreislauf stört, was wiederum zu :

- **Schwere Hypotonie**: Abfall des Blutdrucks aufgrund von Vasodilatation und Austritt von Flüssigkeit aus den Blutgefäßen in das Gewebe.
- **Organversagen**: Der Mangel an Sauerstoff und Nährstoffen für wichtige Organe wie Nieren, Leber, Herz und Lunge, was zu einem Multiorganversagen führt.

Risikofaktoren für eine Sepsis

Einige Bevölkerungsgruppen sind besonders anfällig für die Entwicklung einer Sepsis, darunter :

- **Immunsupprimierte Patienten** (Transplantate, Chemotherapie, HIV).
- **Ältere Menschen** oder Kleinkinder, deren Immunabwehr schwächer ist.
- **Patienten, die** mit nosokomialen Infektionen, invasiven Geräten (Harnkatheter, Katheter) oder chirurgischen Wunden **ins Krankenhaus eingeliefert wurden**.
- **Personen mit schweren Verbrennungen** oder schweren Traumata, die eine kompromittierte Hautbarriere aufweisen, wodurch Keime leichter in den Blutkreislauf gelangen können.

Warnzeichen einer Sepsis

Da sich eine Sepsis oft schnell entwickelt, ist es wichtig, die Anzeichen einer Sepsis frühzeitig zu erkennen, um eine Verschlimmerung zu verhindern. Die Symptome können variieren, aber einige klinische Anzeichen weisen auf eine laufende Sepsis hin :

- **Hohes Fieber** oder paradoxerweise **Hypothermie** (niedrige Körpertemperatur).

- **Tachykardie** (beschleunigter Herzschlag) und **Tachypnoe** (schnelle Atmung).
- **Niedriger Blutdruck**, oft resistent gegen Wiederbelebungsflüssigkeiten.
- **Veränderung des geistigen Zustands**, z. B. Verwirrung oder Desorientierung.
- **Oligurie** (verminderte Urinproduktion), ein Zeichen für eine frühe Nierenfunktionsstörung.

Diese Anzeichen sollten das Pflegepersonal alarmieren und zu einer sofortigen Behandlung veranlassen, da sich eine Sepsis schnell zu einem **septischen Schock** entwickeln kann, einem lebensbedrohlichen Notfall, der eine aggressive Behandlung erfordert.

Maßnahmen zur Verhinderung einer Sepsis

Die **Prävention** ist das Schlüsselelement, um den Ausbruch einer Sepsis zu verhindern und ihre systemischen Komplikationen zu begrenzen. Sie beruht auf einem konsequenten Infektions- und Pflegemanagement im Krankenhaus, aber auch auf der **Identifizierung von Risikofaktoren** und der kontinuierlichen Überwachung gefährdeter Patienten.

Verhütung von nosokomialen Infektionen

Nosokomiale Infektionen (**Infektionen**, die in Krankenhäusern erworben werden) sind eine der Hauptursachen für Sepsis. Durch eine wirksame Behandlung von nosokomialen Infektionen kann das Risiko einer Sepsis bei Krankenhauspatienten daher deutlich gesenkt werden.

- **Handhygiene**: Das Waschen der Hände vor und nach jedem Patientenkontakt ist die einfachste und wirksamste Maßnahme, um die Übertragung von Krankheitserregern zu verhindern. Alle Pflegekräfte und Besucher müssen diese Regel strikt einhalten.
- **Verwendung von invasiven Geräten** : Medizinische Geräte wie **Venenkatheter**, Harnwegskatheteroder

Intubationen müssen unter streng aseptischen Bedingungen gehandhabt werden. Es ist wichtig, die Verwendung dieser Geräte auf ein Minimum zu beschränken und sie zu entfernen, sobald sie nicht mehr benötigt werden.

- **Sterilisation und Desinfektion**: Chirurgische Instrumente, Verbände und jegliches Pflegematerial müssen steril sein, um eine Kontamination der Wunde oder der Operationsstelle zu vermeiden.

Frühzeitige Behandlung von lokalen Infektionen

Lokale Infektionen wie Haut-, Harnwegs- oder Lungeninfektionen können sich schnell ausbreiten und zu einer Sepsis führen, wenn sie nicht schnell behandelt werden. Es ist von entscheidender Bedeutung, diese Infektionen bei den ersten Anzeichen zu diagnostizieren und zu behandeln.

- **Überwachung von Anzeichen einer Infektion**: Das Pflegepersonal sollte bei Risikopatienten sorgfältig auf Symptome einer Infektion achten. Anzeichen wie Fieber, Rötung um eine Wunde herum oder Atembeschwerden sollten umgehend beurteilt werden.
- **Angemessene Antibiotikatherapie**: Sobald die Infektion diagnostiziert wurde, ist es entscheidend, eine gezielte Antibiotikatherapie einzuleiten, die auf die Ergebnisse der bakteriologischen Proben abgestimmt ist. Dadurch wird die Ausbreitung der Infektion eingedämmt und ein Fortschreiten zur Sepsis verhindert.

Management von Wunden und invasiven Geräten

Patienten mit offenen Wunden (postoperativ, schwere Verbrennungen) oder invasiven Vorrichtungen (Katheter, Sonden) sind besonders gefährdet, eine Sepsis zu erleiden. Der sorgfältige Umgang mit diesen Vorrichtungen und die Überwachung der Wundstellen sind entscheidend, um eine Infektion zu verhindern.

- **Regelmäßiges Wechseln der Verbände** : Verbände müssen häufig gewechselt werden, wobei strenge Sterilitätsprotokolle einzuhalten sind. Eine regelmäßige Überwachung des Wundzustands auf frühe Anzeichen einer Infektion ist erforderlich.
- **Aseptische Handhabung von Kathetern**: Venenkatheter müssen aseptisch gehandhabt werden, und die Stellenpflege sollte mit geeigneten Antiseptika durchgeführt werden, um eine Kontamination zu verhindern.

Impfung und Prophylaxe

In bestimmten Kontexten kann die **Impfung** eine Schlüsselrolle bei der Prävention von Sepsis spielen, insbesondere bei Infektionen mit hohem Risiko, wie Pneumokokken- oder Meningokokkeninfektionen. Die Impfung von Risikopatienten oder immungeschwächten Patienten ist ein wirksames Mittel zur Vorbeugung gegen Infektionen, die eine Sepsis auslösen können.

Überwachung von Risikopatienten

Patienten mit hohem Sepsisrisiko, wie z. B. Immunsupprimierte oder Patienten auf der Intensivstation, müssen kontinuierlich überwacht werden. Die Überwachung umfasst die regelmäßige Messung der Vitalzeichen (Temperatur, Blutdruck, Herzfrequenz) und biologische Tests, um eine fortschreitende Infektion frühzeitig zu erkennen.

- **Sepsis-Bewertungsscore**: Mithilfe von Überwachungssystemen wie dem **qSOFA** (Quick Sequential Organ Failure Assessment) kann der klinische Zustand von Patienten mit Sepsisrisiko genau überwacht werden. Dieser Score, der auf der Atemfrequenz, dem mentalen Zustand und dem Blutdruck basiert, hilft bei der schnellen Identifizierung von Patienten, bei denen eine Sepsis droht.

Schnelle Behandlung zur Vermeidung von systemischen Komplikationen

Die schnelle Behandlung der ersten Anzeichen einer Sepsis ist entscheidend, um **systemische Komplikationen** zu vermeiden, zu denen Multiorganversagen, ein septischer Schock und ein tödlicher Ausgang gehören können. Je früher eine Sepsis behandelt wird, desto besser sind die Chancen auf eine folgenlose Genesung.

Frühzeitige und gezielte Antibiotikabehandlung

Die schnelle Verabreichung von Antibiotika ist die erste Verteidigungslinie gegen eine Sepsis. Häufig werden Breitbandantibiotika als Notfallmaßnahme eingesetzt, die dann anhand der Ergebnisse der mikrobiologischen Kulturen angepasst werden, um den verursachenden Erreger gezielt zu bekämpfen.

- **Reanimationsflüssigkeiten**: Bei einer Sepsis oder einem septischen Schock ist eine Reanimation mit **intravenösen Lösungen** erforderlich, um den Blutdruck aufrechtzuerhalten und eine ausreichende Sauerstoffversorgung der lebenswichtigen Organe zu gewährleisten.

Unterstützung der Lebensfunktionen

Patienten mit fortgeschrittener Sepsis benötigen häufig **hämodynamische** und beatmungstechnische **Unterstützung**, um ihre lebenswichtigen Funktionen aufrechtzuerhalten. Intensive Maßnahmen wie die Verabreichung von Vasopressoren, eine assistierte Beatmung oder Dialyse können erforderlich sein, um Herz, Lunge und Nieren in der kritischen Phase zu unterstützen.

Überwachung in der Intensivpflege

Patienten mit Sepsis müssen auf der **Intensivstation** oder auf Stationen mit kontinuierlicher Überwachung betreut werden, damit die Vitalfunktionen ständig überwacht und die Behandlung in Echtzeit angepasst werden kann.

Druckgeschwüre und ihre Vorbeugung

• Regelmäßige Neupositionierung von Patienten: Protokolle
Die **regelmäßige Neupositionierung von Patienten** ist eine grundlegende Praxis in Krankenhäusern und Einrichtungen der Langzeitpflege. Sie ist besonders bei bettlägerigen oder in ihrer Mobilität eingeschränkten Patienten von entscheidender Bedeutung, um schwerwiegenden Komplikationen wie **Druckgeschwüren**, **Kontrakturen** und anderen Erkrankungen vorzubeugen, die mit längerer Immobilität verbunden sind. Diese grundlegende Pflege, die häufig von Pflegehilfskräften und Krankenschwestern durchgeführt wird, ist ein fester Bestandteil der Pflegeprotokolle, um **Komfort**, **Sicherheit** und **Wohlbefinden** der Patienten zu gewährleisten und gleichzeitig das Risiko von Komplikationen zu minimieren. Die Repositionierung sollte in regelmäßigen Abständen und mit geeigneten Techniken durchgeführt werden, um eine maximale Wirksamkeit zu gewährleisten und Verletzungen vorzubeugen.

Warum ist eine Neupositionierung entscheidend?

Eine Repositionierung ist unerlässlich, um die schädlichen Folgen einer längeren Immobilität bei Patienten zu vermeiden, die sich nicht selbst mobilisieren können, z. B. bei älteren Patienten, Patienten mit neurologischen Erkrankungen oder Patienten auf der Intensivstation. Wenn ein Patient zu lange in derselben Position verharrt, werden bestimmte Körperteile wie die Fersen, das Kreuzbein oder die Ellenbogen einem **übermäßigen** und anhaltenden **Druck** ausgesetzt. Dieser Druck blockiert die Blutzirkulation, wodurch das Gewebe nicht mehr mit Sauerstoff und Nährstoffen versorgt wird, was zu **Hautverletzungen** und Druckgeschwüren führen kann.

Vorbeugung von Druckgeschwüren

Dekubitus oder Druckgeschwüre sind eine der häufigsten Komplikationen bei bettlägerigen Patienten. Sie entstehen, wenn die Haut und das darunter liegende Gewebe durch anhaltenden Druck geschädigt werden, wodurch die Blutzufuhr verringert wird und es zu Nekrosen kommt. Durch regelmäßige Neupositionierung kann dieser Druck verringert werden, da die Auflagepunkte des Körpers wechseln und eine bessere Durchblutung ermöglicht wird.

*   **Risikobereiche**: Körperstellen, an denen die Knochen nahe an der Hautoberfläche liegen, wie Fersen, Kreuzbein, Ellbogen, Kopf und Hüften, sind besonders gefährdet. Diese Bereiche sollten sorgfältig überwacht und regelmäßig durch Repositionierung entlastet werden.

Verbesserung des Verkehrsflusses und des Komforts

Eine Neupositionierung verbessert auch die **Blutzirkulation**, verringert das Risiko von **Ödemen** und fördert eine effizientere **Atmung** und **Verdauung**. Durch regelmäßige Positionswechsel werden Muskeln und Gelenke besser stimuliert, was dazu beiträgt, Muskelverspannungen und steifen Gelenken vorzubeugen.

*   **Kontrakturen**: Längere Unbeweglichkeit kann zu **Kontrakturen** führen, d. h. zu dauerhaften Schrumpfungen von Muskeln, Sehnen oder Gelenken. Sie schränken die Bewegungen des Patienten ein und können Schmerzen verursachen. Eine Neupositionierung in

Verbindung mit passiven Mobilisationsübungen hilft, diese Komplikation zu verhindern.

Die Grundprinzipien der Neupositionierung

Bei der Repositionierung müssen mehrere Grundsätze beachtet werden, damit sie wirksam und für den Patienten sicher ist. Zu diesen Grundsätzen gehören spezielle Techniken, die Beachtung der individuellen Bedürfnisse des Patienten und eine Häufigkeit, die dem Gesundheitszustand des Patienten angepasst ist.

Häufigkeit der Neupositionierung

Die **Häufigkeit** der Repositionierung hängt vom Allgemeinzustand des Patienten, seinem Mobilitätsgrad und seinem Risiko, einen Dekubitus zu entwickeln, ab. In der Regel sollten Patienten mit hohem Risiko alle **zwei Stunden** repositioniert werden. Diese Häufigkeit kann jedoch je nach den spezifischen Bedürfnissen des Patienten erhöht oder verringert werden, z. B. bei empfindlicher Haut oder in kritischen Zuständen.

- **Risikoeinschätzung**: Mithilfe von Hilfsmitteln wie der **Braden-Skala** kann das Risiko der Entwicklung von Druckgeschwüren eingeschätzt und die Häufigkeit der Repositionierung entsprechend angepasst werden. Je höher das Risiko eines Patienten ist, desto häufiger sollte die Repositionierung erfolgen.

Angepasste Repositionierungstechniken

Die Neupositionierung muss mit **geeigneten Techniken** erfolgen, nicht nur, um einen effektiven Positionswechsel zu gewährleisten, sondern auch, um Verletzungen des Patienten bei der Handhabung zu vermeiden. Das Pflegepersonal sollte bestimmte Handhabungstechniken beachten, um sowohl den Patienten als auch sich selbst zu schützen.

- **Verwendung von Gleitlaken**: Bei der Repositionierung können **Gleitlaken** oder Hebevorrichtungen verwendet werden, um die Mobilisierung des Pflegebedürftigen zu erleichtern, ohne Reibung auf der Haut zu erzeugen, wodurch das Risiko von Hautverletzungen verringert wird.
- **Druckstellen entlasten**: Es ist wichtig, den Patienten nicht einfach von einer Seite auf die andere zu drehen, sondern die druckbelasteten Körperteile (Fersen, Kreuzbein) **anzuheben** und dafür zu sorgen, dass diese Bereiche durch spezielle Kissen oder Matratzen angemessen geschützt sind.

Positionen variieren

Es ist wichtig, die Positionen des Patienten zu variieren, um die verschiedenen Körperteile zu entlasten. Zu den gängigen Positionen gehören der **Seitendekubitus (auf der Seite liegend)**, der **Rückendekubitus (auf dem Rücken liegend)** und der **Bauchdekubitus (auf dem Bauch liegend)**. Jede Position sollte entsprechend den Bedürfnissen des Patienten und seinem klinischen Zustand gewählt werden.

- Seitenlage: Diese Position wird häufig verwendet, um den Druck auf das Kreuzbein und die Fersen zu lindern. Es empfiehlt sich, zwischen der rechten und der linken Seite zu wechseln, um einen längeren Druck auf denselben Bereich zu vermeiden.
- Rückenlage: Diese Position wird häufig bei Patienten mit Atembeschwerden oder Herzproblemen angewendet, erfordert jedoch besondere Aufmerksamkeit für die Fersen und das Kreuzbein, da diese Bereiche in dieser Haltung am stärksten gefährdet sind.
- Bauchlage: Diese Position wird manchmal bei beatmeten Patienten oder in der Intensivpflege verwendet, da sie die Sauerstoffzufuhr verbessert. Sie ist jedoch weniger gebräuchlich und in der Routinepflege schwieriger umzusetzen.

Die Protokolle zur Neupositionierung

Gesundheitseinrichtungen führen standardisierte **Protokolle zur Repositionierung** ein, um eine einheitliche und effektive Behandlung von bettlägerigen oder in ihrer Mobilität eingeschränkten Patienten zu gewährleisten. Diese Protokolle basieren auf bewährten Verfahren und internationalen Empfehlungen und beinhalten genaue Richtlinien für die Häufigkeit, die Techniken der Repositionierung und die regelmäßige Beurteilung des Zustands des Patienten.

Ersteinschätzung und individueller Pflegeplan

Vor der Einführung eines Repositionierungsprotokolls ist es wichtig, jeden Patienten individuell zu **beurteilen** und dabei seinen Gesundheitszustand, sein Mobilitätsniveau, sein Dekubitusrisiko und seine spezifischen Bedürfnisse zu berücksichtigen. Anhand dieser Beurteilung kann ein **individueller Pflegeplan** erstellt werden, in dem die Häufigkeit der Repositionierungen, die einzunehmenden Positionen und die zu verwendenden Hilfsmittel (Antidekubitusmatratzen, Lagerungskissen) festgelegt werden.

- **Interdisziplinäre Zusammenarbeit**: An der Beurteilung des Patienten und der Erstellung des Repositionierungsprotokolls ist häufig ein interdisziplinäres Team beteiligt, das aus Ärzten, Krankenschwestern und -pflegern, Pflegekräften und manchmal auch Physio- oder Ergotherapeuten besteht.

Dokumentation und Nachbereitung

Jede Neupositionierung sollte in der Pflegedokumentation des Patienten **dokumentiert** werden, um eine strenge Nachverfolgung zu gewährleisten. Die Dokumentation umfasst die eingenommene Position, die Uhrzeit der Repositionierung und alle Beobachtungen, die den Hautzustand oder das Wohlbefinden des Patienten betreffen.

- **Hautüberwachung**: Bei jeder Neupositionierung ist es unerlässlich, **die Haut** des Pflegebedürftigen zu **inspizieren**, insbesondere die Bereiche, in denen ein Dekubitusrisiko besteht. Jede Rötung, Reizung oder Verletzung sollte sofort gemeldet werden, da dies frühe Anzeichen für eine Schädigung der Haut sind.

Verwendung von Präventionsvorrichtungen

Zusätzlich zur Repositionierung können spezielle Hilfsmittel wie **Druckwechselmatratzen**, **Lagerungskissen** oder **Fersenkissen** den Druck auf bestimmte Körperteile verringern und so Druckgeschwüren vorbeugen. Diese Vorrichtungen werden häufig in Pflegeprotokolle integriert, um die Wirksamkeit der Repositionierung zu optimieren.

- **Antidekubitusmatratzen**: Diese Matratzen verteilen den Druck gleichmäßig über den ganzen Körper und reduzieren den Druck auf die Risikobereiche. Sie werden häufig in Verbindung mit einer regelmäßigen Neupositionierung bei Hochrisikopatienten eingesetzt.

Die Rolle der Pflegekraft bei der Neupositionierung

Das Pflegepersonal, insbesondere Pflegehelfer und Krankenschwestern, spielt eine Schlüsselrolle bei der **Umsetzung von Repositionierungsprotokollen**. Sie stehen an vorderster Front, um den Zustand der Patienten zu überwachen, ihre Position anzupassen und dafür zu sorgen, dass sie sich während des gesamten Aufenthalts wohlfühlen. Eine **angemessene Schulung** zu Repositionierungstechniken und zur Dekubitusprävention ist für eine qualitativ hochwertige Pflege unerlässlich.

Die Autonomie des Patienten fördern

Soweit möglich, ist es wichtig, Patienten, die sich teilweise bewegen können, dazu zu ermutigen, an ihrer Repositionierung mitzuwirken. Dadurch wird nicht nur das Risiko von Komplikationen verringert, sondern auch eine gewisse Selbstständigkeit erhalten und ihr Muskeltonus bewahrt.

- **Aktive Mobilisierung**: Wenn der Patient in der Lage ist, bestimmte Bewegungen auszuführen, selbst wenn sie nur minimal sind, ist es ratsam, ihn zu ermutigen, **selbst die Position zu wechseln** oder **sich** regelmäßig **aufzurichten**, mit oder ohne Unterstützung.

Sich um das psychologische Wohlbefinden kümmern

Die Neupositionierung kann für manche Patienten manchmal unbequem oder sogar schmerzhaft sein, insbesondere bei Frakturen, Verletzungen oder chronischen Krankheiten. Die Pflegekraft sollte stets darauf achten, den Patienten **sanft** und **einfühlsam** zu repositionieren, jeden Handgriff zu erklären und sicherzustellen, dass der Patient nach jeder Bewegung richtig sitzt.

- Überwachung von Risikobereichen: Fersen, Kreuzbein, Ellbogen

Die **Überwachung von Risikobereichen** wie **Fersen**, **Kreuzbein** und **Ellbogen** ist ein Schlüsselelement bei der Prävention von Hautkomplikationen und Druckgeschwüren bei bettlägerigen oder in ihrer Mobilität eingeschränkten Patienten. Diese Bereiche sind besonders anfällig für das Auftreten von Druckgeschwüren, da sie sich dort befinden, wo die Haut in direktem Kontakt mit den Oberflächen des Bettes oder der Unterlagen steht, was zu einem anhaltenden Druck auf das darunter liegende Gewebe führt. Durch regelmäßige Überwachung in Kombination mit vorbeugenden Strategien können diese schweren Verletzungen verhindert werden, die schwerwiegende Folgen für die allgemeine Gesundheit des Patienten haben können.

Warum sind die Fersen, das Kreuzbein und die Ellbogen Risikobereiche?

Die **Fersen**, das **Kreuzbein** und die **Ellbogen** sind sogenannte **Hochdruckbereiche**, da die darunter liegenden Knochen nahe an der Hautoberfläche liegen. Das bedeutet, dass, wenn der Patient über einen längeren Zeitraum in einer festen Position verharrt, sein Körpergewicht Druck auf diese Bereiche ausübt und das Gewebe zwischen den Knochen und der Bettoberfläche zusammendrückt. Wenn dieser Druck nicht regelmäßig entlastet wird, verringert er die Blutzirkulation, wodurch die Versorgung des Hautgewebes mit Sauerstoff und Nährstoffen eingeschränkt wird. Wenn die Situation anhält, kann dies zu irreversiblen Gewebeschäden führen, die sich zu **Druckgeschwüren** oder **Dekubitus** entwickeln.

- **Fersen** : Die Fersen sind besonders gefährdet, da sie, wenn ein Patient liegt, einen großen Teil des Gewichts des Unterkörpers tragen. Die Haut an den Fersen ist dünn, was das darunter liegende Gewebe anfällig für Verletzungen macht.
- **Kreuzbein**: Dieser Bereich befindet sich am unteren Rücken, wo die Wirbelsäule auf das Becken trifft. Im Liegen ist das Kreuzbein einem hohen Druck ausgesetzt, vor allem bei übergewichtigen oder fettleibigen Patienten. Es ist ein klassischer Bereich für die Entstehung von Druckgeschwüren bei immobilisierten Patienten.
- **Ellenbogen**: Wenn Patienten im Bett liegen oder halbsitzend bleiben, können die Ellenbogen längere Zeit mit den Oberflächen des Bettes in Berührung kommen und direktem Druck ausgesetzt sein. Patienten, die aus medizinischen Gründen oder zur Nahrungsaufnahme in halbsitzenden Positionen verharren, sind besonders gefährdet.

Regelmäßige Überwachung von Risikogebieten

Die **regelmäßige Überwachung** dieser Bereiche ist entscheidend, um frühe Anzeichen von Hautreizungen oder -verletzungen zu erkennen und so ein schnelles und wirksames Eingreifen zu ermöglichen, bevor es zu ernsthaften Schäden kommt. Bei bettlägerigen oder in ihrer Mobilität eingeschränkten Patienten ist es von entscheidender Bedeutung, dass das Pflegepersonal diese Bereiche täglich visuell inspiziert.

Visuelle Inspektion und Palpation

Bei jeder Neupositionierung oder während der Hygienepflege sollten die Pflegekräfte die Haut an den Fersen, dem Kreuzbein und den Ellbogen sorgfältig auf Anzeichen von Rötung, Reizung oder Verletzungen untersuchen. Eine leichte **Palpation kann** auch durchgeführt werden, um zu beurteilen, ob sich unter der Haut Ödeme oder harte Stellen befinden, die ein frühes Anzeichen für eine Gewebeschädigung sein können.

- **Anhaltende Rötung** : Wenn eine Rötung beobachtet wird, ist es wichtig zu notieren, ob sie nach der Druckentlastung wieder verschwindet oder nicht. Eine Rötung, die nicht innerhalb weniger Minuten abklingt, kann auf den Beginn eines Dekubitus hinweisen.
- **Schwellung oder Härte**: Eine Schwellung oder Verhärtung unter der Haut ist ein Zeichen dafür, dass das darunter liegende Gewebe beginnt, durch den Druck beeinträchtigt zu werden. Dies kann ein Hinweis auf eine tiefe Verletzung sein.
- **Veränderung der Hautbeschaffenheit**: Wenn die **Haut** um die Fersen, das Kreuzbein oder die Ellenbogen herum wärmer, härter oder weicher als gewöhnlich ist, kann dies auf Gewebeschäden hinweisen, die der Entwicklung eines Geschwürs vorausgehen.

Verwendung von Skalen zur Risikobewertung

Die Einschätzung des Risikos, einen Dekubitus zu entwickeln, sollte bereits bei der Aufnahme des Patienten erfolgen und regelmäßig an den Gesundheitszustand des Patienten angepasst werden. Instrumente wie die **Braden-Skala** ermöglichen eine systematische Bewertung der Risikofaktoren, einschließlich Mobilität, Ernährung, Hautfeuchtigkeit und Sinneswahrnehmung. Dieses Instrument wird verwendet, um Patienten nach ihrem Risikoniveau zu klassifizieren und die Häufigkeit der notwendigen Überwachung und Neupositionierung zu bestimmen.

Präventionsstrategien für die Fersen, das Kreuzbein und die Ellenbogen

Um Hautverletzungen in diesen Bereichen vorzubeugen, müssen Sie **regelmäßig neu positioniert** werden und spezielle Hilfsmittel und Techniken verwenden, um **den Druck** auf die gefährdeten Bereiche zu **verringern**. Dadurch wird eine gute Blutzirkulation aufrechterhalten und eine längere Kompression des Gewebes vermieden.

Regelmäßige Neupositionierung

Die regelmäßige Neupositionierung ist eine Schlüsselmethode, um den Druck auf Fersen, Kreuzbein und Ellbogen zu verringern. Die Umlagerung sollte alle **zwei Stunden** erfolgen, bei Hochrisikopatienten sogar noch häufiger. Ziel ist es, **den Druck** auf andere Körperteile **umzuverteilen** und eine bessere Blutzirkulation in den Risikobereichen zu ermöglichen.

- **Vermeiden Sie den direkten Kontakt der Fersen mit dem Bett**: Um die Fersen zu schützen, empfiehlt es sich, sie durch leichtes Anheben mit Kissen oder speziellen Vorrichtungen wie **Fersenkissen** oder Schaumstoffkeilen zu **entlasten**, damit sie in der Luft hängen und kein direkter Druck ausgeübt wird.

- **Seitenlage zur Entlastung des Kreuzbeins**: Wenn Sie den Patienten auf die Seite legen, wird der Druck auf das Kreuzbein deutlich verringert. Es ist wichtig, die Positionen zu variieren und zwischen rechter Seite, linker Seite und Rücken zu wechseln, um einen längeren Druck auf nur einen Bereich zu vermeiden.
- **Ellbogenschutz**: Die Verwendung von Kissen oder weichen Vorrichtungen, die unter die Ellbogen gelegt werden, kann den Druck lindern. Die Ellbogen sollten nicht über längere Zeit mit harten Oberflächen in Berührung kommen.

Verwendung von Präventionsvorrichtungen

Zusätzlich zur Neupositionierung können spezielle Vorrichtungen verwendet werden, um den Druck auf gefährdete Bereiche zu verringern und Hautverletzungen zu verhindern.

- **Dynamische Luftmatratzen**: Wechseldruckmatratzen oder viskoelastische Schaummatratzen verteilen den Druck gleichmäßig über den ganzen Körper und verringern den Druck auf Fersen, Kreuzbein und Ellbogen.
- **Fersenkissen und Positionierungskissen**: Fersenkissen aus Schaumstoff oder Gel sowie ergonomische Kissen heben die Fersen an und verringern den Druck auf die Ellbogen und das Kreuzbein. Diese Hilfsmittel werden häufig als Ergänzung zur manuellen Repositionierung verwendet.
- **Ellenbogenkissen**: Gepolsterte Ellenbogenschützer oder spezielle Kissen können unter den Armen platziert werden, um Reibung oder Druck auf die Ellenbogen zu vermeiden.

Feuchtigkeitsversorgung und Schutz der Haut

Die regelmäßige Versorgung der Haut mit Feuchtigkeit ist entscheidend, um ihre Unversehrtheit zu erhalten. Trockene oder gereizte Haut ist anfälliger für Verletzungen. Das Auftragen von **Feuchtigkeitscremes** oder **schützenden Hautbarrieren** hilft, die Haut geschmeidig zu halten und Reizungen durch Reibung zu vermeiden.

- **Barrierecremes**: Diese Cremes, die auf Risikobereiche wie Fersen, Kreuzbein und Ellbogen aufgetragen werden, schützen die Haut vor Reizungen durch Feuchtigkeit oder Mazeration, die oft durch Schwitzen oder Blasenentleerung verursacht werden.
- **Hautfeuchtigkeit**: Das Auftragen von Feuchtigkeitslotionen hilft, trockene Haut zu vermeiden, und erhöht die Elastizität der Haut, wodurch die Gefahr von Rissen oder Reizungen verringert wird.

Mitarbeiterschulung und Kommunikation

Das Pflegepersonal muss darin **geschult** sein, die ersten Anzeichen von Hautverletzungen zu erkennen und Präventionstechniken effektiv anzuwenden. Die Überwachung von Risikobereichen ist ein integraler Bestandteil der täglichen Pflege, und eine **kontinuierliche Kommunikation** zwischen den Mitgliedern des Pflegeteams ist entscheidend, um sicherzustellen, dass die Patienten die richtige Pflege erhalten.

- **Fortbildung**: Das medizinische und paramedizinische Personal sollte regelmäßig in Repositionierungstechniken, der Verwendung von Präventionsvorrichtungen und der Überwachung von Risikobereichen geschult werden. Dadurch wird die korrekte Anwendung der Präventionsmaßnahmen gewährleistet und ein hohes Maß an Wachsamkeit aufrechterhalten.
- **Beobachtungen dokumentieren**: Jede Veränderung des Hautzustands oder jede Beobachtung eines verdächtigen Zeichens sollte in der Krankenakte des Patienten dokumentiert werden, um eine genaue Überwachung und ggf. eine schnelle Anpassung der Pflege zu ermöglichen.

- Verwendung von therapeutischen Matratzen und Antidekubituskissen

Die **Verwendung von Antidekubitusmatratzen und -kissen** ist ein wichtiger Ansatz bei der Pflege von Patienten mit eingeschränkter Mobilität oder bettlägerigen Patienten, um Druckgeschwüren vorzubeugen und diese zu behandeln, die durch anhaltenden Druck auf bestimmte Körperbereiche entstehen können. Diese Hilfsmittel sollen **den** Druck auf gefährdete Stellen **verringern, die Blutzirkulation verbessern** und **die Verteilung des** Körpergewichts **fördern**. Sie sind unverzichtbar in Pflegeumgebungen, in denen Patienten über längere Zeiträume hinweg nicht bewegt werden können, z. B. auf Intensivstationen, in Rehabilitationsabteilungen, in der Langzeitpflege und zu Hause.

Warum sollten Sie therapeutische Matratzen und Antidekubitus-Kissen verwenden?

Patienten, die sich nicht regelmäßig bewegen können, wie z. B. Patienten mit Lähmungen, neurologischen Erkrankungen oder schweren Traumata oder Patienten, die über einen längeren Zeitraum sediert werden, sind einem hohen Risiko ausgesetzt, **Druckgeschwüre** (**Dekubitus**) zu entwickeln. Diese Verletzungen der Haut und des darunter liegenden Gewebes entstehen, wenn der Druck auf eine Körperstelle zu lange aufrechterhalten wird, wodurch der Blutfluss verringert und das Gewebe mit Sauerstoff und Nährstoffen versorgt wird.

Therapeutische Matratzen und **Antidekubituskissen** sind für :

- **Reduzieren** Sie **den Druck** auf wichtige Kontaktpunkte, wie das Kreuzbein, die Fersen und die Ellenbogen.
- **Verbessert die Blutzirkulation** durch gleichmäßige Verteilung des Körpergewichts.
- **Vermeiden Sie Reibung und Scheren**, die ebenfalls zu Hautverletzungen führen können.

- **Aufrechterhaltung** des Patientenkomforts bei gleichzeitiger Verringerung des Risikos von Hautkomplikationen.

Arten von therapeutischen Matratzen und ihre Funktionsweise

Es gibt verschiedene Arten von **therapeutischen Matratzen**, die jeweils spezifische Merkmale aufweisen, um den individuellen Bedürfnissen der Patienten gerecht zu werden. Diese Matratzen werden nach ihrer Fähigkeit eingeteilt, den Druck zu verringern und das Körpergewicht gleichmäßig zu verteilen und gleichzeitig die Heilung bestehender Druckgeschwüre zu fördern oder deren Entstehung zu verhindern.

Matratzen aus hochdichtem Schaumstoff

Matratzen aus hochdichtem Schaumstoff gehören zu den gängigsten Vorrichtungen für Patienten mit mäßigem Risiko, einen Dekubitus zu entwickeln. Der Schaumstoff ist so konzipiert, dass er **sich der Körperform anpasst** und den Druck gleichmäßiger verteilt als herkömmliche Matratzen. Sie bieten gleichbleibende Unterstützung und sind dabei relativ erschwinglich.

- **Druckverteilung**: Diese Matratzen helfen, den Druck über die gesamte Körperoberfläche zu verteilen, wodurch die Konzentration des Drucks auf empfindliche Knochenbereiche wie das Kreuzbein oder die Fersen verringert wird.
- **Komfort**: Sie werden häufig bei Patienten mit einem mäßigen Dekubitusrisiko oder als Ergänzung zu einer regelmäßigen Neupositionierung verwendet.

Dynamische Luftmatratze (mit wechselndem Druck)

Dynamische Luftmatratzen, auch **Wechseldruckmatratzen** genannt, sind besonders wirksam bei Patienten mit hohem Dekubitusrisiko. Diese Matratzen bestehen aus **Luftkammern**, die sich in einem regelmäßigen Zyklus abwechselnd aufblasen und entleeren und so die Druckpunkte auf dem Körper verändern. Durch diesen Druckwechsel wird die Zeit, in der ein bestimmter Bereich das Körpergewicht trägt, verkürzt, wodurch eine bessere **Blutzirkulation** in den gefährdeten Bereichen gefördert wird.

- **Reduzierung des Dauerdrucks**: Durch die Zyklen des Aufblasens und Ablassens der Luft wird verhindert, dass der Druck in einem einzigen Bereich stagniert, wodurch das Risiko von Hautverletzungen verringert wird. Diese Art von Matratze eignet sich besonders für immobilisierte Patienten oder Patienten auf der Intensivstation.
- **Dekubitusprophylaxe**: Aufgrund ihrer Fähigkeit, den Druck regelmäßig zu verändern, werden diese Matratzen für Patienten mit hohem Risiko empfohlen, für Patienten, die bereits Dekubitus entwickelt haben, oder für Patienten, die nach schweren Operationen länger gepflegt werden.

Statische Luft- oder Gelmatratzen

Statische Luftmatratzen bestehen aus **luftgefüllten Kammern**, die den Druck gleichmäßig verteilen. Sie werden in der Regel für Patienten verwendet, die sich noch ein wenig bewegen können, aber zusätzliche Unterstützung benötigen, um der Bildung von Druckgeschwüren vorzubeugen. **Gelmatratzen** funktionieren ähnlich: Das Gel passt sich der Körperform an und hilft, den Druck abzuleiten, während es gleichzeitig eine angenehme Kontaktfläche aufrechterhält.

- **Reduzierung von Scherkräften** : Diese Matratzen bieten auch eine gute Unterstützung, um Scherbewegungen zu verhindern, die entstehen, wenn die Haut unbeweglich bleibt, während sich Knochen und Weichgewebe aufgrund der Schwerkraft bewegen.

Matratzen mit geringem Luftverlust

Matratzen mit geringem Luftverlust sind eine weitere Option für Patienten mit hohem Dekubitusrisiko, insbesondere für solche mit bereits fortgeschrittenen Hautveränderungen. Diese Matratzen geben Luft durch kleine Poren ab, was dazu beiträgt, die Haut des Patienten **trocken** zu halten und Feuchtigkeit zu vermeiden, die ein erschwerender Faktor für Dekubitus ist. Neben der Druckentlastung fördern diese Matratzen auch die **Verdunstung von Feuchtigkeit, die** durch Schwitzen oder Inkontinenz verursacht wird, und erhalten so eine gesündere Umgebung für die Haut.

Antidekubituskissen: eine ergänzende Lösung

Antidekubituskissen werden häufig als Ergänzung zu therapeutischen Matratzen verwendet, um den Druck auf besonders gefährdete Bereiche wie Fersen, Ellbogen und Kreuzbein zu lindern. Sie sind so konzipiert, dass sie unter diese speziellen Bereiche gelegt werden, um das Körpergewicht zu reduzieren, das direkt auf die Haut und das darunter liegende Gewebe einwirkt.

Kissen aus viskoelastischem Schaumstoff

Kissen aus viskoelastischem Schaumstoff, auch Kissen aus Formgedächtnisschaum genannt, passen sich den Körperkonturen des Patienten an. Sie verteilen das Gewicht gleichmäßig und bieten gleichzeitig eine gute Unterstützung. Diese Kissen werden häufig bei Patienten mit eingeschränkter Mobilität verwendet, die lange Zeit in sitzender Position verbringen, z. B. in einem Rollstuhl.

- **Druckentlastung**: Viskoelastische Kissen sind besonders wirksam bei der Verringerung des Drucks auf knöcherne

Bereiche wie Gesäß, Kreuzbein und Sitzbeinhöcker, wenn ein Patient über längere Zeiträume hinweg sitzt.

Luftkissen

Luftkissen, die häufig bei Patienten im Rollstuhl oder immobilisiert in Stühlen verwendet werden, ermöglichen durch luftgefüllte Kammern eine gleichmäßige Druckverteilung. Wie Luftmatratzen verteilen diese Kissen das Gewicht um und bieten eine gezielte Entlastung der Druckpunkte.

- **Anpassungsfähigkeit**: Luftkissen sind leicht anpassbar, da die Luftmenge verändert werden kann, um die Unterstützung an den Körperbau und das Gewicht des Patienten anzupassen und so einen individuellen Komfort und eine bessere Druckverteilung zu bieten.

Gelkissen

Die **Gelkissen** bieten eine gute Druckverteilung und sorgen gleichzeitig für ein angenehmes Gefühl. Das Gel bewegt sich, um sich den Konturen des Körpers anzupassen, und bietet so einen wirksamen Schutz vor Druckgeschwüren. Sie werden häufig unter den Fersen oder bei Patienten, die längere Zeit in einem Rollstuhl sitzen, verwendet.

- **Komfort und Dekubitusprophylaxe**: Das Gel hilft, Druckstellen zu reduzieren, insbesondere im Gesäß und im Kreuzbeinbereich, und eignet sich gut für Patienten, die unter Unbehagen leiden, wenn sie lange Zeit sitzen.

Wann und wie werden therapeutische Matratzen und Antidekubituskissen verwendet?

Der Einsatz von therapeutischen Matratzen und Anti-Dekubitus-Kissen sollte in eine Gesamtstrategie zur Dekubitusprävention und zum Umgang mit immobilen Patienten eingebunden werden.

Die Wahl dieser Hilfsmittel hängt vom Risikoniveau des Patienten ab, das mithilfe von Hilfsmitteln wie der **Braden-Skala** eingeschätzt wird.

Ersteinschätzung des Patienten

Bevor Sie eine Matratze oder ein Kissen auswählen, müssen Sie unbedingt **das Dekubitusrisiko** des einzelnen Patienten **einschätzen** und dabei den allgemeinen Gesundheitszustand, den Grad der Mobilität, das Gewicht und die voraussichtliche Dauer der Ruhigstellung berücksichtigen. Patienten mit **hohem Risiko**, wie z. B. ältere Menschen, Patienten mit schweren Verbrennungen oder Patienten auf der Intensivstation, profitieren von fortschrittlicheren Hilfsmitteln, wie z. B. Matratzen mit dynamischer Luft oder mit geringem Luftverlust.

In eine Repositionierungsroutine einbauen

Obwohl therapeutische Matratzen und Antidekubituskissen den Druck deutlich verringern, ersetzen sie nicht die **regelmäßige Neupositionierung** des Patienten. Das Pflegepersonal muss die Patienten weiterhin alle **zwei Stunden** neu positionieren, um die Druckstellen zu entlasten und Komplikationen zu vermeiden. Die Matratze oder das Kissen ist ein **ergänzendes Hilfsmittel** zu dieser wichtigen Pflege.

- **Überwachung und Anpassung**: Auch mit vorbeugenden Vorrichtungen ist es wichtig, den Zustand der Haut regelmäßig zu überwachen und die Matratze oder das Kissen an die sich ändernden Bedürfnisse des Patienten anzupassen.

Kapitel 6

Körperliche Rehabilitation und Reintegration von Patienten

Frühzeitige Mobilisierung von Patienten

- Die Bedeutung einer frühen Physiotherapie zur Vorbeugung von Kontrakturen

Die **Bedeutung einer frühzeitigen Physiotherapie** zur Vermeidung von **Kontrakturen** ist bei der Behandlung von Patienten, die immobilisiert sind oder an Erkrankungen leiden, die ihre Mobilität beeinträchtigen, von entscheidender **Bedeutung**. Kontrakturen zeichnen sich durch eine **Retraktion** von **Muskeln**, Sehnen oder Gelenken aus, die die Bewegung einschränkt und zu anhaltender Steifheit, Schmerzen und Funktionsverlust führen kann. Wenn Patienten über einen längeren Zeitraum immobilisiert sind, z. B. aufgrund einer Verletzung, eines chirurgischen Eingriffs, eines Schlaganfalls oder einer neurologischen Erkrankung, sind sie besonders gefährdet, solche Kontrakturen zu entwickeln. Durch die Einbeziehung einer physiotherapeutischen Behandlung in den frühen Stadien der Immobilisierung können diese Komplikationen verhindert oder eingedämmt und den Patienten geholfen werden, ihre **Selbstständigkeit** und **Lebensqualität** zu erhalten.

Was ist eine Kontraktur?

Eine **Kontraktur** entsteht, wenn die Muskeln oder das umliegende Gewebe aufgrund von Bewegungsmangel oder einer lang anhaltenden Entzündung **steif** werden und **ihre** Elastizität **verlieren**. Dies wird häufig durch eine längere statische Position oder durch **Inaktivität** aufgrund von Immobilisierung, Verletzung oder Krankheit verursacht. Wenn ein Muskel oder ein Gelenk zu lange in einer Position gehalten wird, verkürzen sich die Muskelfasern und das Bindegewebe, wodurch der Bewegungsumfang verringert und die Beweglichkeit eingeschränkt wird.

Ursachen von Kontrakturen

Kontrakturen können in mehreren medizinischen Situationen auftreten:

- **Längere Immobilisierung** nach einem Knochenbruch, einer Operation oder einer schweren Krankheit, bei der der Patient gezwungen ist, im Bett zu bleiben oder seine Bewegungen einzuschränken.
- **Schlaganfall** oder neurologische Erkrankungen wie Multiple Sklerose oder Parkinson, die die Muskelkontrolle stören und Bewegungen erschweren.
- **Schwere Verbrennungen**, bei denen sich das Hautgewebe während der Wundheilung zusammenzieht, was zu Verspannungen in den Gelenken führt.
- **Gelenkverletzungen** oder chronisch entzündliche Erkrankungen wie rheumatoide Arthritis, die zu Steifheit und Mobilitätsverlust führen.

Die Bedeutung einer frühen Physiotherapie

Eine **frühzeitige** krankengymnastische **Behandlung** ist wichtig, um das Auftreten von Kontrakturen zu verhindern, aber auch um ihre Verschlimmerung zu begrenzen, wenn sie sich zu bilden beginnen. Durch die Stimulierung von Muskeln, Sehnen und Gelenken bei den ersten Anzeichen von Unbeweglichkeit hilft die Physiotherapie, **die Beweglichkeit** zu erhalten, das Gewebe **geschmeidig** zu halten und die Durchblutung zu verbessern.

Den Bewegungsradius erhalten

Eines der Hauptziele der frühen **Krankengymnastik** ist es, **den Bewegungsumfang** der Gelenke zu **erhalten**. Wenn die Gelenke nicht regelmäßig benutzt werden, neigen sie dazu, steif zu werden, wodurch die Fähigkeit des Patienten, sich frei zu bewegen, eingeschränkt wird. Durch passive Mobilisationsübungen, bei denen der Physiotherapeut hilft, die

Gliedmaßen des Patienten zu bewegen, sowie durch aktive Übungen, bei denen der Patient ermutigt wird, sich selbst zu bewegen, kann die Flexibilität der Gelenke erhalten werden.

- **Passive Mobilisierung**: Wenn ein Patient nicht mehr in der Lage ist, sich selbst zu bewegen (z. B. nach einem Schlaganfall oder einer Operation), führt der Physiotherapeut **passive Bewegungen** durch, um die Gelenke geschmeidig zu halten. Dies besteht darin, dass die Gliedmaßen des Patienten ohne eigene Anstrengung bewegt werden, indem Beuge-, Streck- oder Drehbewegungen wiederholt werden.
- **Aktive Mobilisierung**: Sobald der Patient ein gewisses Maß an Mobilität wiedererlangt hat, wird er dazu ermutigt, selbst **aktive Übungen** durchzuführen. Diese Bewegungen fördern die **Reaktivierung** der **Muskeln**, beugen der Entstehung von Steifheit vor und stimulieren die Koordination.

Verringerung der Muskelsteifheit

Längere Immobilisierung führt zu **Muskelsteifheit**, die auf eine Verkürzung der Muskelfasern und Sehnen zurückzuführen ist. Durch frühzeitige Krankengymnastik können **die Muskeln entspannt** und regelmäßig gedehnt werden, was dazu beiträgt, diese Verkürzung zu verhindern und somit die Bildung von Kontrakturen zu begrenzen.

- **Sanftes, schrittweises Dehnen** : Regelmäßige Dehnübungen sind wichtig, um zu verhindern, dass sich die Muskeln zusammenziehen. Sie werden sanft und schrittweise durchgeführt, um keine zusätzlichen Schmerzen oder Verletzungen zu verursachen. Ziel ist es, **die Elastizität der** Muskeln zu **erhalten** und Verspannungen aufgrund längerer Inaktivität zu verhindern.

Anregung des Blutkreislaufs

Wenn Muskeln und Gelenke ruhiggestellt werden, ist die Blutzirkulation in den betroffenen Gliedmaßen häufig eingeschränkt. Dies kann dazu führen, dass das Gewebe **nicht ausreichend mit Sauerstoff versorgt wird**, was die Entstehung von Komplikationen wie Ödemen und Kontrakturen begünstigt. Durch Mobilisierungsübungen in der Physiotherapie wird **die Blutzirkulation angeregt**, die Muskeln und das Bindegewebe werden mit Sauerstoff und Nährstoffen versorgt, wodurch die Erholung gefördert und Steifheit verhindert wird.

*   **Massage und Lymphdrainage**: Die in der Physiotherapie verwendeten **Massagetechniken** helfen, Muskelverspannungen abzubauen, während Übungen zur **Lymphdrainage** Ödemen vorbeugen und Entzündungen hemmen können. Dadurch werden die Bewegungen flüssiger und die Entstehung von Verspannungen verringert.

Sekundären Komplikationen vorbeugen

Neben Kontrakturen kann eine längere Immobilität zu weiteren Komplikationen führen, wie z. B. **Druckgeschwüren**, **tiefen Venenthrombosen** und **Muskelatrophie**. Durch frühzeitige Krankengymnastik, die eine gewisse Muskel- und Gelenkaktivität aufrechterhält, können diese Komplikationen verhindert werden, da das gesamte Muskel- und Skelettsystem und der Kreislauf stimuliert werden.

*   **Aufrechterhaltung des Muskeltonus**: Selbst wenn die Beweglichkeit eingeschränkt ist, helfen isometrische Übungen (bei denen sich die Muskeln ohne Gelenkbewegungen zusammenziehen), den Muskeltonus aufrechtzuerhalten und eine Atrophie zu verhindern, was für die langfristige Erholung entscheidend ist.

Angepasste Physiotherapieprogramme

Die **frühe Krankengymnastik** muss auf die spezifischen Bedürfnisse jedes Patienten zugeschnitten sein, je nach Ursache der Immobilität, dem allgemeinen Gesundheitszustand und dem Risiko, Kontrakturen zu entwickeln. Der Physiotherapeut erstellt ein **individuelles Programm**, das die Fähigkeiten des Patienten berücksichtigt und die Übungen und Techniken je nach Fortschritt des Patienten anpasst.

Übungen zur passiven Mobilisierung

Für Patienten, die sich nicht selbst bewegen können, wie z. B. Patienten, die sediert, bewusstlos oder gelähmt sind, sind **passive Mobilisationsübungen** von entscheidender Bedeutung. Diese Übungen werden vom Physiotherapeuten oder dem Pflegeteam durchgeführt, indem die Gliedmaßen des Patienten manipuliert werden, um die Beweglichkeit der Gelenke zu erhalten und eine Versteifung zu vermeiden.

- **Vollständige** Gelenkamplitude: Diese Bewegungen sollten die gesamte normale Gelenkamplitude (Beugung, Streckung, Drehung) abdecken, um sicherzustellen, dass jedes Gelenk funktionsfähig bleibt. Dazu gehören Schultern, Hüften, Knie, Handgelenke und Fußgelenke.

Dehnung der Muskeln

Regelmäßige **Muskeldehnungen** sind entscheidend, um die Elastizität der Muskeln zu erhalten und ihre Verkürzung zu verhindern. Sie können als Ergänzung zu passiven Mobilisationsübungen durchgeführt oder in das Rehabilitationsprogramm des Patienten integriert werden, wenn dieser eine gewisse Mobilität wiedererlangt hat.

- **Progressive Dehnübungen** : Die Dehnungen sollten schrittweise und sanft durchgeführt werden, ohne Schmerzen zu verursachen. Sie sollten mehrere Sekunden

248

lang gehalten werden, damit sich der Muskel sicher dehnen kann.

Funktionelle Rehabilitation

Wenn der Patient beginnt, seine Mobilität wiederzuerlangen, kommt die **funktionelle Rehabilitation** ins Spiel. Diese Art der Physiotherapie zielt darauf ab, dass der Patient wieder lernt, **funktionelle Bewegungen** auszuführen, z. B. zu gehen, aufzustehen oder seine Arme und Beine koordiniert einzusetzen. Diese Rehabilitation ist besonders wichtig, um Kontrakturen aufgrund einer schlechten Haltung oder eingeschränkter Bewegungen zu vermeiden.

- **Übungen** zur Muskelstärkung: Um die durch die Immobilität geschwächten Muskeln zu stärken, werden progressive Kräftigungsübungen eingebaut. Sie stellen die Kraft und Funktion der betroffenen Gliedmaßen wieder her und verhindern gleichzeitig Steifheit und Kontrakturen.

Die Schlüsselrolle des Pflegers bei der Prävention von Kontrakturen

Neben dem Physiotherapeuten spielt auch das Pflegepersonal eine entscheidende Rolle bei der Vorbeugung von Kontrakturen, indem es **passive Mobilisationstechniken** anwendet und für eine **regelmäßige Neupositionierung** des Patienten sorgt. Die Zusammenarbeit zwischen dem Pflegeteam und dem Physiotherapeuten ist entscheidend, um die Kontinuität der Pflege zu gewährleisten und das Auftreten von Kontrakturen zu verhindern.

- **Überwachung der Mobilität**: Das Pflegepersonal sollte auf erste Anzeichen von Steifheit oder einer Einschränkung des Bewegungsumfangs achten und mit dem Physiotherapeuten zusammenarbeiten, um die

Übungen anzupassen und eine Verschlechterung des Zustands zu verhindern.

- **Ermutigung zur Mobilisierung**: Wenn möglich, sollte das Pflegepersonal die Patienten dazu ermutigen, **sich regelmäßig** zu **bewegen** und einfache Bewegungen auszuführen, um ihre Mobilität zu erhalten.

- Passive und aktive Mobilisierungstechniken

Passive und aktive Mobilisierungstechniken spielen eine grundlegende Rolle in der Rehabilitation und Pflege von Patienten mit eingeschränkter Mobilität oder Immobilität. Sie zielen darauf ab, die Beweglichkeit der Gelenke zu erhalten oder wiederherzustellen, durch Immobilität bedingte Komplikationen (wie Kontrakturen, Muskelschwund oder Gelenksteifigkeit) zu verhindern und die Blutzirkulation zu verbessern. Diese Techniken sind im Rahmen einer frühzeitigen Behandlung von entscheidender Bedeutung, um die funktionelle Erholung der Patienten und ihre Rückkehr zur Selbstständigkeit zu fördern. Sie unterscheiden sich durch den Grad der Beteiligung des Patienten: Die **passive Mobilisierung** wird von einer Pflegekraft oder einem Physiotherapeuten durchgeführt, während die **aktive Mobilisierung** eine freiwillige und aktive Beteiligung des Patienten voraussetzt.

Passive Mobilisierung: Aufrechterhaltung der Mobilität ohne Anstrengung des Patienten

Unter passiver **Mobilisierung** versteht man alle Bewegungen, die an den Gelenken und Gliedmaßen eines Patienten ausgeführt werden, ohne dass dieser aktiv daran teilnimmt. Diese Art der Mobilisierung ist häufig bei Patienten angezeigt, die aufgrund von Lähmungen, längerer Immobilisierung, Sedierung oder Koma nicht in der Lage sind, sich selbst zu bewegen. Ihr Ziel ist es, **den Bewegungsspielraum der Gelenke** zu erhalten, **Muskeln und Sehnen geschmeidig** zu halten und **Komplikationen aufgrund von Immobilität** vorzubeugen.

Die Ziele der passiven Mobilisierung

Passive Mobilisierung ist entscheidend für :

- **Kontrakturen vorbeugen**: Wenn ein Muskel oder ein Gelenk über längere Zeit nicht bewegt wird, kann sich das umliegende Gewebe zusammenziehen, was zu Kontrakturen führt. Durch passive Bewegungen kann das Gewebe elastisch gehalten werden.
- **Den Gelenkumfang erhalten**: Auch wenn keine willkürlichen Bewegungen stattfinden, ist es entscheidend, den Bewegungsumfang der Gelenke zu erhalten, um einen dauerhaften Verlust der Mobilität zu vermeiden.
- **Förderung der** Blutzirkulation: Passive Bewegungen beanspruchen zwar nicht direkt die Muskeln, fördern aber die Blutzirkulation in den bewegungsunfähigen Gliedmaßen, wodurch das Risiko der Bildung von Blutgerinnseln (Thrombosen) oder Ödemen verringert wird.
- **Muskelschwund vorbeugen**: Obwohl die Muskeln nicht aktiv beansprucht werden, hilft die passive Mobilisierung, die Struktur und Elastizität der Muskeln zu erhalten, und beugt so einem schnellen Abbau vor.

Techniken der passiven Mobilisierung

Die passive Mobilisierung wird von einer Pflegekraft oder einem Physiotherapeuten durchgeführt, der sanfte und kontrollierte Bewegungen an den Gliedmaßen des Patienten durchführt, die den gesamten normalen Gelenkumfang abdecken.

1. **Beuge- und Streckbewegungen** :

   - **Beugen und Strecken der Gliedmaßen**: Bei diesen Bewegungen werden die Gelenke gebeugt (Flexion) und gestreckt (Extension). Bei den Armen bedeutet dies beispielsweise, den Ellenbogen oder das Handgelenk zu beugen und zu strecken, bei den Beinen das Knie und den Knöchel.

- ○ **Ziel**: Die Beweglichkeit der Gelenke erhalten und Steifheit vorbeugen.

2. Drehbewegungen :

- ○ **Rotation der Gelenke** : Gelenke wie Schultern oder Hüften werden in Rotation mobilisiert, um ihren vollen Bewegungsradius zu erhalten. Der Physiotherapeut dreht das Gelenk sanft um seine natürliche Achse, wodurch die Flexibilität in alle Richtungen erhalten bleibt.
- ○ **Ziel**: Dem Verlust der Mobilität in alle möglichen Richtungen vorbeugen.

3. Mobilisierung der kleinen Gelenke :

- ○ **Finger- und Zehengelenke**: Die passive Mobilisierung betrifft auch die kleinen Gelenke, z. B. in Händen und Füßen. Durch die Beuge- und Streckbewegungen der Finger und Zehen wird Steifheit in diesen empfindlichen Bereichen vorgebeugt.
- ○ **Ziel**: Sicherstellen, dass auch weniger beanspruchte Gelenke geschmeidig und funktionstüchtig bleiben.

4. Sanfte Mobilisierung der Wirbelsäule :

- ○ **Mobilisierung des Rumpfes** : Bei immobilisierten oder sedierten Patienten ist es wichtig, den Rumpf passiv zu mobilisieren, um eine Versteifung der Wirbelsäule zu vermeiden und die Lungenventilation zu verbessern.

Vorteile der passiven Mobilisierung

Die passive Mobilisierung bietet mehrere langfristige Vorteile, darunter :

- **Erhalt der Gewebequalität**: Muskeln, Schnen und Bänder bleiben weich und elastisch, wodurch Verkürzungen vermieden werden, die die Bewegungsfreiheit einschränken.
- Schmerzlinderung: Auch ohne aktive Bewegungen kann die passive Mobilisierung dazu beitragen, bestimmte durch Immobilität verursachte Gelenkschmerzen zu lindern.
- **Dekubitusprophylaxe**: Durch regelmäßiges Wechseln der Druckpunkte durch Mobilisierung der Gliedmaßen wird die Blutzirkulation verbessert, wodurch das Risiko der Bildung von Dekubitus verringert wird.

Aktive Mobilisierung: willentliche Beanspruchung der Muskeln

Die **aktive Mobilisierung** beinhaltet die aktive Beteiligung des Patienten. Im Gegensatz zur passiven Mobilisierung, bei der die Pflegekraft die Bewegungen ausführt, führt der Patient die Bewegungen willentlich selbst aus. Diese Technik wird bei Patienten angewendet, die sich auch nur teilweise bewegen können, und ist ein zentraler Schritt in der **funktionellen Rehabilitation**. Sie hilft, **die Muskeln** zu **stärken**, **die Koordination wiederherzustellen** und **die Ausdauer** zu **verbessern**.

Die Ziele der aktiven Mobilisierung

Die aktive Mobilisierung hat mehrere spezifische Ziele:

- **Muskelaufbau**: Durch die aktive Beanspruchung der Muskeln verbessert der Patient allmählich seine

253

Muskelkraft und verhindert die Atrophie aufgrund von Immobilität.

- **Verbesserung der Koordination**: Durch aktive Bewegungen kann der Patient die Koordination und Kontrolle über seine Bewegungen wiedererlangen, die nach einer Zeit der Immobilisierung oder nach einem Unfall oft beeinträchtigt sind.
- **Vorbereitung auf funktionelle Selbstständigkeit**: Aktive Übungen bereiten den Patienten darauf vor, alltägliche Handlungen (Aufstehen, Gehen, einen Gegenstand halten) selbstständig auszuführen.

Techniken der aktiven Mobilisierung

Die Übungen zur aktiven Mobilisierung können je nach den Fähigkeiten des Patienten mit oder ohne Widerstand durchgeführt werden. Die Rolle der Pflegekraft oder des Physiotherapeuten besteht darin, den Patienten bei der korrekten Ausführung der Bewegungen zu begleiten und anzuleiten und dabei auf eine angemessene Progression zu achten.

1. **Übungen ohne Widerstand** :

   ○ **Beugen und Strecken der Gliedmaßen**: Der Patient führt einfache Bewegungen wie das Beugen und Strecken der Arme oder Beine ohne äußeren Widerstand aus. Diese Übungen zielen auf die Wiederherstellung der grundlegenden Gelenkbeweglichkeit ab.
   ○ **Mobilisierung von Schultern und Hüften**: Die großen Gelenke wie Schultern und Hüften werden durch willkürliche Dreh- und Hebebewegungen mobilisiert.

2. **Übungen mit leichtem Widerstand** :

   ○ **Verwendung von Gummibändern oder leichten Gewichten**: Um die Muskeln allmählich zu

254

stärken, können Übungen mit **Gummibändern** oder kleinen Gewichten in das Programm der aktiven Mobilisierung integriert werden. Diese Bewegungen helfen, die Muskelkraft wiederherzustellen und die Ausdauer zu verbessern.

○ **Bewegungen gegen manuellen Widerstand**: Manchmal kann der Physiotherapeut bei bestimmten Bewegungen einen leichten Widerstand anwenden, um die Muskeln des Patienten stärker zu beanspruchen.

3. Funktionelle Übungen :

○ **Wiedererlernen von alltäglichen Handlungen** : Aktive Mobilisierungsübungen umfassen Bewegungen, die darauf abzielen, die funktionellen Alltagsgesten wie Aufstehen, Hinsetzen, Gehen oder Greifen von Gegenständen wiederherzustellen. Dadurch kann der Patient seine Selbstständigkeit wiedererlangen.

4. Koordinations- und Gleichgewichtsübungen :

○ **Stärkung der Stabilität**: Für Patienten, die sich nach einem Schlaganfall oder einer neurologischen Beeinträchtigung in der Rehabilitation befinden, sind Koordinations- und Gleichgewichtsübungen von entscheidender Bedeutung, um die Kontrolle über die Bewegungen wiederzuerlangen und Stürze zu vermeiden.

Nutzen der aktiven Mobilisierung

Die Vorteile der aktiven Mobilisierung sind zahlreich :

- **Progressiver Muskelaufbau**: Die Muskeln gewinnen allmählich ihre Kraft zurück, was für die funktionelle Erholung von entscheidender Bedeutung ist.
- **Verbesserung der Ausdauer**: Durch regelmäßige Wiederholung der Bewegungen steigert der Patient seine muskuläre und kardiorespiratorische Ausdauer.
- Vermeidung **von Steifheit**: Die aktiv beanspruchten Gelenke und Muskeln erhalten ihren normalen Bewegungsumfang zurück, wodurch Steifheit oder Verspannungen vermieden werden.

Kombination von passiver und aktiver Mobilisierung für eine optimale Rehabilitation

Passive und **aktive Mobilisierung** schließen sich nicht gegenseitig aus. Sie werden in einem Rehabilitationsprogramm häufig ergänzend eingesetzt. Die **passive Mobilisierung** ist ideal für Patienten, die sich nicht selbst bewegen können, während die **aktive Mobilisierung** eingeführt wird, sobald der Patient beginnt, seine motorischen Fähigkeiten wiederzuerlangen. Durch die Kombination beider Techniken kann eine optimale Wiederherstellung von Mobilität, Kraft und Selbstständigkeit gewährleistet werden.

Progression von passiver zu aktiver Mobilisierung

In einem Rehabilitationsprogramm erfolgt der Übergang von der passiven zur aktiven Mobilisierung schrittweise. Der Physiotherapeut beginnt in der Regel mit passiven Übungen, wenn der Patient zu schwach oder nicht in der Lage ist, sich zu bewegen, und führt dann mit zunehmender Verbesserung der körperlichen Fähigkeiten schrittweise aktive Übungen ein. Diese

Vorgehensweise gewährleistet eine sichere und schrittweise Rehabilitation.

- Zusammenarbeit mit Physiotherapeuten bei Rehabilitationsübungen

Die **Zusammenarbeit mit Physiotherapeuten** bei der Durchführung von Rehabilitationsübungen ist entscheidend, um eine umfassende, wirksame und sichere Betreuung von Patienten in der Rehabilitationsphase zu gewährleisten. Ob nach einem chirurgischen Eingriff, einem Unfall, einem Schlaganfall oder im Rahmen einer chronischen Krankheit - die körperliche Rehabilitation ist ein grundlegender Pfeiler für die Wiederherstellung der Mobilität, der Muskelkraft, des Gleichgewichts und letztlich der Selbstständigkeit der Patienten. Dieser Rehabilitationsprozess beruht nicht allein auf der Arbeit des Physiotherapeuten, sondern setzt eine **enge Koordination zwischen dem Pflegeteam, den Pflegehelfern, den Krankenschwestern und den Ärzten** voraus, um eine optimale Rehabilitation zu gewährleisten.

Warum ist Zusammenarbeit entscheidend?

Die Rehabilitation ist ein **multidisziplinärer** Prozess, der auf einer reibungslosen Interaktion zwischen den verschiedenen Mitgliedern des Behandlungsteams beruht. Der Physiotherapeut ist der Spezialist für Bewegung, Mobilität und körperliche Rehabilitation. Um optimale Ergebnisse zu erzielen, müssen seine Maßnahmen jedoch von den anderen Gesundheitsfachkräften, die den Patienten im Alltag begleiten, unterstützt und verlängert werden.

Kontinuität der Pflege

Die Rehabilitationsübungen beschränken sich nicht auf die Sitzungen der Krankengymnastik. Neben den Zeiten, die Sie mit

257

dem Physiotherapeuten verbringen, spielen auch andere Pflegekräfte eine Schlüsselrolle, indem sie den Patienten ermutigen, **bestimmte Übungen durchzuführen** oder den ganzen Tag über **eine korrekte Körperhaltung beizubehalten**. Diese Kontinuität der Pflege ist von entscheidender Bedeutung, um zu verhindern, dass die in den Sitzungen erworbenen Vorteile verloren gehen, und um die erzielten Fortschritte zu verstärken.

- **Unterstützung bei täglichen Übungen** : Ein Patient, der z. B. wieder laufen oder aufstehen lernt, muss bestimmte Bewegungen möglicherweise mehrmals täglich wiederholen. Pflegehilfskräfte können dabei helfen, die vom Physiotherapeuten verordneten Übungen, wie z. B. Beugen der Gliedmaßen oder Streckübungen, auch außerhalb der offiziellen Sitzungen in die Praxis umzusetzen.

Vermeidung von Komplikationen

Die Zusammenarbeit zwischen dem Physiotherapeuten und dem Pflegeteam trägt auch dazu bei, immobilitätsbedingten Komplikationen wie **Druckgeschwüren**, **Kontrakturen** und **tiefen Venenthrombosen** vorzubeugen. Das Pflegeteam spielt bei der Prävention dieser Komplikationen eine entscheidende Rolle, indem es die Entwicklung des Patienten überwacht und die Anweisungen des Physiotherapeuten umsetzt.

- **Korrekte Lagerung**: Das Pflegepersonal kann unter Befolgung der Anweisungen des Physiotherapeuten darauf achten, dass der Patient nach jeder Reha-Maßnahme oder bei Bewegungslosigkeit korrekt gelagert wird, um die Entstehung von Druckstellen oder Gelenkversteifungen zu vermeiden.

Individuelle Anpassung der Pflege

Der Physiotherapeut entwirft **individuelle Rehabilitationsprotokolle**, die auf den Gesundheitszustand des

Patienten, seine Fähigkeiten und seine Bedürfnisse **abgestimmt** sind. Das Pflegeteam, das viel Zeit mit dem Patienten verbringt, kann jedoch wertvolle Informationen über die tatsächlichen funktionellen Fähigkeiten des Patienten und seine Reaktionen auf die Übungen liefern. Dies ermöglicht es dem Physiotherapeuten, das Rehabilitationsprogramm so anzupassen, dass es **progressiv und angemessen** ist.

- **Feedback**: Krankenschwestern und Pflegehelfer können beobachten, ob der Patient besondere Schwierigkeiten mit bestimmten Übungen hat oder ob er nach einer Sitzung Anzeichen von Unbehagen, Müdigkeit oder Schmerzen zeigt. Dieses **kontinuierliche Feedback** ermöglicht es, die Übungen an die klinische Entwicklung anzupassen.

Die Rolle der Pflegekräfte in der Rehabilitation

Pflegekräfte, insbesondere Krankenpflegehelfer und Krankenschwestern, nehmen bei der täglichen Unterstützung der Patienten bei der Rehabilitation eine zentrale Rolle ein. Durch die Zusammenarbeit mit den Physiotherapeuten stellen sie sicher, dass die Übungen und Anweisungen, die gegeben werden, auch in den Zeiten, in denen der Physiotherapeut nicht anwesend ist, befolgt und umgesetzt werden.

Ermutigen Sie den Patienten zur aktiven Teilnahme

Die Pflegekräfte sind oft den ganzen Tag über die ersten Ansprechpartner des Patienten. Sie haben die Aufgabe, den Patienten zu motivieren und zu ermutigen, sich aktiv an seiner Rehabilitation zu beteiligen. Dies kann sich in verbaler Ermutigung äußern, aber auch in körperlicher Unterstützung, um dem Patienten bei einfachen Bewegungen wie Aufstehen, Gehen oder dem Bewegen von Gliedmaßen zu helfen.

- **Kontinuierliche Motivation**: Moral und Motivation sind Schlüsselfaktoren im Rehabilitationsprozess. Manche Patienten können entmutigt oder ängstlich sein, weil sie nur langsam Fortschritte machen. Die psychologische Unterstützung und Motivation durch das Pflegepersonal hilft dabei, das Engagement des Patienten für die Rehabilitation aufrechtzuerhalten.

Helfen Sie bei der Mobilisierung von Patienten

In manchen Fällen können Patienten sich nicht selbst mobilisieren und benötigen Hilfe beim Aufstehen, Gehen oder sogar beim Bewegen im Bett. Das Pflegepersonal, das in **Mobilisierungstechniken** geschult ist, arbeitet mit Physiotherapeuten zusammen, um sicherzustellen, dass diese Bewegungen sicher ausgeführt werden.

- **Techniken für einen sicheren Umgang**: Das Pflegepersonal sollte geeignete Techniken zur Mobilisierung von Patienten anwenden und dabei die Protokolle der Physiotherapie befolgen, um Verletzungen sowohl bei sich selbst als auch bei den Patienten zu vermeiden. Dazu gehören die korrekte Neupositionierung im Bett, die Verwendung von Mobilitätshilfen und die Begleitung bei der Fortbewegung.

Durchführung einfacher Übungen außerhalb der Physiotherapie-Sitzungen

Das Pflegepersonal kann dem Patienten auch bei einigen einfachen Übungen helfen, die der Physiotherapeut verschrieben hat, z. B. bei **passiven Mobilisationsübungen** oder **sanften Dehnungsübungen**. Diese Übungen, die mehrmals täglich durchgeführt werden, verstärken die Wirksamkeit der Krankengymnastik.

- **Passive Mobilisierung**: Wenn der Patient noch nicht in der Lage ist, sich selbst zu bewegen, kann das Pflegepersonal passive Bewegungen durchführen, z. B. Beugen der Gliedmaßen oder Mobilisierung der Gelenke, um Steifheit zu verhindern und die Flexibilität von Muskeln und Gelenken zu erhalten.

Anwendung von Rehabilitationsgeräten

Physiotherapeuten können die Verwendung von **Stützvorrichtungen** wie Orthesen, Kissen oder Zuggurten empfehlen, um die Rehabilitation zu unterstützen. Die Pflegekräfte sind dafür verantwortlich, diese Vorrichtungen **anzubringen** und an die Bedürfnisse des Patienten **anzupassen**. Ihre Aufgabe ist es auch, dafür zu sorgen, dass diese Hilfsmittel richtig angewendet werden und nicht zu Beschwerden oder Komplikationen führen.

- **Überwachung und Anpassung** : Das Pflegepersonal sollte überwachen, ob der Patient die Rehabilitationshilfsmittel gut verträgt, und sicherstellen, dass sie richtig angepasst sind, um die Genesung zu fördern und Schmerzen oder Irritationen zu vermeiden.

Fließende Kommunikation und Pflegeplanung

Die **reibungslose Kommunikation** zwischen Pflegekräften und Physiotherapeuten ist ein entscheidender Aspekt der Zusammenarbeit. Durch den regelmäßigen Austausch können die Rehabilitationssitzungen optimiert werden und es wird sichergestellt, dass die Bedürfnisse des Patienten bei der täglichen Pflege berücksichtigt werden.

Regelmäßige und genaue Übertragungen

Physiotherapeuten müssen wissen, wie sich der Patient täglich entwickelt und welche Fortschritte er macht oder welche Schwierigkeiten er hat. Das Pflegepersonal muss daher **genaue Informationen** über den Zustand des Patienten **übermitteln**, wie z. B. das Auftreten von Schmerzen, Steifheit oder Verbesserungen bei den Bewegungen. Dieses Feedback ermöglicht es dem Physiotherapeuten, sein Programm in Echtzeit anzupassen.

- **Ausführliche Berichte** : Bei Schichtwechseln oder Teambesprechungen müssen die Pflegekräfte alle Veränderungen im Gesundheitszustand des Patienten melden, z. B. erhöhte Müdigkeit oder eine deutliche Verbesserung der Mobilität. Diese Zusammenarbeit gewährleistet eine einheitliche und reaktionsschnelle Pflege.

Organisation der Pflege rund um die Rehabilitation

Die tägliche Pflegeplanung sollte so organisiert werden, dass die Rehabilitationssitzungen gefördert und die Anweisungen des Physiotherapeuten befolgt werden. Dies bedeutet, dass vor und nach den Sitzungen **Ruhezeiten** eingeplant werden müssen, um eine übermäßige Ermüdung des Patienten zu vermeiden, während gleichzeitig ein angepasstes **Tempo** der körperlichen Aktivität beibehalten wird, um die Erholung zu fördern.

- **Planung von Aktivitäten**: Durch die Beachtung von Ruhezeiten und Rehabilitationszeiten können Pflegekräfte verhindern, dass sich medizinische Versorgung (wie Verbände oder Hygiene) und Rehabilitationsübungen überschneiden.

Narbenmanagement und Verwendung von Kompressionskleidung

- Hypertrophe Narbenbildung verhindern

Die **Vermeidung hypertropher Narben** ist ein entscheidendes Thema bei der Behandlung von Patienten, die Hautverletzungen, Verbrennungen oder chirurgische Eingriffe erlitten haben. Hypertrophe Narben sind durch eine **übermäßige Vermehrung des Narbengewebes** gekennzeichnet, das dick, erhaben und manchmal schmerzhaft wird. Im Gegensatz zu normalen Narben flachen sie sich mit der Zeit nicht ab und können zu ästhetischen und funktionellen Komplikationen führen. Um ihre Entstehung zu verhindern, ist ein proaktiver Ansatz erforderlich, der eine sorgfältige Hautpflege, gezielte therapeutische Maßnahmen und eine regelmäßige Überwachung der Risikobereiche umfasst.

Die Entstehung hypertropher Narben verstehen

Hypertrophe Narben entstehen, wenn der normale Heilungsprozess gestört ist. Nach einer Hautverletzung repariert der Körper die Haut durch die Produktion von Kollagen, einem Strukturprotein, das dabei hilft, die Wunde zu schließen und zu verstärken. Bei einer hypertrophen Narbe wird diese Kollagenproduktion **übermäßig stark**, sodass sich **über** der Wunde Narbengewebe ansammelt. Dies führt zu einer **dicken, roten, erhabenen** Narbe, die oft mit Juckreiz, Schmerzen und manchmal Bewegungseinschränkungen verbunden ist, wenn sie sich in der Nähe eines Gelenks befindet.

Faktoren, die hypertrophe Narben begünstigen

Es gibt mehrere Faktoren, die das Risiko einer hypertrophen Narbenbildung erhöhen können:

*   **Schwere oder tiefe Verbrennungen**: Verbrennungen zweiten oder dritten Grades sind besonders gefährdet, da sie mehrere Hautschichten betreffen.
*   **Spannung auf der** Wunde: Wenn die Wunde unter Spannung heilt, z. B. an einem Gelenk oder in einem Bereich mit großer Beweglichkeit, fördert dies die Bildung von dicken Narben.
*   **Genetische Veranlagung**: Einige Patienten sind von Natur aus anfälliger für hypertrophe Narben, insbesondere Menschen mit dunklerer Hautfarbe.
*   **Infektion oder verlängerte Wundheilung** : Eine durch eine Infektion gestörte Wundheilung oder ein verzögerter

Wundverschluss können die übermäßige Bildung von Narbengewebe begünstigen.

Strategien zur Verhinderung hypertropher Narben

Die Vorbeugung hypertropher Narben beruht auf mehreren Schlüsselinterventionen, die darauf abzielen, die Wundheilung zu **optimieren** und die Überproduktion von Kollagen in der Wunde zu begrenzen. Es ist von entscheidender Bedeutung, bereits zu Beginn des Heilungsprozesses einzugreifen, um die Entstehung dicker und unregelmäßiger Narben zu verhindern.

Strenge Hautpflege während der Wundheilung

Der erste Schritt zur Verhinderung hypertropher Narben besteht in der **richtigen Pflege der Wunde** während der anfänglichen Heilungsphase. Die Haut sollte sauber gehalten und mit Feuchtigkeit versorgt werden, um Entzündungen zu reduzieren und die normale Regeneration des Gewebes zu fördern.

- **Regelmäßige Feuchtigkeitszufuhr**: Das Auftragen von unparfümierten Feuchtigkeitscremes oder -gelen hilft, die Haut während der Wundheilung geschmeidig zu halten. Trockene Haut ist anfälliger für Risse und abnormale Narbenbildung. Produkte auf Silikonbasis, wie Gele oder Silikonfolien, sind besonders wirksam, um hypertrophe Narbenbildung zu verhindern.
- **Infektionsschutz**: Die Vermeidung von Infektionen ist entscheidend, da sie den Heilungsprozess verlängern und die Entzündungsreaktion verschlimmern können, wodurch die Bildung dicker Narben begünstigt wird. Verbände sollten unter aseptischen Bedingungen regelmäßig gewechselt werden.

Kompression: eine bewährte Präventionstechnik

Die Verwendung von **Kompressionskleidung** ist eine häufig angewandte Methode, insbesondere bei Patienten, die Verbrennungen erlitten haben. Die Kompression hilft, **die Blutzufuhr** in den Narbenbereich zu **verringern**, wodurch die übermäßige Kollagenvermehrung eingeschränkt und eine flachere, weniger sichtbare Narbe gefördert wird.

- **Kompressionskleidung bei Verbrennungen**: Bei Patienten mit schweren Verbrennungen wird häufig maßgefertigte Kompressionskleidung verwendet, sobald die Wunde geschlossen ist. Sie müssen mehrere Stunden am Tag oder sogar durchgehend über mehrere Monate getragen werden, um wirksam zu sein.
- **Kompressionsbinden**: Bei postoperativen Narben oder nach kleineren Verletzungen können Kompressionsbinden oder elastische Verbände angelegt werden, um einen leichten Druck auf die sich bildende Narbe auszuüben.

Anwendung von Silikon bei Narben

Silikongele und -folien werden häufig zur Vorbeugung und Behandlung von hypertrophen Narben eingesetzt. Silikon ist ein Material, das die Narbe mit Feuchtigkeit versorgt und gleichzeitig eine okklusive Umgebung aufrechterhält, was dazu beiträgt, die Kollagenproduktion zu regulieren.

- **Silikonfolien**: Sie werden direkt auf die Narbe gelegt, üben einen leichten Druck aus und halten den Feuchtigkeitsgehalt der Narbe optimal. Ihre regelmäßige Anwendung über mehrere Monate nach dem Schließen der Wunde kann die Größe und Dicke der Narbe verringern.
- **Silikongele**: Gele sind eine praktische Alternative zu Silikonfolien, da sie auch auf unregelmäßigere oder schwer zugängliche Bereiche wie Gelenkfalten oder bewegliche Stellen aufgetragen werden können.

Therapeutische Massagen

Die **Narbenmassage** ist eine einfache, aber wirksame Technik, um hypertrophen Narben vorzubeugen. Regelmäßige Massagen, wenn sie nach dem Schließen der Wunde durchgeführt werden, helfen, **das Narbengewebe aufzuweichen** und die lokale Durchblutung zu verbessern, wodurch die übermäßige Ansammlung von Kollagen eingeschränkt wird.

- **Häufigkeit und Technik der Massage**: Die Massagen sollten mehrmals täglich mit mäßigem Druck durchgeführt werden, um das Narbengewebe zu mobilisieren, ohne Schmerzen zu verursachen. Eine kreisförmige Massage der Narbe hilft, die Spannung zu verringern und der Bildung einer erhöhten Narbe vorzubeugen.

Kontrolle von Bewegungen und Schutz von Risikobereichen

Der **mechanische Schutz** der Narbe ist ebenfalls wichtig. In Bereichen, in denen die Haut häufigen Spannungen oder Bewegungen ausgesetzt ist (z. B. Gelenke oder Reibungsstellen), besteht ein höheres Risiko, dass sich hypertrophe Narben entwickeln.

- **Schienen und Ruhigstellung**: In manchen Fällen kann das Tragen von Schienen oder anderen vorübergehenden Ruhigstellungsvorrichtungen empfohlen werden, um die Spannung auf die Wunde zu minimieren, insbesondere nach einer Operation.
- **Vermeiden Sie Sonneneinstrahlung**: Junge Narben sind empfindlich gegenüber UV-Strahlen, die die Entzündung verschlimmern und zu einer Verfärbung oder abnormalen Pigmentierung führen können. Die Verwendung von Sonnencremes mit hohem Lichtschutzfaktor oder das Abdecken der Narbe sind in den ersten Monaten nach der Wundheilung unerlässlich.

Zusätzliche medizinische Behandlungen zur Verhinderung hypertropher Narben

Wenn sich trotz der vorbeugenden Maßnahmen eine hypertrophe Narbe zu bilden beginnt, können fortschrittlichere medizinische Behandlungen in Betracht gezogen werden, um das Fortschreiten der Narbe zu kontrollieren.

Injektionen von Kortikoiden

Kortikosteroidinjektionen sind eine häufig angewandte Behandlungsoption zur Reduzierung bereits entstandener oder sich bildender hypertropher Narben. Diese Injektionen wirken, indem sie **die Entzündung reduzieren** und die Kollagenproduktion in der Narbe einschränken.

- **Die Dicke der Narbe verringern**: Durch die Verringerung **der** Aktivität der für die Kollagenproduktion verantwortlichen Fibroblasten helfen Kortikoidinjektionen, die Narbe abzuflachen und geschmeidiger zu machen.

Lasertherapie

Laser sind eine weitere Technik, die zur Umformung hypertropher Narben und zur Verbesserung ihres Aussehens eingesetzt wird. Fraktionierte Laser beispielsweise regen die Regeneration der Hautzellen an und reduzieren gleichzeitig die Vermehrung von Narbengewebe.

- **Wirkung auf Textur und Farbe**: Der Laser kann auch helfen, die Rötung hypertropher Narben zu mildern und gleichzeitig die Oberfläche des Narbengewebes zu glätten.

Kryotherapie

Kryotherapie, bei der flüssiger Stickstoff auf die Narbe aufgebracht wird, kann verwendet werden, um die Größe hypertropher Narben zu verringern, indem die Zellen, die für die Überproduktion von Kollagen verantwortlich sind, zerstört werden.

Regelmäßige Überwachung und langfristiges Management

Die Vorbeugung gegen hypertrophe Narben endet nicht, wenn die Wunde geschlossen ist. Eine **langfristige Nachsorge** ist unerlässlich, um die Entwicklung der Narbe zu überwachen, die Behandlung anzupassen und einer Verschlechterung vorzubeugen. Patienten mit einem hohen Risiko für hypertrophe Narben sollten nach der Wundheilung noch mehrere Monate oder sogar Jahre lang von ihrem medizinischen Team engmaschig überwacht werden.

Regelmäßige Neubewertung

Die Narbe sollte regelmäßig neu beurteilt werden, um ihr Aussehen, ihre Beschaffenheit und ihre Geschmeidigkeit zu überprüfen. Jede Veränderung, wie z. B. eine Verdickung oder eine verstärkte Rötung, sollte berücksichtigt werden, um die Behandlung anzupassen.

*   **Anpassung der Pflege**: Wenn die Narbe Anzeichen einer Hypertrophie zeigt, kann der Arzt zusätzliche Behandlungen empfehlen, z. B. Injektionen oder die Hinzufügung von physikalischen Therapien wie Massagen.

*   Rolle der Pflegekraft beim Anlegen und Überwachen von Kompressionskleidung

Die **Rolle der Pflegekraft beim Anlegen und Überwachen von Kompressionsbekleidung** ist bei der Behandlung von Patienten, die Verbrennungen oder größere chirurgische Eingriffe erlitten haben, von entscheidender Bedeutung. Diese Kleidungsstücke, die zur Verhinderung hypertropher Narbenbildung, zur Reduzierung von Ödemen und zur Förderung einer harmonischen Wundheilung eingesetzt werden, müssen richtig sitzen und regelmäßig getragen werden, um ihre Wirksamkeit zu gewährleisten. Die Pflegekraft spielt hierbei eine Schlüsselrolle, indem sie die richtige Anwendung dieser Hilfsmittel sicherstellt, ihre Verträglichkeit für den Patienten überwacht und sich an der täglichen Pflege beteiligt. Seine Wachsamkeit und sein Fachwissen tragen direkt zum Erfolg dieser posttraumatischen Behandlung bei.

Warum wird Kompressionskleidung verwendet?

Kompressionskleidung ist speziell dafür konzipiert, einen konstanten und kontrollierten Druck auf die vernarbten Bereiche des Körpers auszuüben. Dieser Druck reduziert die Blutzufuhr zum Narbengewebe und schränkt so die Überproduktion von Kollagen ein, das hauptverantwortlich für **hypertrophe Narben** ist. Diese Kleidungsstücke werden besonders für Patienten mit **schweren Verbrennungen** empfohlen, bei denen die übermäßige Bildung von Narbengewebe ein hohes Risiko darstellt, aber auch nach bestimmten chirurgischen Eingriffen wie Hauttransplantationen, Bauchdeckenplastiken oder Mastektomien.

Ziele von Kompressionskleidung

- **Hypertrophen Narben vorbeugen**: Durch den Druck, den die Kompressionskleidung ausübt, werden die Dicke und Höhe der Narben verringert, wodurch eine flachere und weichere Wundheilung gefördert wird.
- **Ödeme reduzieren**: Kompression hilft, die Ansammlung von Flüssigkeit im Gewebe zu begrenzen. Dies ist besonders wichtig nach Operationen oder ausgedehnten

Verbrennungen, wo Ödeme den Heilungsprozess behindern können.

- **Verbesserter Patientenkomfort**: Durch die Anwendung einer sanften, aber konstanten Kompression bieten diese Kleidungsstücke dem Narbengewebe Unterstützung und reduzieren so unangenehme, juckende oder ziehende Gefühle, die häufig mit der Wundheilung einhergehen.

Rolle der Pflegekraft beim Anlegen von Kompressionskleidung

Die Pflegekraft greift direkt in das Anlegen von Kompressionsbekleidung ein, insbesondere bei Patienten, die diese nicht selbstständig anlegen können oder Unterstützung benötigen, um sicherzustellen, dass die Vorrichtungen richtig positioniert sind. Eine genaue Passform ist entscheidend, um die Wirksamkeit der Kompression zu gewährleisten, ohne Beschwerden oder Komplikationen zu verursachen.

Beim Anziehen des Patienten helfen

Je nach Ausmaß der Narben können komprimierende Kleidungsstücke verschiedene Körperteile bedecken: Rumpf, Arme, Beine, Hals oder sogar das Gesicht. Sie müssen genau passen, um einen gleichmäßigen Druck zu gewährleisten, ohne dass Bereiche entstehen, die zu stark komprimiert werden oder scheuern.

- **Auf korrekten Sitz** achten: Die Pflegekraft sollte darauf achten, dass die Kompressionskleidung richtig sitzt, ohne Falten oder zu enge Stellen. Ein schlecht sitzendes Kleidungsstück kann zu Hautreizungen, Geschwüren oder ungleichmäßiger Kompression führen, die die Wirksamkeit der Behandlung einschränken.
- **Beachten Sie spezifische Protokolle**: Gemäß den medizinischen Empfehlungen sollte die Pflegekraft beim An- und Ausziehen von Kleidung ein genaues Protokoll

befolgen und dabei die spezifischen Bedürfnisse des Patienten berücksichtigen. Manche Patienten benötigen nur teilweise Hilfe, während andere, die bettlägerig sind oder schwere Verbrennungen haben, vollständige Hilfe benötigen.

Umgang mit Schmerzen und Unwohlsein

Das Tragen von Kompressionskleidung kann unangenehm sein, insbesondere zu Beginn der Behandlung, da das Narbengewebe oft empfindlich ist. Die Pflegekraft spielt eine wichtige Rolle bei **der Begleitung des Patienten**, indem sie sicherstellt, dass der **Patient** das Tragen dieser Hilfsmittel verträgt, und indem sie etwaige Beschwerden durch geringfügige Anpassungen oder Empfehlungen zur Verbesserung der Verträglichkeit lindert.

- **Den Patienten rückversichern und ermutigen** : Das kontinuierliche Tragen der Kompressionskleidung ist oft mehrere Monate lang erforderlich, was für manche Patienten schwer zu akzeptieren ist. Die Pflegekraft sollte eine psychologisch unterstützende Rolle spielen, indem sie den Patienten ermutigt, die Empfehlungen zu befolgen, und die langfristigen Vorteile für die Wundheilung erläutert.
- **Anzeichen von Beschwerden beurteilen**: Wenn der Patient über Schmerzen, Juckreiz oder ständiges Unbehagen klagt, sollte die Pflegekraft den betroffenen Bereich inspizieren und die Kompressionskleidung anpassen oder die Pflegekraft zur erneuten Beurteilung alarmieren.

Tägliche Überwachung der komprimierenden Kleidung

Sobald die Kompressionskleidung angelegt ist, ist der Pflegehelfer für ihre **tägliche Überwachung** verantwortlich. Er stellt sicher, dass der Patient sie korrekt und nach den vorgeschriebenen Zeiten trägt, und überwacht den Zustand der Haut unter der Kompression, um Komplikationen vorzubeugen.

Überwachung der Haut

Einer der wichtigsten Aspekte der Rolle der Pflegekraft besteht darin, regelmäßig den Zustand der Haut unter der Kompressionskleidung zu überprüfen. Die ständige Kompression kann zu **Reizungen**, **Geschwüren** oder sogar Infektionen führen, wenn Reibungsstellen entstehen. Die Pflegekraft sollte auf Anzeichen von Rötung, Mazeration oder Hautverletzungen achten.

- **Regelmäßige Hautinspektionen**: In Momenten, in denen die Kleidung abgelegt wird, z. B. zum Waschen oder zum Wechseln von Verbänden, sollte die Pflegekraft die Haut sorgfältig inspizieren, um sicherzustellen, dass sie gesund bleibt und keine Anzeichen von Entzündungen oder Verletzungen vorhanden sind. Jede Abweichung sollte der Pflegekraft oder dem Arzt mitgeteilt werden, damit die Behandlung angepasst werden kann.
- **Vermeidung von Irritationen**: Wenn Anzeichen von Reibung oder Irritationen auftreten, kann die Pflegekraft wie empfohlen schützende oder feuchtigkeitsspendende Cremes auf die Haut auftragen, um das Wohlbefinden des Patienten zu verbessern und Hautschäden vorzubeugen.

Pflege von komprimierender Kleidung

Kompressionskleidung muss regelmäßig gepflegt werden, um ihre Wirksamkeit und Sauberkeit zu erhalten. Die Pflegekraft spielt eine Rolle bei der Durchführung dieser Pflege, indem sie die Waschempfehlungen befolgt und dafür sorgt, dass der Patient bei Bedarf Ersatzkleidung erhält.

- **Regelmäßige Reinigung**: Kompressionskleidung muss häufig gewaschen werden, um die Ansammlung von Schweiß, Bakterien oder Hautrückständen zu vermeiden, die die Haut reizen können. Die Pflegekraft sollte die speziellen Anweisungen zum Waschen dieser Hilfsmittel befolgen (normalerweise von Hand mit lauwarmem Wasser und einer milden Seife).

- **Überprüfung der Abnutzung**: Mit der Zeit kann komprimierende Kleidung an Elastizität verlieren, was ihre Wirksamkeit beeinträchtigt. Die Pflegekraft sollte den Zustand der Kleidung überwachen und Anzeichen von Verschleiß oder Verlust der Kompressionskraft melden, damit die Kleidung ersetzt werden kann.

Ermutigen Sie den Patienten zur Mitarbeit

Das Tragen von Kompressionskleidung kann für den Patienten belastend sein, da er sie oft über lange Zeiträume, bis zu 23 Stunden am Tag, tragen muss. Die Pflegekraft spielt eine grundlegende Rolle dabei, den Patienten zu **ermutigen** und zu **motivieren**, sich an diese Empfehlungen zu halten, indem sie die langfristigen Vorteile erläutert und auf seine Bedenken eingeht.

Erklärung der Vorteile

Es ist entscheidend, dass der Patient versteht, warum es wichtig ist, diese Kleidung kontinuierlich zu tragen. Die Pflegekraft kann erklären, dass das regelmäßige Tragen der Kompressionskleidung das Risiko hypertropher Narben erheblich verringert und das Aussehen und die Funktion der Narben langfristig verbessert.

- **Psychologische Begleitung**: Bei Patienten, die sich frustriert oder entmutigt fühlen, sollte die Pflegekraft psychologische Unterstützung anbieten und dabei die erzielten Fortschritte und die im Laufe der Zeit sichtbaren Vorteile hervorheben.

Die Umgebung an den Komfort des Patienten anpassen

Die Pflegekraft kann dem Patienten auch dabei helfen, **seinen Alltag so anzupassen**, dass das Tragen der Kompressionskleidung leichter fällt. Dazu gehören praktische Empfehlungen, wie die Verwendung von Feuchtigkeitscremes oder die Anpassung der Tragezeiten der Kleidung an die Aktivitäten des Patienten.

- **Anpassen des Tragens an die täglichen Bedürfnisse** : Die Pflegekraft kann dem Patienten raten, die Kleidung bei bestimmten Tätigkeiten, z. B. beim Waschen oder bei der Körperpflege, vorübergehend abzulegen, wobei sie darauf achten sollte, dass die Zeiten ohne Kompression begrenzt bleiben, um die Wirksamkeit der Behandlung zu erhalten.

Die **Rolle der Pflegekraft** beim Anlegen und Überwachen von **Kompressionsbekleidung** ist von grundlegender Bedeutung für eine optimale Wundheilung bei Patienten nach Verbrennungen oder chirurgischen Eingriffen. Indem die Pflegekraft auf den korrekten Sitz dieser Kleidung achtet, den Zustand der Haut überwacht und den Patienten dazu anhält, die Empfehlungen zu befolgen, trägt sie direkt zur Vermeidung hypertropher Narben und zur Verbesserung des Komforts und der Lebensqualität des Patienten bei. Durch einen proaktiven Ansatz und eine sorgfältige Nachsorge hilft der Pflegehelfer, die Behandlungsergebnisse zu maximieren und eine harmonische Wundheilung zu gewährleisten.

- Den Patienten dabei begleiten, seine Narben zu akzeptieren und zu pflegen

Einen Patienten dabei zu begleiten, **seine Narben** zu **akzeptieren** und zu **pflegen**, ist ein heikler Prozess, der weit mehr als nur eine körperliche Behandlung beinhaltet. Narben, ob durch Verbrennungen, chirurgische Eingriffe oder Traumata verursacht, sind oft sichtbare Zeichen schmerzhafter körperlicher und emotionaler Belastungen. Die Begleitung des Patienten in diesem Zusammenhang erfordert einen ganzheitlichen Ansatz, der nicht nur die medizinische Dimension berücksichtigt, sondern auch die **psychologischen** und **emotionalen** Aspekte, die mit dem Körperbild und dem Selbstwertgefühl zusammenhängen. Die Rolle des Pflegepersonals, insbesondere der Pflegekraft, ist von entscheidender Bedeutung, um den Patienten auf diesem Weg zu leiten, zu unterstützen und zu beruhigen.

Verstehen, wie sich Narben auf den Patienten auswirken

Narben, insbesondere wenn sie großflächig oder sichtbar sind, können tiefgreifende Auswirkungen auf den Patienten haben. Neben körperlichen Aspekten wie Schmerzen, Juckreiz oder Funktionsbeeinträchtigungen können Narben auch das Selbstbild des Patienten beeinflussen. Narben können an ein **Trauma**, eine **Krankheit** oder einen **Unfall** erinnern und zu einem Hindernis für die Wiederaneignung des eigenen Körpers werden. Einige Narben, insbesondere im Gesicht, an den Händen oder anderen sichtbaren Bereichen, können als soziales Stigma wahrgenommen werden und zu Unbehagen, Angst oder Depressionen führen.

Psychologische und emotionale Auswirkungen

- **Verlust des Selbstvertrauens**: Sichtbare Narben, vor allem im Gesicht oder an den Gliedmaßen, können zu einem Verlust des Selbstwertgefühls führen. Einige Patienten vermeiden möglicherweise soziale Interaktionen, weil sie Angst vor dem Urteil oder der Reaktion anderer haben.
- **Gefühl der Scham oder Stigmatisierung**: Patienten, insbesondere Verbrennungsopfer, können sich angesichts ihres veränderten Aussehens schämen oder sogar beschämt sein. Sie können befürchten, anders wahrgenommen zu werden, was dazu führen kann, dass sie sich zurückziehen.

- **Reflexion eines Traumas**: Für manche Menschen ist eine Narbe weit mehr als nur ein physischer Marker; sie steht für ein emotionales Trauma, das schwer zu überwinden sein kann. Diese sichtbare Wunde erinnert sie ständig an den Unfall, die Krankheit oder den Eingriff, den sie erlitten haben.

Begleitung bei der Akzeptanz von Narben

Die Begleitung des Patienten bei der **Akzeptanz** seiner Narben ist ein schrittweiser Prozess, der auf einer ständigen psychologischen Unterstützung, einer Aufklärung über die richtige Pflege und einer Sensibilisierung für den natürlichen Verlauf der Narbenbildung beruht. Der Pflegekraft kommt in diesem Prozess eine Schlüsselrolle zu, indem sie im Alltag emotionale Unterstützung leistet und dem Patienten hilft, sich an die körperlichen Veränderungen anzupassen.

Zuhören und die Emotionen des Patienten erkennen

Der erste Schritt zur Akzeptanz von Narben ist das **Erkennen** der Gefühle, die sie beim Patienten auslösen. Die Pflegekraft sollte **einfühlsam** sein und eine Umgebung schaffen, in der sich der Patient frei fühlt, seine Gefühle auszudrücken, seien es Traurigkeit, Frustration oder Ängste. Auf die emotionalen Bedürfnisse des Patienten zu achten, ist genauso wichtig wie der Umgang mit den körperlichen Aspekten.

- **Vermeiden Sie es, die Gefühle des Patienten herunterzuspielen**: Es ist sehr wichtig, die Bedeutung der Narben für den Patienten nicht herunterzuspielen. Was für manche Menschen oberflächlich erscheint, ist für andere oft eine Quelle großer Not. Die Pflegekraft sollte diese Gefühle validieren und ihre Auswirkungen auf das Wohlbefinden des Patienten anerkennen.
- **Ermutigung zum Ausdruck von Gefühlen** : Es ist wichtig, den Patienten zu ermutigen, seine Ängste und Sorgen zu verbalisieren. Dies kann ihm helfen, sich

bewusst zu werden, dass seine Gefühle normal sind und dass er in diesem Prozess nicht allein ist.

Unterstützung des Körperbildes

Der Patient muss lernen, trotz der sichtbaren Narben **wieder eine positive Beziehung zu seinem Körper aufzubauen**. Die Pflegekraft spielt in Zusammenarbeit mit anderen Gesundheitsfachkräften wie Psychologen oder Fachkräften für ästhetische Rehabilitation eine wichtige Rolle, indem sie den Patienten bei diesem Prozess der Wiederaneignung seines Körpers begleitet.

- **Fortschritte hervorheben** : Das Hervorheben kleinerer Verbesserungen im Aussehen der Narbe oder in der körperlichen Funktion des Patienten kann eine Möglichkeit sein, eine positivere Wahrnehmung des eigenen Körpers zu fördern.
- **Beruhigung über die natürliche Entwicklung der Narben**: Viele Narben entwickeln sich im Laufe der Zeit positiv, werden unauffälliger und weniger störend. Es ist wichtig, den Patienten hinsichtlich dieser natürlichen Entwicklung zu beruhigen und ihm zu erklären, dass sich die Narbe allmählich bessern wird.

Über Narbenpflege aufklären

Ein entscheidender Teil der Betreuung des Patienten besteht darin, ihn darüber **aufzuklären**, wie **er** seine Narben pflegen kann, um ihr Aussehen und ihre Geschmeidigkeit zu verbessern. Wenn der Patient bei der Pflege aktiv ist, gewinnt er die Kontrolle über seinen Körper zurück, was die Akzeptanz der Narben erleichtern kann. Die Pflegekraft spielt bei dieser Aufklärung eine wesentliche Rolle, indem sie dafür sorgt, dass der Patient die Schritte und die Bedeutung der regelmäßigen Pflege versteht.

Tägliche Pflege von Narben

Narben erfordern eine besondere Pflege, um Komplikationen zu vermeiden und ihr Aussehen zu verbessern. Die Pflegekraft kann den Patienten bei der Einführung einer geeigneten Pflegeroutine anleiten, zu der auch das Befeuchten, Schützen und Massieren der Narben gehört.

- Feuchtigkeitsversorgung **und Hautschutz**: Das regelmäßige Auftragen von Feuchtigkeitscremes oder Silikonprodukten hilft, die Narbe geschmeidig zu halten und verhindert, dass die Haut austrocknet, was das Aussehen der Narbe verbessern kann. Die Pflegekraft sollte darauf achten, dass der Patient diese Produkte regelmäßig und angemessen aufträgt.
- **Narbenmassage**: Die Narbenmassage ist ein Schlüsselelement, um die Dicke und Steifheit der Narben zu verringern. Die Pflegekraft kann dem Patienten zeigen, wie er die Narbe sanft massiert, was auch dazu beitragen kann, den Juckreiz zu verringern und die Blutzirkulation im Narbenbereich zu verbessern.

Vermeidung von Komplikationen

Einige Narben, insbesondere hypertrophe oder keloide Narben, erfordern besondere Wachsamkeit. Die Pflegekraft muss darin geschult sein, **die Anzeichen einer abnormalen Narbenbildung** wie eine Verdickung oder eine anhaltende Rötung zu **erkennen,** um Komplikationen vorzubeugen.

- **Überwachung des Verlaufs**: Die regelmäßige **Überwachung** der Narbe ermöglicht es, frühe Anzeichen von Komplikationen zu erkennen. Wenn die Narbe ungewöhnlich dick oder schmerzhaft wird, muss die Pflegekraft das Pflegepersonal oder den Arzt informieren, damit die Behandlung angepasst werden kann, z. B. durch Anlegen von Kompressionsbekleidung oder spezifischere medizinische Eingriffe.

Förderung der Autonomie und der aktiven Beteiligung des Patienten

Die Ermutigung des Patienten, selbst aktiv an seiner Pflege mitzuwirken, ist für die Akzeptanz seiner Narben von entscheidender Bedeutung. Wenn der Patient in seine Pflege einbezogen wird, gewinnt er eine **Art Kontrolle** über seinen Körper zurück, was ihm sehr dabei helfen kann, ihn so zu akzeptieren, wie er ist.

Die Autonomie stärken

Die Pflegekraft kann dem Patienten helfen, Fertigkeiten in der Narbenpflege zu erwerben, indem sie ihm beibringt, wie er die tägliche Hygiene, das Auftragen von Feuchtigkeitsmitteln oder auch Massagetechniken selbstständig bewältigen kann.

- **Wiederholen und begleiten**: In der Anfangsphase kann die Pflegekraft den Patienten unterstützen, indem sie diese Handlungen mit ihm durchführt, und den Patienten dann allmählich ermutigen, sie allein durchzuführen. Dies fördert die Selbstständigkeit und stärkt das Vertrauen des Patienten in seine Fähigkeit, für sich selbst zu sorgen.

Langfristige psychologische Unterstützung

Schließlich sollte die Pflegekraft bedenken, dass die Akzeptanz von Narben ein **langfristiger Prozess** ist. Manche Patienten benötigen möglicherweise **psychologische Unterstützung**, um ihre Schwierigkeiten zu überwinden. Die Rolle des Pflegers besteht auch darin, den Patienten an Fachleute wie Psychologen oder Selbsthilfegruppen zu verweisen, wenn dies erforderlich ist.

- **Gesprächsgruppen oder Therapien** : Die Teilnahme an Gesprächsgruppen mit anderen Patienten, die ähnliche Narben haben, kann von Vorteil sein. Dadurch kann der Patient seine Erfahrungen austauschen, sich verstanden und unterstützt fühlen und Strategien finden, um seinen Körper besser zu akzeptieren.

Heimkehr und ambulante Nachsorge

- Vorbereitung des Patienten und seiner Familie auf die Rückkehr nach Hause

Die **Vorbereitung des Patienten und seiner Familie auf die Rückkehr** nach **Hause** ist ein entscheidender Schritt im Rehabilitationsprozess nach einem längeren Krankenhausaufenthalt, einer Operation oder einer schweren Krankheit. Diese Rückkehr kann ein freudiger Moment sein, der das Ende einer schwierigen Zeit markiert, aber auch eine Quelle der Angst für den Patienten und seine Angehörigen, die sich an neue Routinen der häuslichen Pflege und eine oftmals komplexe Organisation anpassen müssen. Die Begleitung durch das Pflegeteam, insbesondere durch den Pflegehelfer, ist von entscheidender Bedeutung, um einen reibungslosen und sicheren Übergang zu gewährleisten. Diese Vorbereitung beinhaltet nicht nur eine ausführliche Erklärung der durchzuführenden Pflege, sondern auch psychologische Unterstützung und eine auf die besonderen Bedürfnisse des Patienten zugeschnittene Aufklärung.

Verstehen Sie die besonderen Bedürfnisse des Patienten zu Hause

Jeder Patient hat spezifische Bedürfnisse, die von seinem Gesundheitszustand, dem Grad seiner Selbstständigkeit und den zu Hause erforderlichen Behandlungen oder Pflegemaßnahmen abhängen. Der erste Schritt der Vorbereitung besteht daher darin, **die individuelle Situation des Patienten** zu **beurteilen**. Ziel ist es, zu verstehen, welche Pflege er benötigen wird, welche technischen oder menschlichen Hilfen notwendig sind und welche potenziellen Anpassungen in der Wohnung vorgenommen werden müssen.

Bewertung der Autonomie des Patienten

Zunächst einmal ist es von entscheidender Bedeutung, den **Grad der Selbstständigkeit** des Patienten zu ermitteln. Daraus ergibt sich, welche Arten von Pflege er allein durchführen kann, bei welchen er Hilfe benötigt und ob er familiäre oder berufliche Unterstützung braucht. Die Pflegekraft beurteilt in Zusammenarbeit mit dem Pflegeteam, ob der Patient in der Lage ist, sich selbst zu mobilisieren, zu essen, Hygiene zu betreiben und seine medizinische Behandlung zu befolgen.

- **Funktionelle Fähigkeiten**: Kann er/sie alleine aufstehen? Benötigt er/sie Hilfe beim Gehen oder bei der Fortbewegung in der Wohnung? Kann sie/er sich selbstständig waschen oder ankleiden?
- **Befolgung von Behandlungen** : Ist er/sie in der Lage, ärztliche Anordnungen zu befolgen, z. B. seine/ihre Medikamente zu bestimmten Zeiten einzunehmen, oder muss er/sie dabei unterstützt werden?

Antizipation des Pflegebedarfs

Es ist wichtig, alle **täglichen Pflegemaßnahmen** aufzulisten, die der Patient je nach seinem Gesundheitszustand zu Hause erhalten muss. Dazu können Wundversorgung, Verabreichung von Medikamenten, spezielle Verbände oder auch Rehabilitationsübungen gehören. Jede Pflege erfordert eine klare und angemessene Anleitung, sowohl für den Patienten als auch für die Familie.

- **Wundversorgung**: Wenn eine lokale Wundversorgung erforderlich ist (Verbandswechsel, Desinfektion), ist es entscheidend, dass die Familie darin geschult wird, diese korrekt durchzuführen, um Infektionen zu vermeiden.
- **Umgang mit medizinischen Geräten**: Wenn der Patient mit einem bestimmten Gerät ausgestattet ist, z. B. mit einem Blasenkatheter, einer Infusion oder einem Katheter,

sollten die Betreuer und Krankenschwestern die Familie in der Überwachung und Pflege dieser Geräte schulen.

Informieren und schulen Sie die Familie über die häusliche Pflege

Die **Familie** spielt oft eine Schlüsselrolle bei der Rückkehr des Patienten nach Hause, insbesondere wenn der Patient an Selbstständigkeit verloren hat oder regelmäßige Pflege benötigt. Die Vorbereitung sollte eine angemessene **Schulung** der Angehörigen beinhalten, damit sie sich bei der Durchführung der Pflege und der Bewältigung der täglichen Bedürfnisse des Patienten wohlfühlen. Die Angehörigen sollten klar und verständlich informiert werden, gegebenenfalls mit praktischen Demonstrationen.

Erklären Sie die Pflege in einfachen Worten

Die Pflegekraft sollte **in** Zusammenarbeit mit dem Krankenpfleger darauf achten, **die Pflege in einfachen und konkreten Worten zu erklären**. Die medizinische Fachsprache kann für Laien manchmal schwer verständlich sein, daher ist es wichtig, die Rede an die Kenntnisse der Familie anzupassen. Jede Pflegemaßnahme, sei es ein Verband oder die Verwaltung einer Medikation, sollte klar beschrieben werden, indem die einzelnen Schritte detailliert aufgeführt und das Ziel jeder Maßnahme erläutert wird.

- **Praktische Demonstrationen**: Bei komplexen Pflegemaßnahmen wie einem Verbandswechsel oder dem Umgang mit einer Sonde können praktische Demonstrationen in Anwesenheit des Patienten und mit Unterstützung der Pflegekraft durchgeführt werden, damit die Familie zuschauen und Fragen stellen kann.
- **Erklärungsblätter**: Oft ist es hilfreich, schriftliche Erklärungsblätter auszuhändigen, die die durchzuführenden Pflegemaßnahmen zusammenfassen.

Dies hilft den Angehörigen, sich nach der Rückkehr nach Hause im Zweifelsfall auf die Anweisungen zu beziehen.

Gewährleistung der Überwachung und Verwaltung von Komplikationen

Die Familie sollte darin geschult werden, **Warnzeichen** oder Komplikationen zu **erkennen**, insbesondere im Hinblick auf die Wundheilung, Infektionen oder andere medizinische Probleme, die nach der Rückkehr nach Hause auftreten können. Es ist von entscheidender Bedeutung, dass die Familie weiß, wann sie das Pflegepersonal alarmieren oder einen Arzt aufsuchen muss.

- **Wundüberwachung**: Wenn eine Wundversorgung erforderlich ist, sollte die Familie in der Lage sein, Anzeichen einer Infektion zu erkennen, wie z. B. Rötung, Schwellung, abnormale Wärme oder Ausfluss.
- **Schmerzmanagement**: Die Angehörigen sollten auch über das Schmerzmanagement informiert werden und wissen, welche Medikamente sie verabreichen sollen und wie sie sich im Falle einer Verschlimmerung verhalten sollen.

Das Zuhause an die Bedürfnisse des Patienten anpassen

Die Rückkehr nach Hause erfordert manchmal **Anpassungen der Wohnung**, um den besonderen Bedürfnissen des Patienten gerecht zu werden, insbesondere wenn dieser in seiner Mobilität eingeschränkt ist oder Schwierigkeiten hat, sich selbstständig zu bewegen. Die Pflegekraft und andere Mitglieder des Pflegeteams sollten die häusliche Umgebung beurteilen und Anpassungen vorschlagen, um die Sicherheit und den Komfort des Patienten zu gewährleisten.

Technische Geräte und Hilfsmittel

Die Installation bestimmter **Hilfsmittel** kann notwendig sein, um das tägliche Leben des Patienten zu erleichtern und seine Sicherheit zu gewährleisten. Dazu gehören beispielsweise Haltegriffe, Duschsitze oder auch Pflegebetten. Die Pflegekraft sollte die Familie über diese Geräte, ihre Installation und ihre Verwendung informieren, um sicherzustellen, dass sie den Bedürfnissen des Patienten entsprechen.

- **Pflegebetten** : Für Patienten, die längere Zeit im Bett gepflegt werden müssen, kann zu Hause ein Pflegebett aufgestellt werden. Damit lässt sich die Höhe des Bettes verstellen, was die Arbeit von Pflegekräften und Angehörigen erleichtert und dem Patienten mehr Komfort bietet.
- **Mobilitätshilfen**: Gehhilfen, Rollstühle oder Krücken können erforderlich sein, um dem Patienten zu helfen, sich sicher im Haus zu bewegen.

Gestaltung von Lebensräumen

Die Organisation des Lebensraums muss neu überdacht werden, um den **neuen Bedürfnissen** des Patienten gerecht zu werden. Dies kann bedeuten, dass bestimmte Räume umgestaltet werden müssen, um Hindernisse zu vermeiden, dass das Bett in einen besser zugänglichen Raum verlegt wird oder dass die täglichen Bewegungen des Patienten vereinfacht werden.

- **Vermeiden von Stürzen** : Die Pflegekraft kann dazu raten, Teppiche oder andere Gegenstände auf dem Boden zu entfernen, die für einen Patienten mit Gehschwierigkeiten eine Sturzquelle darstellen könnten.
- **Zugang zu Annehmlichkeiten**: Es kann notwendig sein, das Badezimmer mit Haltegriffen auszustatten oder die Toilette so zu gestalten, dass der Patient sie leicht und sicher erreichen kann.

Den Patienten und seine Familie psychologisch unterstützen

Die Rückkehr nach Hause ist für den Patienten und seine Familie eine Zeit des **emotionalen Übergangs**. Nach einer oft stressigen und anstrengenden Zeit im Krankenhaus kann die Rückkehr nach Hause gemischte Gefühle auslösen: Erleichterung, aber auch Sorge vor der Verantwortung für die Pflege. Die Pflegekraft hat eine wichtige Rolle bei der psychologischen Unterstützung beider Seiten.

Den Patienten auf die Rehabilitation vorbereiten

Nach einem längeren Krankenhausaufenthalt kann der Patient manchmal Angst vor der Rückkehr nach Hause haben. Er kann befürchten, nicht ausreichend vorbereitet zu sein oder seinen Angehörigen zur Last zu fallen. Die Pflegekraft sollte ein offenes Ohr für diese Sorgen haben und **dem Patienten versichern**, dass er in der Lage ist, sich an die neue Situation anzupassen.

- **Autonomie stärken**: Die Pflegekraft kann den Patienten ermutigen, indem sie ihn an die Fortschritte erinnert, die er bereits gemacht hat, und ihm hilft zu verstehen, dass er auch zu Hause in der Lage sein wird, sich weiter zu verbessern.
- **Sorgen zerstreuen**: Es ist wichtig, den Patienten zu beruhigen, indem man ihm erklärt, dass er auch zu Hause durch regelmäßige Besuche von Krankenschwestern oder Physiotherapeuten unterstützt wird, wenn dies erforderlich ist.

Die Familie bei der Bewältigung von Emotionen begleiten

Die Rückkehr des Patienten nach Hause kann für die Familie stressig sein, da sie neue Verantwortlichkeiten übernehmen muss. Einige Familienmitglieder können sich mit der Pflege überfordert fühlen, insbesondere wenn sie keine Erfahrung in diesem Bereich haben. Die Pflegekraft sollte psychologische Unterstützung bieten, indem sie **ihre Ängste abbaut** und ihre Fragen beantwortet.

- **Dialog fördern**: Es ist wichtig, einen offenen Dialog mit der Familie zu fördern, indem man ihnen die Möglichkeit gibt, ihre Ängste zu äußern, und ihnen versichert, dass sie nicht allein sind. Der Pfleger kann sie an geeignete Haushaltshilfen oder Unterstützungsdienste verweisen.
- **Schwierigkeiten normalisieren**: Die Pflegekraft kann erklären, dass die Eingewöhnungsphase anfangs schwierig sein kann, dass dies aber Teil des Prozesses ist. Es ist normal, auf Hindernisse zu stoßen, aber diese können mit der richtigen Betreuung überwunden werden.

- Erziehung zur häuslichen Pflege: Verbände, Hygiene, Schmerzmanagement

Die **häusliche Pflegeerziehung** ist ein grundlegendes Element beim Übergang vom Krankenhaus in die häusliche Umgebung, insbesondere bei Patienten, die eine längere Pflege benötigen, wie z. B. Verbandswechsel, Körperpflege und Schmerzkontrolle. Diese Erziehung zielt darauf ab, **den Patienten** und seine Angehörigen zu befähigen und gleichzeitig eine qualitativ hochwertige Pflegekontinuität zu gewährleisten, um die Genesung und das Wohlbefinden zu fördern. Die Pflegekraft spielt in Zusammenarbeit mit dem medizinischen Team eine wesentliche Rolle in diesem Erziehungsprozess, indem sie das notwendige Wissen vermittelt und persönliche Unterstützung anbietet.

Pflaster: Gewährleistung einer optimalen Wundheilung

Der Wechsel von **Verbänden** ist oft einer der heikelsten Aspekte der häuslichen Pflege. Eine schlecht gepflegte Wunde oder unangemessene Handgriffe können zu Komplikationen wie Infektionen oder hypertrophen Narben führen. Die Aufklärung über die Wundpflege muss daher präzise und zugänglich sein, mit besonderem Augenmerk auf **Hygiene**, **Technik** und **Häufigkeit der Pflege**.

Hygieneprinzipien vor und während der Pflege

Vor jeder Handhabung ist es von größter Wichtigkeit, strenge **Hygienemaßnahmen** einzuhalten, um eine Kontamination der Wunde zu vermeiden. Die Pflegekraft sollte den Angehörigen des Patienten oder dem Patienten selbst die Bedeutung dieser Maßnahmen erläutern.

- **Händewaschen**: Bestehen Sie vor jedem Verbandswechsel auf gründlichem Händewaschen mit Wasser und Seife, gefolgt vom Abtrocknen mit sauberen Handtüchern. Falls verfügbar, **kann** die Verwendung von hydroalkoholischem **Gel** eine Ergänzung zum Händewaschen sein.
- **Verwendung von Handschuhen** : Es muss unbedingt erklärt werden, dass beim Umgang mit der Wunde sterile Einmalhandschuhe verwendet werden müssen. Die Pflegekraft kann zeigen, wie die Handschuhe auf hygienische Weise angezogen werden, ohne die Außenseite des Handschuhs zu berühren.

Der Prozess des Verbandswechsels

Die Pflegekraft sollte klare und detaillierte Anweisungen zum Ablauf des Verbandwechsels geben und dabei darauf achten, jeden Schritt zu demonstrieren, wenn möglich, bevor der Patient oder seine Angehörigen diese Handgriffe allein ausführen.

- **Entfernen des alten Verbands**: Zeigen Sie, wie der alte Verband vorsichtig entfernt wird, ohne übermäßige Schmerzen zu verursachen oder die Wunde zu beschädigen. Bei Schorf, der am Verband haftet, kann eine **Kochsalzlösung** oder lauwarmes Wasser verwendet werden, um das Entfernen zu erleichtern.
- **Wundreinigung**: Erklären Sie die Bedeutung einer **sanften Reinigung** der Wunde mit einer sterilen Lösung, z. B. Kochsalzlösung. Es wird empfohlen, mit einer sterilen Gaze sanft um die Wunde herum zu wischen, ohne zu reiben.
- **Anlegen des neuen Verbands**: Zeigen Sie, wie Sie den neuen Verband so anlegen, dass er gut sitzt, aber nicht zu fest ist. Je nach Art der Wunde kann es sich dabei um **trockene**, fettige **oder spezielle Verbände** wie Alginate oder Hydrokolloide handeln. Es ist wichtig, die Verwendung jeder Art von Verband und seine spezifischen Indikationen zu erklären.

Überwachung auf Anzeichen einer Infektion

Die Pflegekraft sollte auf einer regelmäßigen Überwachung der Wunde bestehen und erklären, welche Anzeichen einer Infektion den Patienten oder seine Angehörigen alarmieren sollten. Zu diesen Anzeichen können gehören:

- **Rötung oder Schwellung**: Eine zunehmende Rötung oder Schwellung um die Wunde herum kann ein Anzeichen für eine Infektion sein.
- **Abnormaler Ausfluss**: Eiter, ein unangenehmer Geruch oder ein gelber oder grüner Ausfluss sind ein wichtiger Indikator.
- **Fieber oder starke Schmerzen**: Das Auftreten von Fieber oder ungewöhnlichen, starken Schmerzen sollte ebenfalls

umgehend einer medizinischen Fachkraft mitgeteilt werden.

Hygiene: Gesundheit erhalten und Komplikationen vorbeugen

Die **tägliche Hygiene** ist ein weiterer grundlegender Aspekt der häuslichen Pflege, insbesondere bei Patienten, die sich von einem längeren Krankenhausaufenthalt erholen, oder bei Patienten mit eingeschränkter Mobilität. Die Pflegekraft spielt eine entscheidende Rolle bei der Vermittlung der richtigen Handgriffe, um die Hygiene des Patienten zu erhalten, ohne die Wundheilung zu gefährden oder Komplikationen zu verursachen.

Angemessene Körperpflege und -toilette

Die Pflegekraft sollte erklären, wie man eine **tägliche Körperpflege** durchführt, die auf die besonderen Bedürfnisse des Patienten zugeschnitten ist, wobei körperliche Einschränkungen und der Zustand der Wunden berücksichtigt werden.

- **Teilweise Toilette**: Bei Patienten mit Verbänden oder Wunden kann die Toilette teilweise durchgeführt werden, wobei die Wunde mit einem Schwamm gewaschen wird, um zu vermeiden, dass die Verbände nass werden. Es ist wichtig, daran zu denken, dass die Bereiche um die Wunden herum sorgfältig gereinigt werden sollten, ohne jedoch die Wunde selbst zu durchnässen.
- **Verwendung milder Produkte**: Die Pflegekraft sollte die Verwendung **milder**, nicht parfümierter und nicht reizender Toilettenartikel empfehlen, um zu vermeiden, dass sich die durch die Pflege oder längere Immobilität geschwächte Haut verschlimmert.
- **Haarpflege**: Wenn der Patient bettlägerig ist, kann das Waschen der Haare spezielle Techniken erfordern, z. B. die Verwendung eines **Shampoobeckens** am Bett, um unnötige Wege zu vermeiden.

Vorbeugung von Druckgeschwüren

Bei bettlägerigen Patienten oder Patienten mit eingeschränkter Mobilität gehört die Vermeidung von **Druckgeschwüren** zu den Prioritäten der täglichen Hygiene. Die Pflegekraft sollte erklären, welche einfachen, aber wirksamen Maßnahmen zur Risikobegrenzung ergriffen werden können.

- **Regelmäßige Neupositionierung**: Die Neupositionierung alle zwei Stunden ist entscheidend, um einen längeren Druck auf die Risikopunkte (Fersen, Kreuzbein) zu vermeiden. Die Familie oder der Patient sollten in diesen Techniken geschult werden.
- **Feuchtigkeitsversorgung der Haut**: Tragen Sie Feuchtigkeitscremes auf die gefährdeten Stellen auf, um die Haut geschmeidig zu halten und Irritationen vorzubeugen.

Schmerzmanagement: ein wesentlicher Aspekt des Komforts zu Hause

Die **Schmerzbehandlung** ist ein zentrales Element der häuslichen Pflege, da schlecht kontrollierte Schmerzen die Genesung und das Wohlbefinden des Patienten beeinträchtigen und die Pflege erschweren können. Daher ist es unerlässlich, dass der Patient und seine Angehörigen gut darüber informiert sind, wie sie diese Schmerzen wirksam bewältigen können, unabhängig davon, ob sie durch eine Wunde, eine chronische Krankheit oder eine kürzlich durchgeführte Operation verursacht werden.

Verabreichung von schmerzstillenden Medikamenten

Die Pflegekraft sollte den vom Arzt verordneten **Plan für die Schmerzmittelbehandlung** deutlich erklären und dabei betonen, wie wichtig es ist, die empfohlene Dosis und die Zeitpläne einzuhalten, um Perioden unkontrollierter Schmerzen zu vermeiden.

- **Analgetika der Stufe 1 und 2**: Bei leichten bis mäßigen Schmerzen können Analgetika wie Paracetamol oder nichtsteroidale **Antirheumatika** (NSAR) verschrieben werden. Es ist wichtig, sich die täglichen Höchstdosen in Erinnerung zu rufen, um eine Überdosierung zu vermeiden, insbesondere bei Paracetamol.
- **Opioide**: Bei stärkeren Schmerzen können leichte Opioide wie Tramadol verschrieben werden. In diesem Fall ist es notwendig, die Familie über die möglichen Nebenwirkungen (Schläfrigkeit, Verstopfung) zu informieren und darüber, wie die Einnahme bei Bedarf angepasst werden kann.

Nicht-medikamentöse Techniken

Zusätzlich zu Medikamenten kann der Pfleger **nicht-medikamentöse Techniken** zur Schmerzlinderung lehren. Diese Methoden werden oft unterschätzt, sind aber bei richtiger Anwendung sehr wirksam.

- **Kälte- oder Wärmeanwendungen**: Je nach Art der Schmerzen kann die Anwendung von kalten oder warmen Kompressen hilfreich sein. Kälte reduziert Entzündungen, während Wärme die Muskeln entspannt und Verspannungen verringert.
- **Entspannungs- und Atemtechniken**: Dem Patienten **Entspannungs-** oder **Tiefatmungstechniken** beizubringen, kann ihm helfen, besser mit seinen Schmerzen umzugehen, insbesondere in Momenten, in denen Medikamente nicht ausreichen, oder vor einer potenziell schmerzhaften Behandlung.

Überwachung von Schmerzen

Die Pflegekraft sollte auch erklären, wie wichtig es ist, Schmerzen regelmäßig mithilfe von **Schmerzskalen** (numerische, visuelle oder Gesichtsskala) zu überwachen und zu bewerten, um die Behandlung gegebenenfalls anzupassen.

- **Anpassung der Behandlungen** : Wenn die Schmerzen trotz der Behandlung anhalten oder zunehmen, ist es sehr wichtig, den Arzt schnell zu informieren, damit die schmerzlindernde Strategie neu bewertet werden kann. Schlecht behandelte Schmerzen können auch auf eine Komplikation hinweisen, die eine sofortige ärztliche Behandlung erfordert.
- Nachsorge nach dem Krankenhausaufenthalt: soziale und berufliche Rehabilitation

Die **Nachsorge nach einem Krankenhausaufenthalt,** insbesondere bei Patienten, die eine längere Zeit auf der Intensivstation verbracht oder eine schwere Krankheit durchgemacht haben, beschränkt sich nicht auf die körperliche Erholung. Die **soziale und berufliche Rehabilitation** ist ein wesentlicher Aspekt der Rückkehr in ein normales Leben. Sie beinhaltet eine umfassende Unterstützung, die die psychische Gesundheit, die soziale Integration und die Wiederaufnahme der beruflichen Tätigkeit berücksichtigt und dabei die Fähigkeiten und Einschränkungen des Patienten respektiert. Dieser Rehabilitationsprozess erfordert einen multidisziplinären Ansatz, bei dem Pflegekräfte, medizinisches Personal, Sozialdienste und andere Berufsgruppen zusammenarbeiten, um den Patienten bei diesem Übergang zu begleiten.

Verstehen, was bei der Rehabilitation nach einem Krankenhausaufenthalt auf dem Spiel steht

Nach einem längeren Krankenhausaufenthalt stehen Patienten möglicherweise vor **vielfältigen Herausforderungen** im Zusammenhang mit der Wiedereingliederung in ihr familiäres, soziales und berufliches Umfeld. Die Krankheit oder der Unfall, den sie erlitten haben, kann **körperliche Folgen** wie Mobilitätseinschränkungen oder chronische Müdigkeit hinterlassen haben, aber auch **psychische Folgen** wie Angstzustände, Depressionen oder ein Gefühl der Isolation. Für viele ist die Rehabilitation nach einem Krankenhausaufenthalt ein echter Parcours, bei dem die Wiederaufnahme des Alltagslebens und der beruflichen Tätigkeiten schrittweise angepasst werden muss.

Auswirkungen auf Selbstständigkeit und Selbstvertrauen

Die Genesungsphase kann die Selbstständigkeit des Patienten beeinträchtigen, sodass er bei alltäglichen Aufgaben stärker auf seine Umgebung angewiesen ist. Dies kann zu einem Verlust des **Selbstvertrauens** führen, zu der Angst, nicht in der Lage zu sein, ein "normales" Leben wieder aufzunehmen, oder wieder zur Last für die Angehörigen zu werden. Außerdem können anhaltende Müdigkeit oder chronische Schmerzen die Fähigkeit zur vollen Teilnahme an sozialen und beruflichen Aktivitäten einschränken.

Bedeutung einer persönlichen Betreuung

Jeder Patient hat spezifische Bedürfnisse in Bezug auf die Rehabilitation. Einige benötigen möglicherweise eine **körperliche** Rehabilitation, um ihre Mobilität und Muskelkraft wiederherzustellen, während andere **psychologische Betreuung** benötigen, um die mit der Krankheit oder dem Krankenhausaufenthalt verbundenen Traumata zu bewältigen. Schließlich muss die Rückkehr an den Arbeitsplatz, sofern sie möglich ist, sorgfältig geplant werden, wobei mögliche Funktionseinschränkungen zu berücksichtigen sind.

Soziale Rehabilitation: Wieder einen Platz in der Gesellschaft finden

Einer der ersten Schritte der Nachsorge nach einem Krankenhausaufenthalt besteht darin, dem Patienten zu ermöglichen, **seinen Platz in der Gesellschaft wieder** einzunehmen. Dies geschieht durch die Wiederaufnahme sozialer Interaktionen, die Beteiligung an Familien- oder Gemeinschaftsaktivitäten und manchmal auch durch die Anpassung an eine neue Identität, die durch die Krankheit oder die Folgen eines Unfalls geprägt ist.

Begleitung der sozialen Wiedereingliederung

Soziale Isolation ist ein großes Risiko für Patienten, die einen längeren Krankenhausaufenthalt hinter sich haben. Einige können sich **von ihrem Umfeld** abgekoppelt fühlen oder sogar Schwierigkeiten haben, das Bild zu akzeptieren, das ihr Körper oder ihr Gesundheitszustand ihnen vermittelt. Die Unterstützung des Pflegepersonals, aber auch der Angehörigen, ist von entscheidender Bedeutung, um dem Patienten zu helfen, diesen Übergang zu bewältigen.

- **Psychologische** und **emotionale Unterstützung**: Die Pflegekraft und das medizinische Team sollten auf Anzeichen von **Depressionen** oder **Angstzuständen** achten, die auftreten können, wenn sich der Patient mit seinem neuen Alltag konfrontiert sieht. Eine Überweisung an einen Psychologen oder eine Selbsthilfegruppe kann erforderlich sein.
- **Soziale Interaktionen fördern**: Es ist sehr wichtig, den Patienten zu ermutigen, wieder soziale Aktivitäten zu unternehmen, auch wenn diese nur in geringem Umfang stattfinden. Die Teilnahme an Familienveranstaltungen, die Wiederaufnahme von Kontakten mit Freunden oder sogar die Teilnahme an Gemeinschaftsaktivitäten helfen, das Selbstvertrauen allmählich wieder aufzubauen und die Isolation zu vermeiden.

Sich an eine neue Identität anpassen

Patienten, die z. B. eine schwere Krankheit, schwere Verletzungen oder Verbrennungen erlitten haben, müssen oft lernen, **ihr neues körperliches Erscheinungsbild** oder die durch ihren Zustand bedingten funktionellen Einschränkungen zu **akzeptieren**. Dieser Schritt kann sehr schwierig sein und bedarf einer besonderen Betreuung.

- **Körperliche Veränderungen akzeptieren** : Sichtbare Narben, Prothesen oder motorische Folgeerscheinungen können das Selbstbild tiefgreifend beeinträchtigen. Eine psychologische Begleitung in Verbindung mit einer ästhetischen oder funktionellen Rehabilitation kann dem Patienten helfen, sich seinen Körper wieder anzueignen.

- **Vertrauen zurückgewinnen**: Die Rolle der Angehörigen, aber auch der Angehörigen **der** Gesundheitsberufe besteht darin, das **Vertrauen des Patienten** in seine Fähigkeiten zu stärken, indem sie selbst kleine Fortschritte hervorheben und ihn ermutigen, an Aktivitäten teilzunehmen, die ihn aufwerten.

Berufliche Rehabilitation: Wiederaufnahme einer angepassten Tätigkeit

Die **Rückkehr ins Berufsleben** ist für viele Patienten ein wichtiges Ziel, das jedoch mit **Vorsicht** und **Realismus** angegangen werden muss. Die Wiederaufnahme der Arbeit kann nur nach einer umfassenden Beurteilung der physischen und psychischen Fähigkeiten des Patienten erfolgen. Der Arbeitsmediziner spielt bei dieser Beurteilung eine zentrale Rolle, aber auch die Pflegekraft und das Rehabilitationsteam können an dieser Vorbereitung mitwirken, indem sie den Patienten während der gesamten Genesungsphase begleiten.

Beurteilen Sie die funktionalen Fähigkeiten

Vor der Wiederaufnahme einer beruflichen Tätigkeit ist es entscheidend, festzustellen, ob der Patient in der Lage ist, die **körperlichen und geistigen Anforderungen** seines Arbeitsplatzes zu bewältigen. Einige Berufe erfordern große körperliche Anstrengungen oder einen hohen Arbeitsrhythmus, was mit dem Gesundheitszustand des Patienten nach einem Krankenhausaufenthalt unvereinbar sein kann.

- **Körperliche Rehabilitation**: Wenn der Patient einen Verlust an Mobilität oder Kraft erlitten hat, ist häufig eine **körperliche Rehabilitation** erforderlich. Krankengymnastik oder Ergotherapie können helfen, einen Teil der körperlichen Fähigkeiten des Patienten wiederherzustellen und ihm wieder eine gewisse Selbstständigkeit bei der Arbeit zu ermöglichen.
- **Anpassung der Arbeitsbedingungen**: Für viele Patienten ist eine Wiederaufnahme **der** Vollzeitbeschäftigung unter den üblichen Bedingungen nicht sofort möglich. Der Arbeitsmediziner kann **Anpassungen** empfehlen, z. B. eine Wiederaufnahme der Arbeit in Teilzeit, einen angepassten Arbeitsplatz oder eine Verringerung der Arbeitsbelastung. Die Pflegekraft kann sich an diesen Gesprächen beteiligen, indem sie Informationen über die Entwicklung des Patienten weitergibt und dabei hilft, einzuschätzen, was realistisch ist.

Unterstützung bei der beruflichen Wiedereingliederung

Die Rückkehr an den Arbeitsplatz kann für den Patienten eine Quelle von Stress sein, insbesondere wenn er befürchtet, dass er der Aufgabe nicht gewachsen ist, oder wenn seine Arbeit Anstrengungen erfordert, denen er sich noch nicht gewachsen fühlt. Daher ist es von entscheidender Bedeutung, **psychologische und technische Unterstützung** zu leisten, um diesen Übergang zu erleichtern.

- **Progressive** Wiederaufnahme **der** Arbeit: Eine allmähliche, schrittweise Wiederaufnahme der Arbeit ermöglicht es dem Patienten, seine Fähigkeiten zu testen, ohne sich selbst zu gefährden. Dies kann mit weniger Stunden, flexiblen Arbeitszeiten oder Aufgaben beginnen, die körperlich oder geistig weniger anspruchsvoll sind.
- **Unterstützung durch Arbeitgeber und Kollegen**: Die Einbeziehung des Arbeitgebers und der Kollegen ist ebenfalls von entscheidender Bedeutung. Ein verständnisvolles und wohlwollendes Arbeitsumfeld kann

dem Patienten helfen, sich leichter wieder anzupassen. Pflegekräfte können manchmal eine **Vermittlerrolle** einnehmen, indem sie den Arbeitgebern die besonderen Bedürfnisse des Patienten erklären und Anpassungen vorschlagen.

Ausbildungen und Umschulungen

In manchen Fällen kann der Patient aufgrund der Krankheit oder der Unfallfolgen nicht an seinen früheren Arbeitsplatz zurückkehren. Dann kann eine **berufliche Neuorientierung** erforderlich sein. Dies kann Schulungen zum Erwerb neuer Fähigkeiten oder eine Umschulung auf einen Beruf umfassen, der besser mit seinen derzeitigen Fähigkeiten vereinbar ist.

• **Angepasste Ausbildungen** : Für Patienten mit Behinderungen oder körperlichen Einschränkungen gibt es **Programme zur beruflichen Wiedereingliederung**. Diese Schulungen vermitteln neue Fähigkeiten, die auf ihren Gesundheitszustand zugeschnitten sind, und erleichtern so eine erfolgreiche Umschulung.

Die Rolle der Pflegekraft in der Rehabilitation

Die Pflegekraft spielt in Zusammenarbeit mit dem multidisziplinären Team (Physiotherapeuten, Psychologen, Arbeitsmediziner) eine entscheidende Rolle bei der **Vorbereitung und Begleitung des Patienten** während des gesamten Prozesses der sozialen und beruflichen Rehabilitation.

Individuelle Betreuung

Durch seine tägliche Nähe zum Patienten ist der Pfleger oft am besten in der Lage, dessen Fortschritte und spezielle Bedürfnisse einzuschätzen. Durch **ständige Unterstützung**, sei es durch Zuhören, Beratung oder Hilfestellung, hilft er dem Patienten, die in dieser heiklen Zeit auftretenden Hindernisse zu überwinden.

- **Den Fortschritt bewerten** : Der Pflegehelfer beteiligt sich an der regelmäßigen Überwachung der Fähigkeiten des Patienten, sei es in Bezug auf die Mobilität, die Selbstständigkeit oder das psychologische Wohlbefinden. Er hilft dabei, das Rehabilitationsprogramm an die Entwicklung des Patienten anzupassen.
- **Ermutigen und motivieren**: Die moralische Begleitung ist entscheidend, um dem Patienten zu helfen, das Vertrauen in seine Fähigkeiten wiederzuerlangen. Indem sie kleine Siege würdigt und den Patienten zum Durchhalten ermutigt, spielt die Pflegekraft eine Schlüsselrolle im Rehabilitationsprozess.

Koordination mit anderen Fachkräften

Der Prozess der sozialen und beruflichen Rehabilitation erfordert eine **reibungslose Koordination** zwischen allen Akteuren des Gesundheitswesens. Die Pflegekraft arbeitet mit Physiotherapeuten, Ergotherapeuten, Ärzten und Sozialdiensten zusammen, um sicherzustellen, dass der Patient eine umfassende und auf seine Bedürfnisse zugeschnittene Betreuung erhält.

Kapitel 7

Notfall- und Krisenmanagement in der Abteilung für Brandverletzte

Notfallsituationen und Reaktionsfähigkeit

- Schnell zu erkennende Anzeichen für eine Verschlechterung: Schock, Atemnot

Das **Erkennen von Anzeichen einer raschen Verschlechterung** ist für Pflegekräfte von entscheidender Bedeutung, insbesondere wenn sie Patienten betreuen, bei denen ein Risiko für schwere Komplikationen wie **Schock** oder **Atemversagen** besteht. Diese Zustände stellen medizinische Notfälle dar, und ihre schnelle Behandlung kann den Unterschied zwischen Leben und Tod ausmachen. Pflegekräfte, insbesondere Pflegehelfer, sind oft die ersten, die subtile Veränderungen im Zustand des Patienten beobachten, und sollten darin geschult werden, diese frühen Anzeichen zu erkennen, um das medizinische Team sofort zu alarmieren.

Den Schock verstehen: akutes Kreislaufversagen

Ein **Schock** ist ein akutes Kreislaufversagen, das zu einer **Hypoperfusion** von Organen und Geweben führt, wodurch deren Sauerstoffversorgung und Funktion beeinträchtigt wird. Es gibt verschiedene Arten von Schock (hypovolämischer, kardiogener, septischer und anaphylaktischer Schock), aber alle haben gemeinsame klinische Anzeichen, die schnell erkannt werden müssen.

Klinische Anzeichen eines Schocks

Ein Schock äußert sich in sichtbaren Zeichen, die Ausdruck einer **schweren Hypotonie** und einer **Hypoperfusion** lebenswichtiger Organe wie Gehirn, Nieren und Herz sind. Die Pflegekraft muss besonders auf plötzliche Veränderungen des Allgemeinzustands des Patienten achten.

- **Blasse und kalte Extremitäten**: Eine verminderte periphere Durchblutung äußert sich häufig in **kalter**, **feuchter** und **blasser** Haut, insbesondere an den Extremitäten (Händen, Füßen). Dies spiegelt eine periphere Vasokonstriktion wider, die den Blutfluss zu lebenswichtigen Organen aufrechterhalten soll.
- **Niedriger Blutdruck**: Eines der wichtigsten Anzeichen eines Schocks ist ein Abfall des **Blutdrucks**. Ein systolischer Blutdruck von weniger als 90 mmHg ist besorgniserregend. Wenn der Patient bereits überwacht wird, sollte jeder signifikante Blutdruckabfall sofort gemeldet werden.
- **Tachykardie**: Als Reaktion auf den Blutdruckabfall versucht der Körper, dies durch eine Erhöhung der Herzfrequenz zu kompensieren. Es kann eine **Tachykardie** (erhöhte Herzfrequenz) beobachtet werden, die in der Regel über 100 Schläge pro Minute beträgt.
- **Bewusstseinsstörung**: Da das Gehirn eines der ersten Organe ist, die vom Schock betroffen sind, kann es zu **Bewusstseinsstörungen** kommen, die von Verwirrung über deutliche Schläfrigkeit bis hin zur Bewusstlosigkeit reichen können.
- **Schnelle und oberflächliche Atmung**: Als Reaktion auf eine Gewebehypoxie kann der Schockpatient eine **Tachypnoe** (erhöhte Atemfrequenz) aufweisen, die oft mit einer schnellen, oberflächlichen Atmung verbunden ist.
- **Oligurie**: Eine stark verminderte Urinproduktion (**Oligurie**) oder sogar das völlige Fehlen von Urin (**Anurie**) ist ein Zeichen dafür, dass die Nieren nicht genug Blut erhalten, um richtig zu funktionieren.

Schocktypen und spezifische Anzeichen

Obwohl die allgemeinen Anzeichen eines Schocks vorhanden sind, weisen einige Arten von Schocks spezifische Erscheinungsformen auf, die Sie kennen sollten:

- **Hypovolämischer Schock**: Er wird häufig durch schwere Blutungen oder Dehydrierung verursacht und äußert sich durch **extreme Blässe**, ausgeprägten **niedrigen Blutdruck** und **starken Durst**. Der Patient kann auch Anzeichen einer sichtbaren Blutung aufweisen (z. B. Blut an der Wunde).
- **Septischer Schock**: Wird durch eine systemische Infektion ausgelöst und äußert sich durch **Fieber, anfangs warme Haut**, die im fortgeschrittenen Stadium kalt wird, und **Anzeichen einer Infektion** (Rötung, Schwellung oder Eiter an einer Wundstelle).
- **Anaphylaktischer Schock**: Wird durch eine schwere allergische Reaktion ausgelöst und ist mit **Atembeschwerden**, **Hautausschlag** und **Quincke-Ödem** (Schwellung der Lippen und des Rachens) verbunden, die sich schnell zu einer Blockierung der Atemwege entwickeln können.

Ateminsuffizienz: ein lebensbedrohlicher Notfall

Ateminsuffizienz ist die Unfähigkeit des Atmungssystems, einen ausreichenden Gasaustausch zu gewährleisten, was zu Hypoxie (Sauerstoffmangel im Blut) oder Hyperkapnie (Anstieg des Kohlendioxids) führt. Sie kann plötzlich auftreten und muss schnell erkannt werden, um schwerwiegende Komplikationen wie einen Herz-Lungen-Stillstand zu vermeiden.

Anzeichen von Ateminsuffizienz

Ateminsuffizienz äußert sich durch **Atembeschwerden**, Veränderungen des Gasaustauschs und Anzeichen von Atemnot, die die Pflegekraft schnell zu erkennen wissen muss.

- **Atemnot (Dyspnoe)**: Der Patient hat starke **Atembeschwerden**, die mit einem Gefühl von Luftmangel einhergehen. Er kann **angestrengt** atmen und seine Atembewegungen werden deutlich sichtbar. Die

Atemfrequenz ist häufig erhöht (**Tachypnoe**), kann aber auch **unregelmäßig** sein.

- **Zyanose**: Eine **bläuliche Verfärbung** der Lippen, Finger oder Ohrläppchen ist ein Zeichen für eine schwere Hypoxie. Dies zeigt an, dass das Gewebe nicht mehr ausreichend Sauerstoff erhält, was ein wichtiges Warnzeichen ist.
- **Einsatz von Hilfsmuskeln**: Wenn das Atmen schwierig wird, setzt der Patient die **Muskeln im Nacken**, in den Schultern und im Brustkorb ein, um zu versuchen, dies zu kompensieren. Auch das **Schlagen der Nasenflügel** ist ein sichtbares Zeichen bei Patienten mit akutem Atemversagen.
- **Unruhe oder Verwirrung**: Ein Sauerstoffmangel im Gehirn kann beim Patienten zu **Unruhe** oder **Verwirrung** führen oder sogar zu Bewusstseinsstörungen, die denen bei einem Schock ähneln.
- **Geräuschvolle Atmung** : Atemgeräusche wie Rasseln, Pfeifen (Wheezing) oder Schnarchen können bei einem Patienten mit Atemnot zu hören sein. Diese Geräusche werden in der Regel mit einer teilweisen Obstruktion der Atemwege in Verbindung gebracht.

Häufige Ursachen für Ateminsuffizienz

Die Ursachen für Atemnot sind vielfältig, aber es gibt Situationen, die besondere Aufmerksamkeit erfordern:

- **Lungenödem**: Es entsteht durch Flüssigkeitsansammlung in der Lunge und äußert sich durch **schnelles Atmen**, **Lungenknistern** (Rasseln) und **Zyanose**.
- **Schwere Lungeninfektionen**: Schwere Lungenentzündungen können zu Atemversagen führen, das sich in **Fieber**, **eitrigem Auswurf** und akuter Atemnot äußert.
- **Schweres akutes Asthma**: Während eines Asthmaanfalls kann der Patient ein starkes **pfeifendes Atemgeräusch** (Wheezing), schwere Atemnot und Zyanose haben. Wenn

der Anfall nicht behandelt wird, kann er sich zu einer Ateminsuffizienz entwickeln.

- **COPD-Exazerbation**: Bei Patienten mit chronisch obstruktiver Lungenerkrankung (COPD) kann es zu einer plötzlichen Exazerbation der Symptome mit **erhöhter Atemnot**, **Hyperkapnie**(erhöhtes CO_2) und Verwirrung kommen.

Unmittelbare Reaktionen bei schneller Verschlechterung

Wenn Anzeichen eines Schocks oder einer Atemnot festgestellt werden, muss der Pflegehelfer **schnell handeln**, um den Notfall zu melden und bei der Stabilisierung des Patienten zu helfen, bis das medizinische Team eingreifen kann. Jede Sekunde zählt und es ist entscheidend, die Notfallprotokolle zu befolgen und gleichzeitig ruhig und organisiert zu bleiben.

Erkennen und alarmieren

- **Sofortige Alarmierung**: Bei Verdacht auf einen Schock oder Atemnot muss die **Pflegekraft** sofort **das** Pflegepersonal **oder den Arzt alarmieren** und die Notfallprotokolle auslösen. Die Priorität besteht darin, den kritischen Zustand des Patienten schnell zu melden, um ein rasches medizinisches Eingreifen zu ermöglichen.
- **Kontinuierliche Überwachung**: Während Sie auf das Ärzteteam warten, ist es wichtig, die **Vitalzeichen** des Patienten (Atmung, Puls, Hautfärbung) zu überwachen und alle Veränderungen zu notieren. Dies ermöglicht es, den Pflegekräften genaue und aktuelle Informationen zu geben, wenn sie eintreffen.

Erste Hilfe bei Notfällen

- **Angemessene Lagerung**: Bei Atemnot wird empfohlen, den Patienten in eine **halbsitzende Position** (Fowler) zu bringen, um die Atmung zu erleichtern. Bei einem Patienten **mit** Schock kann eine **Liegeposition mit hochgelegten Beinen** (Trendelenburg) helfen, die Perfusion der lebenswichtigen Organe zu verbessern.

- **Sauerstofftherapie**: Bei Verdacht auf Atemnot kann der Pfleger je nach Protokoll mithilfe einer Maske oder einer Sauerstoffbrille **Sauerstoff** verabreichen, bis das medizinische Team eintrifft.
- **Bewusstseinsüberwachung**: Wenn der Patient das **Bewusstsein** verliert, müssen die Atmung und die Bewegungen des Brustkorbs überwacht werden. Wenn der Patient aufhört zu atmen, müssen unverzüglich **kardiopulmonale Wiederbelebungsmaßnahmen** eingeleitet werden.

- Spezielle Notfallprotokolle für Brandverletzte

Notfallprotokolle für Patienten mit schweren Verbrennungen sind von entscheidender Bedeutung, da schwere Verbrennungen komplexe medizinische Notfälle sind, die sowohl die Behandlung von Hautverletzungen als auch lebensbedrohliche systemische Komplikationen beinhalten. Diese Patienten benötigen eine schnelle, wirksame und gut koordinierte Behandlung, um ihren Allgemeinzustand zu stabilisieren, unmittelbare Komplikationen wie hypovolämischen Schock, Ateminsuffizienz oder Infektionen zu verhindern und den Heilungsprozess einzuleiten. Das Pflegepersonal, insbesondere die Pflegeassistenten, müssen diese Protokolle kennen, um in den ersten Minuten nach Ankunft des Patienten mit Verbrennungen schnell und angemessen eingreifen zu können.

Die besonderen Herausforderungen bei schweren Verbrennungen

Ein Patient mit schweren Verbrennungen steht vor großen physiologischen Herausforderungen. **Ausgedehnte Verbrennungen** beeinträchtigen nicht nur die Haut, die eine entscheidende Rolle bei der Regulierung der Körpertemperatur und dem Schutz vor Infektionen spielt, sondern auch viele innere Systeme. Patienten mit schweren Verbrennungen sind daher gefährdet, einen **hypovolämischen Schock**, **Atemversagen**, schwere **Infektionen** und **Elektrolytungleichgewichte** zu erleiden.

Kriterien zur Identifizierung einer schweren Verbrennung

Eine **schwere Verbrennung** wird durch mehrere klinische Kriterien definiert, die Folgendes beinhalten:

- Verbrennungen, die bei einem Erwachsenen mehr als **20 % der gesamten Körperoberfläche** bedecken.
- **Tiefe Verbrennungen** (zweiten oder dritten Grades).
- **Verätzungen der Atemwege** oder durch Einatmen.
- Verbrennungen, die bestimmte Bereiche wie das Gesicht, die Hände, die Füße, die Genitalien oder größere Gelenke betreffen.
- Verbrennungen, die mit **Traumata** oder erheblichen **Komorbiditäten** einhergehen.

Wenn diese Kriterien ermittelt wurden, muss der Patient dringend nach bestimmten Protokollen behandelt werden.

Erste Phase: Sofortige Stabilisierung

Die Erstversorgung von Brandverletzten konzentriert sich auf die **Stabilisierung der lebenswichtigen Funktionen** des Patienten. Diese Phase ist kritisch, um einen Schock zu verhindern, eine ausreichende Sauerstoffversorgung aufrechtzuerhalten und das Fortschreiten der Gewebeschäden zu begrenzen.

Schnelle Einschätzung nach ABCDE

Das Protokoll für das Notfallmanagement bei Brandverletzten folgt häufig dem **ABCDE-Ansatz**, der in allen Notfallsituationen zur systematischen und effektiven Beurteilung und Behandlung von Patienten eingesetzt wird.

1. **A - Airway (Luftwege) mit Schutz der Halswirbelsäule :**

    o   Das Management der **Atemwege** hat oberste Priorität. Wenn der Verdacht auf eine **Rauchvergiftung** besteht, kann der Patient ein Ödem **in** den oberen Atemwegen, die Gefahr einer Obstruktion oder Schleimhautverbrennungen aufweisen. **Die Sicherung der Atemwege**, manchmal durch eine frühzeitige Intubation, ist von entscheidender Bedeutung, auch wenn die Atemzeichen noch nicht sichtbar sind, da sich das Ödem schnell weiterentwickeln kann.
    o   Zu den Anzeichen einer Rauchvergiftung gehören Ruß um die Nasenlöcher, Gesichtsverbrennungen, Husten mit schwärzlichem Auswurf und Atembeschwerden.

2. **B - Breathing (Atmen) :**

    o   Bei Patienten mit Verdacht auf Rauchvergiftung oder mit schweren Verbrennungen wird rasch eine **Sauerstofftherapie** mit hoher Durchflussrate (100%) eingeleitet. Die Sauerstoffsättigung wird engmaschig überwacht.
    o   Wachsamkeit ist geboten, um ein **Lungenödem** oder einen Inhalationsschaden zu erkennen, der zu akuter Atemnot führen kann. Zur Beurteilung der Lungenfunktion können eine Thoraxröntgenaufnahme und eine Blutgasanalyse angeordnet werden.

3. **C - Verkehr :**

    o   Das Risiko eines **hypovolämischen Schocks** ist bei schweren Verbrennungen groß, da die Flüssigkeitsverluste über die verbrannte Haut massiv sind. Eine **intravenöse Infusion** großer

307

Flüssigkeitsmengen ist sofort erforderlich, um diese Verluste auszugleichen. Die Berechnung der Flüssigkeitszufuhr erfolgt häufig nach der **Parkland-Formel**: 4 mL Ringer-Laktat-Lösung pro Kilogramm Körpergewicht und prozentual verbrannter Körperoberfläche (berechnet nach der "Neuner-Regel").

- Die Überwachung von Schockzeichen wie niedriger Blutdruck, Tachykardie und Oligurie ist bereits bei der Aufnahme von entscheidender Bedeutung.

4. D - Disability (Neurologische Beurteilung) :

- Der Bewusstseinszustand des Patienten wird mithilfe der **Glasgow-Skala** beurteilt, um festzustellen, ob eine neurologische Beeinträchtigung aufgrund des Einatmens von Kohlenmonoxid oder eines damit verbundenen Traumas vorliegt.

5. E - Exposure (Belichtung) :

- Der Patient sollte **vollständig aufgedeckt** werden, um das Ausmaß der Verbrennungen zu beurteilen. Es ist wichtig, auf Anzeichen einer **Unterkühlung** zu achten, da der Verlust der Hautbarriere aufgrund von Verbrennungen zu einem raschen Absinken der Körpertemperatur führen kann. Der Patient sollte mithilfe von Wärmedecken warm gehalten werden.

Flüssige Wiederbelebung

Nach der anfänglichen Stabilisierung spielt die Flüssigkeitsreanimation in den ersten Stunden eine entscheidende Rolle, um einen hypovolämischen Schock zu vermeiden. Ziel ist es, eine **angemessene Gewebeperfusion** aufrechtzuerhalten, die anhand des Blutdrucks und der Urinausscheidung gemessen wird. Die Menge der verabreichten Flüssigkeit wird an den klinischen Verlauf des Patienten angepasst, und die kontinuierliche Überwachung ist entscheidend, um eine Flüssigkeitsüberlastung zu vermeiden.

Zweite Phase: Umgang mit Verbrennungen und Vermeidung von Komplikationen

Sobald eine Stabilisierung erreicht ist, wird das spezifische Management von **Verbrennungen** zur Priorität. Dazu gehören die Behandlung von Wunden, die Vermeidung von Infektionen und die Überwachung systemischer Komplikationen.

Pflege von Wunden

Die Pflege von Brandwunden ist heikel, da diese Wunden besonders anfällig für Infektionen sind. Die folgenden Protokolle sind von entscheidender Bedeutung:

- **Débridement**: Wunden müssen **gereinigt und debridiert** werden, um nekrotisches Gewebe zu entfernen. Dadurch wird Infektionen vorgebeugt und die Tiefe und das Ausmaß der Verbrennungen können beurteilt werden. Das Debridement wird häufig unter Anästhesie durchgeführt, um die Schmerzen zu minimieren.
- **Verbände**: **Sterile**, nicht klebende **Verbände** werden angelegt, um die Verbrennungen zu schützen und die Wundheilung zu fördern. **Fett-** oder **silikonbasierte Verbände** werden verwendet, um die Wunde feucht zu halten und das Risiko hypertropher Narben zu verringern. Bei oberflächlichen Verbrennungen können okklusive Verbände wie **Hydrokolloide** verwendet werden.
- **Vorbeugung von Infektionen** : Da die Haut der erste Schutzwall gegen Infektionen ist, setzt ihre Zerstörung

309

den Patienten einem hohen Risiko einer Sepsis aus. Bei großflächigen Verbrennungen können **prophylaktisch Antibiotika** verabreicht werden, insbesondere wenn lokale oder systemische Infektionszeichen auftreten.

Umgang mit Schmerzen

Schwerbrandverletzte haben starke Schmerzen, nicht nur wegen der Hautverletzungen, sondern auch bei der regelmäßigen Pflege, z. B. beim Verbandswechsel oder beim Debridement. Von Anfang an sollte ein Protokoll zur **Schmerzbehandlung** eingeführt werden, das Folgendes umfasst :

- **Starke Analgetika** : Opioide (wie Morphin) werden häufig zur Behandlung von akuten Schmerzen eingesetzt. Ihre Verabreichung sollte an das Ansprechen des Patienten angepasst und auf Nebenwirkungen hin überwacht werden.
- **Multimodale Analgesie**: Zusätzlich zu Opioiden können nichtsteroidale **Antirheumatika** (NSAR) und nichtpharmakologische Techniken (Entspannung, Hypnose) eingesetzt werden, um Schmerzen zu reduzieren und das Wohlbefinden des Patienten zu verbessern.

Komplikationen und kontinuierliche Überwachung

Schwerbrandverletzte sind einer Reihe **schwerwiegender Komplikationen** ausgesetzt, und es ist eine kontinuierliche Überwachung erforderlich, um diese **Komplikationen** zu erkennen und schnell zu behandeln.

Infektionen und Sepsis

Infektionen sind die größte Bedrohung für Patienten mit schweren Verbrennungen. Eine sorgfältige Überwachung auf Anzeichen einer Infektion wie Fieber, anhaltende Tachykardie oder Eiterbildung an den Wunden ist von entscheidender Bedeutung.

Wird eine Infektion vermutet, sollten bakteriologische Proben und Antibiotika schnell eingeleitet werden.

Logensyndrom

Bei tiefen Verbrennungen, vor allem an den Gliedmaßen, kann es zum **Logensyndrom** kommen, bei dem es aufgrund des Ödems zu einer Kompression der Muskeln und Nerven kommt. Dieses Syndrom äußert sich durch unverhältnismäßig starke Schmerzen, ein Spannungsgefühl in den Gliedmaßen und einen verminderten Puls. Es erfordert einen dringenden chirurgischen Eingriff (Fasziotomie).

Elektrolytstörungen und Nierenversagen

Die intensive Flüssigkeitsreanimation und das Organversagen können zu **Elektrolytstörungen**(insbesondere Hyperkaliämie) und akutem Nierenversagen führen. Die Überwachung der Blutelektrolyte und der Nierenfunktion ist von größter Bedeutung, und es können Anpassungen der Flüssigkeits- und Behandlungsmengen erforderlich sein.

- Rolle der Pflegekraft in kritischen Situationen: Unterstützung des medizinischen Teams und Beruhigung des Patienten

Die **Rolle der Pflegekraft** in kritischen Situationen ist für eine reibungslose Notfallversorgung von entscheidender Bedeutung. An der Grenze zwischen der physischen Unterstützung des medizinischen Teams und dem psychologischen Trost für die Patienten wird der Pflegehelfer in Momenten intensiver Anspannung zu einer zentralen Figur. Ob in Reanimations-, Schock- oder akuten medizinischen Krisensituationen, der Pflegehelfer ist oft der erste, der eingreift, um **die Situation zu stabilisieren, das Pflegeteam** zu **unterstützen** und **den Patienten zu beruhigen**, wobei er einen ruhigen und professionellen Ansatz wählt.

Unterstützung des medizinischen Teams: eine wesentliche operative Rolle

In einer kritischen Situation arbeitet das medizinische Team unter großem Druck, um schnell lebenswichtige Entscheidungen zu treffen, eine Notfallversorgung einzuleiten und den Patienten wiederzubeleben. Der Pfleger spielt eine unverzichtbare Rolle, indem er **technische** und logistische **Unterstützung** leistet, sodass sich Ärzte und Pfleger auf die medizinischen Aspekte konzentrieren können, während er gleichzeitig dafür sorgt, dass alle Maßnahmen reibungslos durchgeführt werden.

Vorbereitung der Notfallausrüstung

Eine der ersten Aufgaben der Pflegekraft in einer kritischen Situation besteht darin, **die** für die Notfallmaßnahmen **erforderlichen** Materialien **schnell vorzubereiten**. Dies kann das Bereitstellen von Wiederbelebungsgeräten (Defibrillator, Notfallwagen), Sauerstofftherapie oder die Beschaffung von Infusionen und wichtigen Medikamenten umfassen.

- **Verfügbarkeit des Notfallwagens**: Der **Pfleger** sollte dafür sorgen, dass der **Notfallwagen** immer gut ausgestattet und einsatzbereit ist. Im Notfall kann er die benötigten Geräte wie Spritzen, Katheter oder Infusionsbesteck einsammeln und bereitstellen.
- **Einleiten der Sauerstofftherapie**: Wenn der Patient Atemnot hat, kann der Pfleger sofort eine **Sauerstoffzufuhr** über eine Maske oder eine Sauerstoffbrille einleiten und dabei die Sauerstoffsättigung des Patienten überwachen.

Unterstützung bei technischen Eingriffen

Der Krankenpflegehelfer unterstützt das Ärzteteam auch direkt bei kritischen Eingriffen. Sie können die erforderlichen Instrumente vorbereiten und reichen, bei der Installation von medizinischen Geräten helfen oder unter der Aufsicht einer Krankenschwester oder eines Arztes technische Handlungen durchführen.

- **Hilfe beim Anlegen von Infusionen** : Die Pflegekraft kann das Infusionsbesteck vorbereiten, für eine korrekte Lagerung des Patienten sorgen und überwachen, ob die Pflegekraft oder der Arzt einen venösen Zugang legt.
- **Unterstützung während der Reanimation**: Während einer Herz-Lungen-Wiederbelebung (HLW) spielt der Pflegehelfer eine entscheidende Rolle, indem er Aufgaben wie die **Herzmassage** im Wechsel mit anderen Teammitgliedern durchführt oder sicherstellt, dass die Beatmungsgeräte (Beatmungsmaske, selbstbefüllender Beatmungsbeutel) richtig angelegt sind.

Überwachung und Informationsübermittlung

Ein weiterer wichtiger Aspekt der Rolle des Pflegehelfers in einer kritischen Situation ist die **kontinuierliche Überwachung des Zustands des Patienten**. Er muss jede Veränderung der Vitalparameter (Puls, Atmung, Hautfärbung) beobachten und melden, damit das medizinische Team die Behandlung in Echtzeit anpassen kann.

- **Kommunikation mit dem Team**: Der Pflegehelfer übermittelt dem medizinischen Team klare und präzise Informationen über die Beobachtungen, die er am Patienten gemacht hat, und erleichtert so eine schnelle Entscheidungsfindung. Er kann eine Veränderung des Pulses, das Auftreten eines beunruhigenden Symptoms oder eine Veränderung des Bewusstseinszustands melden.
- **Überprüfung der Medikamente** : Wenn Notfallbehandlungen wie injizierbare Medikamente verabreicht werden müssen, kann die Pflegekraft überprüfen, ob alles gemäß den ärztlichen Anordnungen bereit ist, und die Dosen unter Aufsicht der Pflegekraft vorbereiten.

Den Patienten beruhigen: eine entscheidende psychologische Unterstützung

In kritischen Situationen kann der Patient, sofern er bei Bewusstsein ist, **unter starken Ängsten leiden**. Das Gefühl, die Kontrolle über seinen Körper zu verlieren, Schmerzen, die Angst vor dem nahen Tod oder einfach nur der Anblick der medizinischen Teams in voller Aktion können diese Notlage noch verstärken. Der Pfleger spielt durch seine **beruhigende Präsenz** und seine Fähigkeit, zu besänftigen, eine entscheidende Rolle bei der psychologischen Unterstützung des Patienten in Not.

Eine ruhige und beruhigende Haltung einnehmen

Der erste Reflex des Pflegehelfers besteht darin, eine **ruhige**, **zusammengesetzte** Haltung zu bewahren. Indem er übereilte Gesten und Worte vermeidet, trägt er dazu bei, eine beruhigende Umgebung zu schaffen, selbst inmitten eines Notfalls. Dadurch wird die Angst des Patienten verringert, der die Haltung des Pflegepersonals wahrnimmt, um den Ernst der Situation zu beurteilen.

- **Wohlwollender Blick und ruhige Stimme**: Die Verwendung eines **beruhigenden Tonfalls** und die Aufrechterhaltung eines beruhigenden Blickkontakts stellen eine Verbindung zum Patienten her und helfen ihm, sich in der Notsituation weniger isoliert zu fühlen.
- **Therapeutische Berührung**: Eine einfache Geste des **sanften Körperkontakts**, wie das Halten der Hand des Patienten, kann eine zutiefst beruhigende Wirkung haben. Dies hilft, die Angst zu mindern und erinnert den Patienten daran, dass er versorgt und betreut wird.

Erklären Sie die Maßnahmen zur Verringerung der Angst

Ein wichtiger Teil des Umgangs mit der Angst des Patienten besteht darin, die aktuelle Behandlung **klar und einfach zu**

erklären. Der Patient muss, sofern er bei Bewusstsein ist, verstehen, was mit ihm geschieht, um das Gefühl der Panik zu verringern. Der Pfleger, der dem Patienten oft physisch näher steht als andere Mitglieder des medizinischen Teams, kann diese Vermittlerrolle übernehmen, indem er die Behandlungsschritte kurz und bündig erklärt.

- **Handgriffe erklären**: Wenn z. B. gerade eine Infusion gelegt oder Sauerstoff verabreicht wird, kann die Pflegekraft einfach erklären, dass dies zur Linderung der Symptome oder zur Verbesserung der Atmung beiträgt.
- **Beruhigen über** den Verlauf der **Situation**: Positive Informationen über den Verlauf der Behandlung zu geben ("Wir geben Ihnen Sauerstoff, damit Sie besser atmen können, Sie werden sich schnell erleichtert fühlen") hilft, den Patienten zu beruhigen.

Umgang mit Schmerzen und unmittelbarem Komfort

In bestimmten kritischen Situationen ist **Schmerz** eine Hauptquelle für Angst und Leiden des Patienten. Die Pflegekraft muss dann nicht nur für sein unmittelbares **körperliches Wohlbefinden** sorgen, sondern auch dafür, dass diese Schmerzen durch schnelle und angemessene Maßnahmen bewältigt werden.

- **Die Position des Patienten anpassen** : Manchmal kann eine einfache Neupositionierung des Patienten seinen Komfort verbessern, insbesondere wenn er unter Atemnot oder akuten Schmerzen leidet. Die Pflegekraft sollte sicherstellen, dass der Patient optimal gelagert ist und die unmittelbaren medizinischen Bedürfnisse beachtet werden.
- **Schmerzüberwachung**: Wenn der Patient starke Schmerzen äußert, kann der Pfleger diese Information dem medizinischen Team mitteilen, damit schnell Schmerzmittel verabreicht werden können. Er kann auch nicht-medikamentöse Techniken wie kalte oder warme Kompressen anwenden, wenn die Situation es zulässt.

Eine beruhigende Umgebung schaffen

Selbst in einer kritischen Situation kann die Pflegekraft eine Rolle spielen, indem sie die unmittelbare Umgebung so verändert, dass die Atmosphäre weniger stressig ist. Dazu können einfache Handlungen gehören, die jedoch dazu beitragen, das Angstniveau des Patienten zu senken.

- **Reizreduktion**: Die Begrenzung von Umgebungsgeräuschen, das Dimmen des Lichts, wenn dies mit der medizinischen Situation vereinbar ist, oder das Schließen der Tür zur Vermeidung unnötiger Ablenkungen kann helfen, die Unruhe des Patienten zu verringern.
- **Die Würde des Patienten schützen** : Die Pflegekraft achtet darauf, dass der Patient in diesen Momenten großer Verletzlichkeit seine Würde bewahrt, z. B. indem sie den Patienten während medizinischer Eingriffe mit einem Laken bedeckt, um eine übermäßige Exposition zu vermeiden.

Der Pfleger als Vermittler zu den Angehörigen

In kritischen Situationen können die **Angehörigen** des Patienten anwesend sein und diese Momente mit extremer Angst erleben. Der Pfleger hat oft die Rolle des **ersten Ansprechpartners** für die Familien. Er kann ihnen grundlegende Informationen über den Zustand des Patienten geben und sie beruhigen, während er ihnen erklärt, wie wichtig es ist, **ruhig zu bleiben**, um die Situation nicht zu verschlimmern.

- **Angehörige informieren**: Die Pflegekraft kann kurz erklären, was gerade passiert, ohne komplexe medizinische Details zu nennen, und die tiefgehenden Erklärungen den Ärzten überlassen.
- **Emotionale Unterstützung bieten**: Manchmal ist es genauso wichtig wie die direkte Pflege des Patienten selbst, eine beruhigende Präsenz für die Angehörigen zu

sein, indem man ihnen hilft zu verstehen, dass sie den Patienten auf ruhige und positive Weise unterstützen können.

Koordination und Kommunikation in Krisensituationen

• Wie kann die Versorgung bei einem Massenanfall von Patienten mit Verbrennungen organisiert werden (Katastrophenszenario)?

Die **Organisation der Versorgung bei einem Massenanfall von Brandverletzten** im Katastrophenfall ist eine immense Herausforderung, die eine **straffe Koordination**, die **Verwaltung von Prioritäten** und die **schnelle Mobilisierung von personellen und materiellen Ressourcen** erfordert. Katastrophen wie Großbrände, Explosionen oder Industrieunfälle können innerhalb kürzester Zeit eine sehr hohe Zahl von Brandopfern hervorbringen und die Krankenhausstrukturen schnell überfordern. Das Ziel in einer solchen Situation ist es, möglichst viele Patienten zu stabilisieren und gleichzeitig die begrenzten Ressourcen zu optimieren, die schwersten Fälle zu identifizieren und eine angemessene Versorgung für alle zu gewährleisten.

Die Vorbereitung im Vorfeld: Einrichtung eines Katastrophenplans

In einer Katastrophensituation ist eine **vorherige Vorbereitung** von entscheidender Bedeutung, um sicherzustellen, dass die Gesundheitsteams in der Lage sind, effektiv zu reagieren. Gesundheitseinrichtungen sollten über einen **Katastrophenmanagementplan** verfügen, der speziell auf einen Massenansturm von Verbrennungspatienten ausgerichtet ist. Dieser Plan umfasst Notfallprotokolle, eine schnelle

Mobilisierung von Ressourcen und eine regelmäßige Schulung des Personals im Krisenmanagement.

Regelmäßige Schulungen und Simulationen

Die Pflegeteams, einschließlich der Pflegekräfte, müssen regelmäßig geschult werden, um für ein solches Szenario gerüstet zu sein. In **Katastrophensimulationen** kann die Fähigkeit des Personals getestet werden, schnell zu reagieren und sich an die Erfordernisse einer Massenpflege anzupassen. Diese Übungen sind entscheidend, um Schwächen zu erkennen und Prozesse zu verbessern.

Aufbewahrung der wichtigsten Vorräte

Krankenhäuser müssen außerdem sicherstellen, dass sie über **Vorräte an speziellen Verbrauchsmaterialien** für Verbrennungen (Verbände, Flüssigkeitslösungen, Medikamente) sowie über ausreichende Mengen an Wiederbelebungsgeräten verfügen. Diese Vorräte müssen schnell zugänglich sein, um eine effektive Versorgung zu gewährleisten.

Aufnahme der Opfer: Organisation und medizinische Triage

Bei einem Massenanfall von Patienten mit Verbrennungen besteht der erste Schritt des Pflegemanagements darin, ein **Triage-System einzurichten**, um den Schweregrad der Verbrennungen zu bestimmen und die Pflege entsprechend dem Zustand der Opfer zu priorisieren. Diese Triage ist grundlegend, um die begrenzten Ressourcen den Patienten zuzuweisen, die sie am dringendsten benötigen.

Einrichtung von Sortiergebieten

Die Triage beginnt, sobald die Patienten in der Gesundheitseinrichtung oder am Ort der Katastrophe ankommen, bevor sie in ein Krankenhaus gebracht werden. Ein **Erste-Hilfe-Team** oder eine **mobile Einheit** kann eingesetzt werden, um die Opfer schnell zu beurteilen. Das medizinische Personal, einschließlich der Pflegekräfte, ist dafür zuständig, die Patienten nach der Dringlichkeit ihres Zustands zu verteilen.

- **Roter Bereich**: Für Patienten mit **lebensbedrohlichen Notfällen**, die sofort behandelt werden müssen, häufig sehr großflächige Verbrennungen oder solche, die mit schwerer Atemnot einhergehen.
- **Gelber Bereich**: Für Patienten, die **dringend versorgt** werden müssen, deren Zustand aber kurzfristig stabil ist, z. B. Patienten mit mittelschweren Verbrennungen.
- **Grüne Zone**: Für weniger schwer verletzte Patienten, die länger auf ihre Behandlung warten können.

Triage in der Praxis: Prioritäten bei der Pflege setzen

Die Triage von Patienten mit Verbrennungen beruht auf mehreren Kriterien:

- **Verbrannte Körperoberfläche**: Verbrennungen, die mehr als 20-30 % der Gesamtkörperoberfläche (GKO) bedecken, werden im Allgemeinen als schwer eingestuft und erfordern eine sofortige flüssige Reanimation.
- **Tiefe der Verbrennung**: Verbrennungen zweiten und dritten Grades, insbesondere wenn sie lebenswichtige Bereiche wie das Gesicht, den Hals oder die Genitalien betreffen, sind vorrangig.
- **Anzeichen von Atemnot**: Patienten mit **Inhalationsverbrennungen** oder Erstickungssymptomen müssen sofort versorgt werden.
- **Hämodynamische Stabilität**: Die Anzeichen eines **hypovolämischen Schocks** (Hypotonie, Tachykardie) deuten darauf hin, dass dringend mit der Flüssigkeitsreanimation begonnen werden muss.

Pflegemanagement: Stabilisierung und Notfallbehandlungen

Nach der Triage ist es vorrangig, **die Vitalfunktionen** der Patienten zu **stabilisieren**, bevor mit der Behandlung der Verbrennungen selbst begonnen wird. Diese Phase ist entscheidend, um Todesfälle durch unmittelbare Komplikationen von Verbrennungen, wie Schock oder Atemversagen, zu vermeiden.

Reanimation und Stabilisierung von Patienten

Patienten mit schweren Verbrennungen müssen sofort nach ihrer Ankunft eine intensive Wiederbelebungspflege erhalten. Der Pfleger spielt dabei eine entscheidende Rolle, indem er **die Vitalparameter überwacht**, Infusionen anlegt und das Pflegeteam bei der Schmerzbehandlung und der Ersten Hilfe unterstützt.

- **Flüssigkeitsreanimation**: Um einen **hypovolämischen Schock** zu vermeiden, werden sofort nach der Aufnahme massive Flüssigkeitsinfusionen)meist Ringerlaktat) verabreicht. Das Volumen wird nach der **Parkland-Formel** an die verbrannte Körperoberfläche angepasst. Der Pfleger sollte den Harnfluss und den Blutdruck überwachen, um sicherzustellen, dass die Wiederbelebungsmaßnahmen wirksam sind.
- **Atemunterstützung**: Bei Verdacht auf Inhalationsverbrennungen wird sofort eine 100-prozentige Sauerstofftherapie eingeleitet, manchmal zusammen mit einer **Intubation** zum Schutz der Atemwege, wenn das Ödem stark ist.
- **Schmerzmanagement**: Brandverletzte haben starke Schmerzen, und die Verabreichung **starker Analgetika** ist so bald wie möglich erforderlich. Der Pfleger überwacht den Schmerzverlauf und die Wirkung der verabreichten Behandlungen.

Umgang mit Verbrennungen

Die Behandlung von Brandwunden muss schnell erfolgen, aber an die verfügbaren Ressourcen angepasst sein. Ziel ist es, **Infektionen zu verhindern, das verbrannte Gewebe** zu **schützen** und den Schweregrad der Verbrennung zu beurteilen, um die langfristige Versorgung zu planen.

- **Débridement** : Bei schweren Verbrennungen muss das nekrotische Gewebe oftmals **debridement** werden. Dies geschieht in einer sterilen Umgebung, oft unter örtlicher Betäubung oder Vollnarkose. Die Pflegekraft kann die erforderlichen Materialien vorbereiten und das Pflegepersonal bei diesem Prozess unterstützen.
- **Verbände** : **Sterile**, nicht klebende **Verbände** sind entscheidend, um Verbrennungen abzudecken, das Infektionsrisiko zu verringern und die Wunde zu schützen. Je nach den verfügbaren Ressourcen können spezielle Verbände, wie **Hydrokolloide** oder **Fettverbände**, verwendet werden. Wenn die Ressourcen begrenzt sind, müssen manchmal einfachere, aber wirksame Lösungen wie sterile, mit Antiseptika getränkte Gaze gewählt werden.

Koordination der personellen und materiellen Ressourcen

Die **Verwaltung der Ressourcen** ist bei einem Massenanfall von Verbrennungspatienten eine große Herausforderung. Das Pflegepersonal, einschließlich der Pflegehelfer, muss effizient verteilt werden, um eine kontinuierliche Versorgung zu gewährleisten und gleichzeitig eine Erschöpfung der Teams zu vermeiden. Darüber hinaus ist es von entscheidender Bedeutung, eine gute Verwaltung der **medizinischen Vorräte** zu gewährleisten.

Verteilung der Aufgaben

Die hohe Anzahl an Patienten erfordert eine **klare Rollenverteilung** zwischen den Teammitgliedern. Jede Pflegekraft sollte einem Bereich oder einer Patientenkategorie (leicht, mittelschwer, schwer) zugewiesen werden, je nach Dringlichkeit und verfügbaren Fähigkeiten.

- **Verstärkung der Teams** : In einer Katastrophensituation ist häufig eine **Verstärkung der Teams** durch zusätzliches Personal, das manchmal auch aus anderen Einrichtungen kommt, erforderlich. Pflegekräfte müssen möglicherweise mehr Patienten betreuen oder unter Aufsicht technische Aufgaben übernehmen, die normalerweise von Pflegekräften ausgeführt werden.

Lagerverwaltung und Priorisierung von Ressourcen

Materielle Ressourcen (Verbandsmaterial, intravenöse Flüssigkeiten, Schmerzmittel) können bei einem Massenansturm von Patienten schnell aufgebraucht sein. Es ist wichtig, die **Bestände zentral zu verwalten**, indem die Teams regelmäßig mit den benötigten Materialien versorgt werden. Es können Ersatzlösungen verwendet werden, wenn bestimmte Ausrüstungsgegenstände fehlen.

Koordination mit den Hilfsdiensten: Evakuierung und Verlegung von Patienten

In einer Katastrophensituation ist es oft notwendig, bestimmte Patienten in andere Einrichtungen zu **verlegen**, insbesondere in **Zentren**, die **auf Verbrennungen spezialisiert** sind. Diese logistische Koordination ist von entscheidender Bedeutung, um die Überlastung eines einzelnen Krankenhauses zu vermeiden und sicherzustellen, dass die schwersten Patienten die spezialisierte Versorgung erhalten, die sie benötigen.

- **Priorisierung der Verlegung**: Patienten mit den schwersten Verbrennungen oder Patienten, die komplexe chirurgische Eingriffe benötigen (Hauttransplantationen, verlängerte Reanimation), sollten vorrangig in spezialisierte Zentren verlegt werden. Vor der Verlegung wird die Grundversorgung (Flüssigkeitsreanimation, Stabilisierung) sichergestellt.
- **Koordination mit Notfalldiensten**: Die Evakuierung von Patienten erfolgt in Zusammenarbeit mit **Ambulanzdiensten, medizinischen Transportdiensten** und in einigen Fällen auch mit den lokalen Behörden, wenn eine große Anzahl von Patienten über weite Strecken transportiert werden muss.

- Zusammenarbeit mit Reanimationsteams, SAMU und Feuerwehr

Die **Zusammenarbeit mit Wiederbelebungsteams, Rettungsdiensten und Feuerwehrleuten** ist in Notfallsituationen, in denen jede Minute zählt, um Leben zu retten, von grundlegender Bedeutung. Diese Zusammenarbeit, die oft unter großem Druck orchestriert wird, erfordert eine **reibungslose Koordination, klare Kommunikation** und eine **präzise Rollenverteilung**. Das gemeinsame Ziel ist es, die Patienten schnell zu stabilisieren, ihnen vor Ort oder während des Transports eine angemessene Versorgung zukommen zu lassen und sie an die entsprechenden Versorgungseinrichtungen weiterzuleiten. Der Pflegehelfer spielt zwar eine eher auf die Unterstützung der Ärzteteams ausgerichtete Rolle, ist aber ein Schlüsselakteur in dieser Dynamik, da er an der Verwaltung der Pflege, der Vorbereitung der Ausrüstung und der Begleitung der Patienten beteiligt ist.

Zusammenarbeit vor Ort: Feuerwehr und SAMU an vorderster Front

Wenn eine Notsituation eintritt, z. B. ein schwerer Unfall, ein Brand oder eine Naturkatastrophe, sind **Feuerwehr und Rettungsdienst** oft die ersten Einsatzkräfte. Sie arbeiten koordiniert zusammen, um die Opfer vor Ort zu versorgen, die Dringlichkeit der jeweiligen Situation einzuschätzen und erste Hilfe zu leisten, bevor sie den Transport ins Krankenhaus organisieren. Diese Phase **vor der** Einlieferung **ins** Krankenhaus ist entscheidend für das Überleben der Patienten, da sie ihren Zustand stabilisiert, bevor sie im Krankenhaus auf der Intensivstation versorgt werden.

Die Rolle der Feuerwehr in Notsituationen

Feuerwehrleute sind oft die ersten, die bei einer Katastrophe oder einem Unfall am Ort des Geschehens eintreffen. Ihre Aufgabe besteht hauptsächlich darin, **den Ort des Geschehens** zu **sichern** und Erste Hilfe zu leisten. Sie arbeiten eng mit dem Rettungsdienst (SAMU) zusammen, um den Zustand der Opfer zu beurteilen und erste Hilfe zu leisten.

- **Rettung und** Bergung **von Opfern**: Feuerwehrleute sind oft für die Bergung von Opfern bei Bränden, Verkehrsunfällen oder anderen Situationen, in denen der Zugang zu Verletzten erschwert ist, verantwortlich. Sie arbeiten mit den medizinischen Teams zusammen, um sicherzustellen, dass die Patienten sicher herausgezogen werden, ohne dass sich ihre Verletzungen verschlimmern.
- **Bewertung und Weitergabe von Informationen** : Die Feuerwehrleute führen eine erste **Bewertung der Lebenszeichen der** Opfer durch, leiten diese Informationen an den Rettungsdienst weiter und helfen ihm, die Maßnahmen nach der Schwere der Verletzungen zu priorisieren. Außerdem bereiten sie die Patienten auf die Behandlung durch medizinisches Personal vor, indem sie vor Ort eine schnelle und effiziente **Triage** durchführen.

Einsatz des SAMU: medizinische Versorgung vor Ort und während des Transports

Der **Service d'Aide Médicale Urgente (SAMU)** besteht aus Ärzten, Krankenpflegern und Rettungssanitätern, die für Notfälle in Krankenhäusern ausgebildet sind. Ihre Aufgabe ist es, am Ort des Geschehens eine **sofortige medizinische Versorgung** zu gewährleisten und die Patienten zu stabilisieren, bevor sie in die Intensivstation oder die Notaufnahme eines Krankenhauses verlegt werden. Der SAMU handelt oft in Koordination mit der Feuerwehr, um die Erstversorgung zu leiten und den Transport der Patienten zu organisieren.

- **Stabilisierung der Vitalfunktionen**: Eine der Prioritäten des SAMU ist es, **die Vitalfunktionen** der Patienten (Atmung, Blutkreislauf) zu **stabilisieren**, bevor sie verlegt werden. Dazu gehören das Anlegen von Infusionen, die Verabreichung von Sauerstoff und ggf. sogar die Intubation sowie die Schmerzbehandlung mit geeigneten Medikamenten.
- **Organisation des medizinisch betreuten Transports**: Je nach Schwere des Zustands des Patienten entscheidet der SAMU, ob ein **medizinisch betreuter Transport** erforderlich ist. In diesem Fall wird eine medizinische Begleitung durch einen Arzt oder eine Pflegekraft gewährleistet, die die Intensivpflege während des Transports in das Krankenhaus fortsetzt. Sie arbeiten eng mit den Reanimationsteams der Gesundheitseinrichtungen zusammen, um diese darauf vorzubereiten, den Patienten unter den besten Bedingungen zu empfangen.

Koordination im Krankenhaus: Der Empfang von Reanimationsteams

Wenn die Patienten im Krankenhaus ankommen, übernehmen die Reanimationsteams die Aufgaben des SAMU, um die Kontinuität der Versorgung zu gewährleisten. Die Zusammenarbeit zwischen präklinischen und Krankenhausteams ist entscheidend, um einen **reibungslosen Übergang zu** gewährleisten und **Zeitverluste zu minimieren**. Die Kommunikation ist entscheidend, damit die Krankenhausteams bereits vor der Ankunft der Patienten über deren Zustand informiert sind und sich so auf eine sofortige Intervention vorbereiten können.

Informationsübermittlung und Kontinuität der Pflege

Bei ihrer Ankunft im Krankenhaus übermitteln der Rettungsdienst und die Feuerwehr den Reanimationsteams alle relevanten Informationen über die Patienten: Allgemeinzustand, vor Ort verabreichte Behandlungen, während des Transports durchgeführte Maßnahmen und die Entwicklung der Situation. Diese **Informationsweitergabe** ist kritisch, um eine schnelle und angemessene Behandlung zu ermöglichen.

- **Medizinische Kurzinformation**: Bei der Übernahme durch die Reanimationsteams geben SAMU und Feuerwehr dem für den Patienten zuständigen Reanimationsarzt oder der Reanimationsschwester eine **medizinische Kurzinformation**. Dazu gehören die Vitalzeichen, die Art der Verletzungen, die verabreichten Behandlungen (Medikamente, Flüssigkeitsreanimation, Atemwegsmanagement) sowie alle Komplikationen, die während des Transports aufgetreten sind.
- **Koordination der Pflege**: Auf der Grundlage der übermittelten Informationen priorisieren die Krankenhausteams die Maßnahmen. Der Pflegehelfer spielt eine Rolle bei der **Vorbereitung der Ausrüstung**, der Lagerung des Patienten und der Unterstützung bei der dringenden Erstversorgung. Er ist auch an der kontinuierlichen Überwachung der Vitalparameter beteiligt, während die Reanimationsärzte Behandlungsentscheidungen treffen.

Hilfe und Unterstützung für Reanimationsteams

Angesichts von Notfällen verlassen sich Reanimationsteams auf die Reaktionsfähigkeit und Effizienz von Pflegehelfern, die eine Vielzahl von Aufgaben parallel bewältigen. In Momenten großer Anspannung sorgt der Pflegehelfer für eine ständige Präsenz an der Seite des Patienten und leistet gleichzeitig **technische Unterstützung** für Ärzte und Pfleger.

- **Vorbereitung und Materialverwaltung**: Der Krankenpflegehelfer stellt sicher, dass alle **Wiederbelebungsgeräte** (Defibrillator, Infusionen, Intubationsgeräte usw.) bereitstehen und funktionstüchtig sind. Er bereitet auch Infusionen vor und hilft unter Aufsicht des Krankenpflegers beim Anlegen der medizinischen Geräte.
- **Unterstützung bei medizinischen Eingriffen**: Während dringender medizinischer **Eingriffe** wie Intubation oder Legen eines venösen Zugangs unterstützt der Pflegehelfer das Team, indem er **Instrumente bereitstellt**, die Position des Patienten aufrechterhält oder unterstützende Pflegemaßnahmen wie die manuelle Beatmung mit einem selbstfüllenden Ballon anwendet.

Die Rolle der Pflegekraft bei der Koordination und Betreuung von Patienten

Der Pflegehelfer spielt auch eine Schlüsselrolle bei der **kontinuierlichen Überwachung** von Patienten auf der Intensivstation und bei der **interdisziplinären Zusammenarbeit** mit anderen medizinischen Teams. Er überwacht die Erstversorgung, bereitet den Patienten auf komplexere Eingriffe vor und trägt zur Aufrechterhaltung der Pflegequalität nach dringenden Eingriffen bei.

Überwachung und Aufrechterhaltung der Vitalfunktionen

Sobald der Patient stabilisiert ist, ist die Pflegekraft für die **Überwachung der Vitalzeichen** (Herzfrequenz, Sauerstoffsättigung, Blutdruck) und die Beobachtung der klinischen Parameter verantwortlich, um eine Verschlechterung des Zustands des Patienten frühzeitig zu erkennen. Diese Wachsamkeit ermöglicht es, das medizinische Team bei Bedarf schnell zu alarmieren und sicherzustellen, dass die Behandlung entsprechend der Entwicklung des Patienten angepasst wird.

- **Atemüberwachung**: Wenn der Patient intubiert oder beatmet wird, überwacht die Pflegekraft den **Atemaustausch**, überprüft die Funktionstüchtigkeit des Geräts und stellt sicher, dass der Sauerstoffbedarf gedeckt ist.
- **Überwachung der Infusionen** : Die während der Reanimation verabreichten Infusionen müssen kontinuierlich überwacht werden, um ein Elektrolytungleichgewicht oder eine Flüssigkeitsüberladung zu vermeiden. Der Pfleger spielt bei diesem Management eine Rolle, indem er auf die korrekte Verabreichung der Lösungen achtet und den Urinfluss des Patienten überwacht.

Kommunikation mit anderen Abteilungen

In einer kritischen Situation beschränkt sich die Pflege nicht nur auf das Reanimationsteam. Der Pflegehelfer muss in Zusammenarbeit mit den Ärzten **mit anderen Krankenhausabteilungen** wie der Chirurgie oder der Bildgebung **kommunizieren**, um zusätzliche Untersuchungen (CT, Röntgen) zu organisieren oder einen möglichen chirurgischen Eingriff vorzubereiten.

- **Logistische Koordination**: Der Pflegehelfer kann die **Verlegung** des Patienten in andere Abteilungen organisieren, indem er sicherstellt, dass die laufende

Pflege während der Verlegung aufrechterhalten wird (Sauerstoffgabe, Infusionen), und indem er die notwendigen Informationen an die Teams weiterleitet, die den Patienten aufnehmen werden.

- **Unterstützung von Familien**: Obwohl der Schwerpunkt der Arbeit des Krankenpflegehelfers auf dem Patienten liegt, kann er auch eine **psychologisch unterstützende** Rolle für Familien spielen, die auf Informationen über den Gesundheitszustand ihres Angehörigen warten. In akuten Notsituationen ist er oft der erste, der die Fragen der Familien beantwortet und sie über die laufende Pflege beruhigt.

- Kommunikationsmittel einsetzen, um eine optimale Verteilung der Pflege zu gewährleisten

Der effektive Einsatz von **Kommunikationsmitteln** ist entscheidend für eine optimale Verteilung der Pflege, insbesondere in einem medizinischen Umfeld, in dem Notfälle, komplexe Pflege und die Zusammenarbeit verschiedener Teams an der Tagesordnung sind. Eine **klare und strukturierte Kommunikation** hilft nicht nur dabei, die Pflege zwischen den verschiedenen Gesundheitsfachkräften zu koordinieren, sondern stellt auch sicher, dass jeder Patient die richtige Pflege zum richtigen Zeitpunkt erhält. Dies ist besonders entscheidend in Situationen mit hohem Arbeitsaufkommen, wie z. B. bei einem Massenanfall von Patienten, oder in Abteilungen, in denen es auf Schnelligkeit und Genauigkeit ankommt, wie z. B. in der Notaufnahme, auf der Intensivstation oder der Intensivstation.

Die Bedeutung der Kommunikation für eine optimale Verteilung der Pflegeleistungen

In einem Umfeld der Gesundheitsfürsorge ist Kommunikation weit mehr als nur der Austausch von Informationen. Sie ist das Herzstück der **Aufgabenverteilung**, der **interdisziplinären Koordination** und der **klinischen Entscheidungsfindung**. Ohne eine effektive Kommunikation besteht die Gefahr, dass die Gesundheitsversorgung unorganisiert wird und es zu Verzögerungen bei der Behandlung, doppelten Aufgaben oder - noch schlimmer - medizinischen Fehlern kommt.

Interdisziplinäre Kommunikation

In einem Krankenhaus wird die Pflege selten von einer einzelnen Person oder einem einzelnen Team geleistet. Ärzte, Krankenpfleger, Pflegehelfer, Physiotherapeuten, Radiologen und andere Gesundheitsfachkräfte arbeiten zusammen, um eine möglichst umfassende Versorgung zu gewährleisten. Eine **gute interdisziplinäre Kommunikation** ist daher von entscheidender Bedeutung, um eine reibungslose Koordination zu gewährleisten und zu verhindern, dass Aspekte der Pflege vernachlässigt werden.

- **Übermittlungen zwischen Teams** : Bei einem Wechsel des Dienstes oder einer **Schichtübergabe** sind die **Übergaben zwischen den** Gesundheitsfachkräften ein entscheidender Moment, um die Kontinuität der Pflege zu gewährleisten. Durch den Einsatz von Instrumenten wie **Briefings** zu Beginn und Ende der Schicht können entscheidende Informationen über den Zustand der Patienten, die Pflegeprioritäten und die laufenden Behandlungen ausgetauscht werden. Diese Briefings helfen dabei, Patienten zu identifizieren, die besondere Aufmerksamkeit benötigen, und die Aufgaben entsprechend zu verteilen.

Optimierung der Pflege durch digitale Kommunikation

Die Integration von **Kommunikationstechnologien** in die Gesundheitsversorgung hat zu einem reibungslosen Austausch und einer besseren Koordinierung der Bemühungen zwischen den verschiedenen Akteuren des Behandlungspfades geführt. Digitale Hilfsmittel wie **elektronische Patientenakten, sichere Nachrichtensysteme** und **Echtzeit-Tracking-Tabellen** sind zu unverzichtbaren Elementen geworden, um eine effiziente Verwaltung der Gesundheitsversorgung zu gewährleisten.

- **Gemeinsame medizinische Akten :** Elektronische Patientenakten (EPA) ermöglichen allen an der Pflege eines Patienten beteiligten Teams den sofortigen Zugriff auf wichtige Informationen wie Krankengeschichte, Untersuchungsergebnisse und laufende Behandlungen. Dadurch werden Wiederholungen vermieden und sichergestellt, dass jede Behandlung die vorhergehende ergänzt.
- **Warn- und Benachrichtigungssysteme: Sichere interne Nachrichtensysteme** ermöglichen es den Pflegeteams, schnell über die Entwicklung des Zustands eines Patienten oder über Notfälle, die ein sofortiges Eingreifen erfordern, zu kommunizieren. Diese Tools ermöglichen es, automatische Warnungen oder Benachrichtigungen zu versenden, wenn eine kritische Situation erkannt wird, wie z. B. eine Verschlechterung der Vitalparameter eines Patienten.

Verbale und nonverbale Kommunikationsmittel: Vermittlung wichtiger Informationen

Neben digitalen Hilfsmitteln bleibt die **verbale Kommunikation** ein grundlegender Pfeiler für die Koordination der Pflege. Das Pflegepersonal muss in der Lage sein, Informationen klar, präzise und prägnant zu vermitteln, insbesondere in Situationen, in denen Entscheidungen schnell getroffen werden müssen.

Die SBAR-Methode (Situation, Background, Assessment, Recommendation)

Eine der wirksamsten Methoden, um den Austausch zwischen Pflegekräften zu strukturieren, ist die **SBAR-Methode** (Situation, Background, Assessment, Recommendation). Dieses strukturierte Kommunikationsmittel ermöglicht die Übermittlung klarer und wesentlicher Informationen, insbesondere in Notfallsituationen.

- **Situation (Situation)**: Hier wird kurz die aktuelle Situation des Patienten beschrieben. Beispiel: "Frau X, 68 Jahre, die wegen Herzinsuffizienz eingeliefert wurde, weist eine Verschlechterung der Atmung auf."
- **Background (Hintergrund)**: Eine kurze Erinnerung an die Krankengeschichte oder den Hintergrund der Situation. Beispiel: "Patientin mit bekannter schwerer Herzinsuffizienz, die mit Diuretika behandelt wird".
- **Assessment (Beurteilung)** : Die Ergebnisse der klinischen Beurteilung des Patienten, z. B. Vitalzeichen, Allgemeinzustand oder die Ergebnisse kürzlich durchgeführter Untersuchungen. Beispiel: "Sauerstoffsättigung bei 85%, Tachykardie bei 120 Schlägen pro Minute, starke Atemnot".
- **Recommendation (Empfehlung)** : Das, was für die weitere Behandlung empfohlen wird. Beispiel: "Ich empfehle eine Sauerstofftherapie mit 15 Litern/Minute sowie eine engmaschige Überwachung mit Gasbilanzierung."

Diese standardisierte Methode stellt sicher, dass jede Pflegekraft über die wesentlichen Informationen verfügt, um die Pflege angemessen und unmittelbar anzupassen.

Nonverbale Zeichen und Kommunikation am Patientenbett

Auch die **nonverbale Kommunikation** spielt eine wichtige Rolle bei der Verteilung der Pflege, insbesondere in Pflegeteams, die Seite an Seite am Bett des Patienten arbeiten. Durch Gesten,

Blicke oder schnelle Zeichen kann die Pflege oft koordiniert werden, ohne die medizinischen Handlungen zu unterbrechen.

- **Koordination während Interventionen** : Während heikler Pflege oder technischer Eingriffe (Anlegen von Infusionen, komplexe Verbände) können sich die Pflegenden durch schnelle Gesten und visuelle Signale koordinieren, um ein Instrument anzufordern, eine Position anzupassen oder schnell einzugreifen, ohne dass ein langer verbaler Austausch erforderlich ist.
- **Körperhaltung und Kontakt mit dem Patienten** : Wenn es notwendig ist, den Patienten zu beruhigen, während er Pflegeleistungen erbringt, kann ein beruhigender Blickkontakt oder einfach eine ruhige körperliche Präsenz dazu beitragen, den Patienten zu beruhigen und eine vertrauensvolle Atmosphäre zu schaffen.

Einsatz von Kommunikationsmitteln in Notsituationen

In Notfallsituationen wie einem Massenanfall von Patienten oder einer Katastrophensituation erhalten die Kommunikationsinstrumente eine noch kritischere Dimension. Die **schnelle Koordination** zwischen mehreren Teams und die Verwaltung der Versorgung müssen ohne Verwirrung und Zeitverlust erfolgen, da sonst die Patientenversorgung gefährdet ist.

Kommunikation bei der medizinischen Triage

Bei einem Massenanfall von Patienten muss ein **effektives Triage-System** eingerichtet werden, um die Patienten nach der Schwere ihrer Verletzungen oder ihres Zustands zu klassifizieren. Die Kommunikation zwischen den Triage-Teams und den Pflegeteams ist von entscheidender Bedeutung, um sicherzustellen, dass die schwersten Patienten vorrangig behandelt werden.

- **Verwendung von Codes oder Triagekarten**: Farbige Triagekarten (rot für lebensbedrohliche Notfälle, gelb für dringende, aber aufgeschobene Behandlungen, grün für geringfügige Behandlungen) sind ein einfaches und wirksames visuelles Kommunikationsmittel, um Patienten schnell zu klassifizieren. So können die Pflegeteams sofort Prioritäten erkennen, ohne dass ein längerer Austausch erforderlich ist.
- **Koordination zwischen den Teams** : Der **Teamleiter** oder Koordinator sollte die von den Triageteams übermittelten Informationen zentralisieren und die Patienten je nach Bedarf an die richtigen Abteilungen oder Pflegekräfte verteilen. Dies ermöglicht eine bessere Verteilung der Ressourcen und vermeidet Engpässe in bestimmten Abteilungen.

Kommunikation mit präklinischen Notdiensten

Präklinische Notfalldienste wie der Rettungsdienst (SAMU) und die Feuerwehr sind bei schweren Unfällen oder Katastrophen oft als Erste am Ort des Geschehens. Durch eine klare Kommunikation zwischen diesen Teams und dem Krankenhaus kann die Ankunft der Patienten frühzeitig vorbereitet werden.

- **Funk und sichere** Nachrichtenübermittlung: Die Teams vor Ort übermitteln in Echtzeit über Funk oder Nachrichtensysteme Informationen über den Zustand der Patienten (Anzahl der Opfer, Art der Verletzungen, Bedarf an spezieller Pflege). Dadurch kann das Krankenhaus **die Teams vorbereiten** und die Versorgung effizient organisieren, noch bevor die Patienten eintreffen.

Simulation von Notfällen für Pflegehelfer/innen

- Bedeutung von Simulationsübungen in der Weiterbildung

Simulationsübungen nehmen einen zentralen Platz in der **Weiterbildung** von Gesundheitsfachkräften ein. In diesen Übungen werden reale, oft komplexe und potenziell stressige klinische Situationen in einem sicheren und kontrollierten Rahmen nachgestellt, in dem Fehler eher zu einem Lerninstrument als zu einer Quelle schwerwiegender Konsequenzen werden. Die Simulation bietet Pflegekräften, ob Studenten, Krankenpflegern, Pflegehelfern oder Ärzten, eine **immersive Erfahrung**, die nicht nur ihre fachlichen Fähigkeiten stärkt, sondern auch ihre Fähigkeit, **schnelle Entscheidungen** zu **treffen**, **im Team** zu **arbeiten** und **mit Druck umzugehen.**

Lernen unter realen Bedingungen: Verringerung der Kluft zwischen Theorie und Praxis

Einer der größten Vorteile von Simulationsübungen ist, dass sie **die Kluft zwischen Theorie und klinischer Praxis verringern** können. Denn auch wenn die theoretische Ausbildung nach wie vor unverzichtbar ist, reicht sie nicht aus, um Pflegekräfte auf die konkreten Herausforderungen ihrer täglichen Arbeit vorzubereiten, bei der Entscheidungen in Sekundenschnelle getroffen werden müssen und jeder Handgriff zählt. Die Simulation schafft eine **realistische Schnittstelle**, indem sie die Teilnehmer in realitätsnahe Szenarien wie Herzstillstand, komplexe Geburten, Polytrauma-Situationen oder medizinische Katastrophen eintauchen lässt.

Der Übergang vom Wissen zum Handeln

In der Simulation wenden die Pflegekräfte nicht nur theoretisches Wissen an; sie müssen dieses Wissen mobilisieren, um in **Echtzeit** Entscheidungen zu treffen. Jede Geste, jedes Wort hat einen direkten Einfluss auf die Entwicklung der Situation, so dass schnelles und richtiges Handeln geübt werden muss.

- **Mit Unsicherheit umgehen können**: In der Simulation werden die Teilnehmer mit Situationen konfrontiert, in denen die Informationen unvollständig sind oder sich ändern, was die klinische Realität widerspiegelt. Sie lernen, **mit Ungewissheit zu handeln**, Prioritäten bei den zu ergreifenden Maßnahmen zu setzen und ihre Entscheidungen an die Reaktionen des Patienten oder an Veränderungen des klinischen Zustands anzupassen.
- **Reaktion auf Notfälle**: In den Simulationen werden **Notfallsituationen** nachgestellt, in denen die Teilnehmer lernen müssen, unter Druck Ruhe zu bewahren und effektiv zu arbeiten. Dies verbessert ihre Fähigkeit, mit Momenten intensiven Stresses umzugehen und gleichzeitig die Qualität der Pflege zu wahren.

Stärkung der technischen und entscheidungsrelevanten Fähigkeiten

Simulationsübungen sind darauf ausgelegt, **die technischen Fähigkeiten** von Pflegekräften zu entwickeln und **zu verfeinern**. Durch das Üben medizinischer Handlungen an High-Tech-Puppen oder virtuellen Simulatoren können die Teilnehmer so oft wie nötig schwierige Eingriffe wie Intubationen, komplexe Infusionen oder Herz-Lungen-Wiederbelebungsmanöver (CPR) üben. Diese Wiederholung ermöglicht es, **die Handgriffe** zu **beherrschen** und sich auf die Unwägbarkeiten vorzubereiten, denen man in der realen klinischen Praxis begegnet.

Training seltener oder komplexer Verfahren

Bestimmte medizinische Verfahren werden, obwohl sie potenziell lebensrettend sind, im Alltag des Pflegepersonals nur selten durchgeführt. Mithilfe von Simulationen können diese seltenen Eingriffe ohne Risiko für die Patienten trainiert werden, und man kann sich darauf vorbereiten, wirksam einzugreifen, wenn diese Situationen eintreten.

- **Hochrisikosituationen**: Zum Beispiel können Reanimationsteams Szenarien **schwerer Atemwegskrisen** trainieren, die eine schnelle Intubation oder Notfalleingriffe erfordern. In der Simulation können sie diese komplexen technischen Handgriffe in einem risikofreien Rahmen üben und so ihr Selbstvertrauen und ihre Effizienz in der realen Situation stärken.

- **Entwicklung technischer Reflexe**: Durch die Simulation entwickeln die Pflegekräfte **Reflexe** und **Automatismen**, die es ihnen ermöglichen, auch in Situationen mit hohem Druck schnell zu handeln. Durch wiederholtes Üben dieser Handgriffe erlangen sie einen flüssigen Ablauf bei der Pflege.

Die Entscheidungsfindung verfeinern

Bei Simulationsübungen geht es nicht nur um die Beherrschung technischer Handgriffe. Sie zielen auch auf **die Stärkung der Entscheidungskompetenz** ab. Die Fähigkeit, eine Situation schnell zu analysieren, Prioritäten zu erkennen und angemessene Entscheidungen zu treffen, ist im medizinischen Bereich von entscheidender Bedeutung. Die Simulation ermöglicht es, diese Fähigkeit zu trainieren, indem sie das Pflegepersonal dynamischen Szenarien aussetzt, in denen jede Entscheidung den Ausgang des Szenarios beeinflusst.

- **Risikobewertung und Prioritätensetzung**: Die Simulationsszenarien zwingen die Teilnehmer, **Prioritäten bei den** zu ergreifenden **Maßnahmen** zu **setzen**. Beispielsweise muss das Pflegepersonal angesichts eines polytraumatisierten Patienten entscheiden, welche Verletzung zuerst behandelt werden soll, während es gleichzeitig die Vitalzeichen überwacht und sicherstellt, dass andere Verletzungen nicht verschlimmert werden.

- **Anpassungsfähigkeit**: Die Simulation schult die Pflegekräfte auch darin, sich an Situationen anzupassen, in denen sich der Zustand des Patienten schnell ändert. Dadurch bleiben sie flexibel und können ihre Entscheidungen aufgrund neuer klinischer Daten oder der Reaktionen auf Behandlungen ändern.

Verbesserung der Teamarbeit und der Kommunikation

Teamarbeit ist eine entscheidende Fähigkeit im medizinischen Bereich, wo die Koordination zwischen den verschiedenen Mitgliedern eines Behandlungsteams den Ausgang eines Eingriffs bestimmen kann. Simulationsübungen bieten die Möglichkeit, **die interdisziplinäre Zusammenarbeit zu üben**, **Kommunikationsfähigkeiten** zu entwickeln und den Teamgeist zu stärken.

Stärkung der interdisziplinären Koordination

In der täglichen medizinischen Praxis wird die Pflege selten von einer einzigen Person durchgeführt. An jedem Eingriff sind mehrere Akteure beteiligt, von Pflegekräften über Ärzte, Radiologen und Physiotherapeuten bis hin zu Krankenpflegern. Die Simulation ermöglicht es, diese Dynamiken nachzubilden und zu trainieren, wie man effektiv zusammenarbeitet.

- **Klar definierte Rollen** : Bei einer Simulationsübung muss jeder Teilnehmer seine Rolle spielen, und die Teams lernen, **sich** schnell zu **koordinieren**, Aufgaben zu verteilen und in einer Umgebung zu arbeiten, in der jeder seinen Verantwortungsbereich kennt.
- **Reaktionsfähigkeit und Zusammenarbeit**: Bei Übungen, in denen komplexe Situationen wie Herzstillstand oder Polytrauma-Krisen simuliert werden, können die Teams ihre Fähigkeit testen, in Echtzeit zusammenzuarbeiten, effektiv zu kommunizieren und ihre

Maßnahmen an die sich verändernde Situation anzupassen.

Kommunikation in Stresssituationen

Eine klare und präzise Kommunikation ist entscheidend, um Fehler zu vermeiden und einen reibungslosen Ablauf der Pflege zu gewährleisten. Die Simulation ermöglicht es, diese Kommunikation unter Stressbedingungen zu üben, in denen Informationen knapp und unmissverständlich übermittelt werden müssen.

- **Strukturierte Kommunikationsmethoden**: Simulationen bieten einen Rahmen, um **strukturierte Kommunikationsmethoden** zu üben, wie z. B. die SBAR-Methode (Situation, Background, Assessment, Recommendation), die sicherstellt, dass wichtige Informationen schnell und präzise ausgetauscht werden.
- **Missverständnisse reduzieren**: In Krisensituationen kann es leicht zu **Missverständnissen** kommen, wenn die Kommunikation nicht reibungslos verläuft. In der Simulation lernen die Pflegekräfte, sich effektiver auszudrücken und Anweisungen zu verdeutlichen, um Verwirrung während des Einsatzes zu vermeiden.

Simulieren, um ohne Konsequenzen aus Fehlern zu lernen

Einer der wichtigsten Vorteile von Simulationen ist, dass man **Fehler machen kann, ohne dass dies für die Patienten gefährlich** ist. Diese sichere Lernumgebung ermöglicht es den Pflegekräften, zu experimentieren, ihre Grenzen auszutesten und vor allem aus ihren Fehlern zu lernen.

Reflexion nach der Simulation: das Debriefing

Nach jeder Simulationsübung wird eine **Nachbesprechung** mit den Teilnehmern durchgeführt, um die durchgeführten Maßnahmen zu analysieren, Fehler oder Verbesserungspunkte zu identifizieren und die Lernerfolge zu verstärken. Dieser Moment der Reflexion ist entscheidend, um die in der Übung erworbenen Fähigkeiten und Kenntnisse zu integrieren.

- **Fehleranalyse**: Bei der Nachbesprechung werden die gemachten Fehler konstruktiv und ohne Wertung besprochen, damit die Pflegenden lernen können, diese Fehler in der realen Situation zu vermeiden.
- **Kritische Reflexion**: In dieser Phase nach der Simulation können die Teilnehmer eine **kritische Reflexion** über ihre Praktiken entwickeln, die Auswirkungen ihrer Entscheidungen besser verstehen und lernen, wie sie ihre Leistung verbessern können.

Stärkung des Selbstvertrauens

Durch das Üben von Szenarien in der Simulation **gewinnen** die Pflegekräfte **Vertrauen** in Situationen, die ihnen in ihrer beruflichen Laufbahn vielleicht noch nicht begegnet sind. Dieses Vertrauen ist entscheidend, wenn sie in der Realität mit ähnlichen Situationen konfrontiert werden, die es ihnen ermöglichen, ruhig und selbstbewusst zu reagieren.

- Mit Emotionen umgehen und unter Druck ruhig bleiben
Mit seinen Emotionen umzugehen und **unter Druck die Ruhe** zu **bewahren**, sind wichtige Fähigkeiten für Beschäftigte im Gesundheitswesen, die häufig mit intensiven Stresssituationen konfrontiert sind. Ob es sich um einen medizinischen Notfall, einen Massenansturm von Patienten oder die Behandlung eines Patienten in einer kritischen Situation handelt, das Gesundheitspersonal muss in der Lage sein, einen kühlen Kopf zu bewahren, um fundierte Entscheidungen zu treffen und eine

qualitativ hochwertige Versorgung zu gewährleisten. Diese Fähigkeit, mit seinen Emotionen umzugehen und dabei konzentriert und effizient zu bleiben, ist eine Kombination aus angeborenen und erworbenen Fähigkeiten, die sich mit der Zeit, der Erfahrung und der Praxis entwickeln.

Der Einfluss von Emotionen auf die Leistung im medizinischen Bereich

Beschäftigte im Gesundheitswesen arbeiten in einem Umfeld, in dem das Leben der Patienten von der **Reaktionsfähigkeit**, der **Kompetenz** und dem **Urteilsvermögen** des Behandlungsteams abhängt. In diesem Zusammenhang können Emotionen einen erheblichen Einfluss auf die Fähigkeit haben, **klar** zu **denken**, **effektiv zu kommunizieren** und **schnelle Entscheidungen** zu **treffen**.

Stress und seine physiologischen Auswirkungen

Stress löst eine unmittelbare physiologische Reaktion aus, die oft als "Kampf-oder-Flucht-Reaktion" bezeichnet wird und den Körper darauf vorbereitet, auf eine Bedrohung zu reagieren. Diese Reaktion kann zwar in bestimmten Situationen hilfreich sein, sie kann aber auch die kognitiven Fähigkeiten und die Entscheidungsfindung beeinträchtigen, wenn sie nicht kontrolliert wird. Die Herzfrequenz steigt, die Muskeln spannen sich an und Adrenalin überflutet den Körper, was zu einer **verminderten Fähigkeit** führen kann, sich zu **konzentrieren** und Informationen zu verarbeiten.

- **Konzentrationsstörungen**: Unter Stress kann die Konzentrationsfähigkeit gestört sein, was es erschwert, komplexe Aufgaben zu bewältigen, schnelle Entscheidungen zu treffen oder die Pflege zu organisieren. Dies kann auch zu Vergesslichkeit oder Fehlern bei der Pflege führen, z. B. wenn Medikamente falsch verabreicht oder wichtige technische Handgriffe vergessen werden.

- **Unkontrollierte emotionale Reaktionen**: Starker Stress kann auch zu **unkontrollierten emotionalen Reaktionen** wie Panik, Reizbarkeit oder sogar Tränen führen, die die Fähigkeit beeinträchtigen können, konzentriert zu bleiben und effektiv mit anderen Teammitgliedern zu interagieren.

Strategien für den Umgang mit Emotionen unter Druck

Der Umgang mit Emotionen unter Druck beruht auf einer Kombination aus **persönlichen Techniken** und **beruflichen Praktiken**, die es einem ermöglichen, selbst in den stressigsten Situationen ruhig, konzentriert und effizient zu bleiben. Diese Strategien sind unerlässlich, um eine qualitativ hochwertige Pflege zu leisten und gleichzeitig die eigene geistige und emotionale Gesundheit zu erhalten.

Atemkontrolle und Entspannung

Die Atmung ist eines der einfachsten und effektivsten Mittel, um in Drucksituationen **den Stress** zu **regulieren** und das Nervensystem zu beruhigen. Wenn man sich auf eine langsame und tiefe Atmung konzentriert, kann man die Aktivierung des sympathischen Nervensystems, das für die Stressreaktion verantwortlich ist, reduzieren und die Fähigkeit, klar zu denken, verbessern.

- **Kontrollierte Atemtechniken**: Wenn ein Gefühl von Stress aufkommt, kann es helfen, einen Moment lang eine **tiefe Atmung** zu üben (z. B. 4 Sekunden lang einatmen, 4 Sekunden lang den Atem anhalten und dann 6 Sekunden lang langsam ausatmen), um einen Zustand der Ruhe wiederherzustellen.
- **Progressive Muskelentspannung**: Bei dieser Technik werden verschiedene Muskelgruppen angespannt und wieder entspannt, beginnend bei den Füßen und allmählich zum Kopf hinauf. Dadurch wird die

körperliche Anspannung gelöst und die geistige Entspannung verbessert.

Positive mentale Routinen entwickeln

Positive mentale Routinen helfen dabei, sich darauf zu konditionieren, unter Druck konzentriert und ruhig zu bleiben. Es sind mentale Strategien, mit denen man **die Gedankenflut bewältigen** und einen problemlösungsorientierten Geisteszustand aufrechterhalten kann.

- **Selbstbestätigungen**: Das Wiederholen positiver und realistischer Sätze wie "Ich bin in der Lage, mit dieser Situation umzugehen" oder "Ich werde die Entscheidungen einen Schritt nach dem **anderen** treffen" kann helfen, **Ängste abzubauen** und sich wieder auf die anstehenden Aufgaben zu konzentrieren.
- **Positive Visualisierung**: Sich im Geiste erfolgreiche Szenarien vorzustellen oder sich vorzustellen, wie man eine kritische Situation bewältigen wird, **bereitet den Geist** auf Leistung unter Druck vor.

Auf Ausbildung und Erfahrung bauen

Eine der besten Möglichkeiten, in Stresssituationen die Ruhe zu bewahren, besteht darin, sich auf solide technische Fertigkeiten und **praktische Erfahrungen** zu stützen, die durch Training erworben wurden. Je besser eine Person im Umgang mit kritischen Situationen geschult ist, desto besser kann sie ruhig bleiben und Verfahren souverän befolgen.

- **Simulationen und Wiederholung von Handlungen** : **Simulationsübungen** stellen stressige Situationen in einer kontrollierten Umgebung nach und bieten die Gelegenheit, zu üben, unter Druck die Ruhe zu bewahren und die richtigen Entscheidungen zu treffen. Durch die Wiederholung technischer Handgriffe während des

343

Trainings werden außerdem **automatische Reflexe** entwickelt, die in der realen Situation hilfreich sind.

- **Sich auf das Team verlassen können**: Das Vertrauen in das Team ist ein Schlüsselelement bei der Stressbewältigung. Wenn eine Situation komplex ist, hilft das Wissen, dass man sich auf die anderen Teammitglieder verlassen kann, die die Arbeitslast teilen und effektiv zusammenarbeiten, **den** persönlichen **Druck** zu **verringern** und konzentriert zu bleiben.

Klare Prioritäten setzen

In einer stressigen Situation können die vielen Aufgaben und der Zeitdruck zu einem Gefühl der Verwirrung und Panik führen. Es ist wichtig, **Prioritäten** zu **setzen**, um nicht vom Ausmaß der Situation überrollt zu werden.

- **Aufgaben in Etappen aufteilen** : Anstatt zu versuchen, alles gleichzeitig zu erledigen, ist es wichtig, die dringendsten Maßnahmen zu **priorisieren**. Beispielsweise sollte in einer Situation mit Herzstillstand die Wiederbelebung an erster Stelle stehen, bevor man sich um andere Aspekte kümmert. Seine Arbeit Schritt für Schritt zu strukturieren, hilft dabei, nicht die Kontrolle zu verlieren.
- **Konzentration auf das Wesentliche**: In Drucksituationen kann es leicht passieren, dass man sich verzettelt und alles gleichzeitig lösen will. Wenn man sich auf das konzentriert, was **unmittelbar notwendig** ist, um die Situation zu stabilisieren, fällt es leichter, die Ruhe zu bewahren und die Situation effektiv zu bewältigen.

Umgang mit Emotionen in der Beziehung zum Patienten

Der Umgang mit Emotionen betrifft nicht nur den Pfleger, sondern auch die Beziehung zum Patienten, der selbst von Angst,

Schmerzen oder Panik geplagt sein kann. In solchen Situationen muss der Pfleger in der Lage sein, **Ruhe zu bewahren**, um den Patienten zu beruhigen und zu verhindern, dass er seinen eigenen Stress weitergibt.

Beruhigende Kommunikation

Der Tonfall, die Gesten und die Körperhaltung einer Pflegekraft haben einen direkten Einfluss auf das Stressniveau des Patienten. Eine **ruhige und beruhigende** Kommunikation kann helfen, eine angespannte Situation zu entschärfen.

- **Einen ruhigen Tonfall verwenden** : Langsam und mit ruhiger Stimme zu sprechen hilft, eine beruhigende Atmosphäre zu schaffen. Der Patient ist oft in der Lage, den emotionalen Zustand der Pflegeperson durch den Tonfall wahrzunehmen.
- **Empathie ausdrücken**: Dem Patienten zu zeigen, dass man seine Sorgen oder Schmerzen versteht, hilft, Vertrauen aufzubauen. Sätze wie "Ich sehe, dass Sie sich Sorgen machen, wir werden uns um Sie kümmern" zu sagen, hilft, das Stressniveau des Patienten zu senken.

Seine Körpersprache kontrollieren

Die **Körpersprache** ist oft aufschlussreicher als die Worte selbst. In Krisensituationen hilft eine **offene und ruhige** Körperhaltung dabei, Signale des Vertrauens nicht nur an den Patienten, sondern auch an die anderen Teammitglieder zu senden.

- **Augenkontakt halten**: Augenkontakt mit dem Patienten herzustellen, kann dazu beitragen, ihn zu beruhigen, indem es ihm zeigt, dass er aufmerksam betreut wird.
- **Gemessene und präzise Gesten**: Indem die Pflegekraft ihre Bewegungen kontrolliert und plötzliche oder hastige Gesten vermeidet, trägt sie dazu bei, die Angst in der Umgebung zu verringern.

Abstand gewinnen nach stressigen Situationen

Unter Druck die Ruhe zu bewahren erfordert auch die **Fähigkeit, sich** nach einer intensiven Situation **zu erholen**. Die Bewältigung **nach einem Ereignis** ist entscheidend, um Stressansammlungen und Burnout zu vermeiden. Wenn Sie sich Zeit nehmen, um **Ihre Gefühle** zu **reflektieren** und sie mit Ihren Kollegen zu besprechen, können Sie die Anspannung abbauen und sich besser auf künftige Situationen vorbereiten.

Nachbesprechung und Feedback

Nach einem intensiven Stressmoment ist es wichtig, **seine Gefühle** mit dem Team **teilen zu** können. **Debriefings bieten** einen Rahmen, in dem man ausdrücken kann, was gut gelaufen ist, welche Schwierigkeiten aufgetreten sind und welche Emotionen man empfunden hat.

- Die **Situation analysieren**: Bei der Nachbesprechung wird auf die während des Notfalls ergriffenen Maßnahmen zurückgeblickt und festgestellt, was gut funktioniert hat oder was verbessert werden könnte. Diese **konstruktive Analyse** hilft, ähnliche Situationen in Zukunft besser zu bewältigen.
- **Teilen von Emotionen** : Auch das Teilen von Emotionen mit den Kollegen hilft, **die aufgestaute Spannung** zu **entladen**. Es hilft, die eigenen emotionalen Reaktionen besser zu verstehen und sich vom Team unterstützt zu fühlen.

Sich um sich selbst kümmern

Zum Umgang mit belasteten Emotionen gehören auch **langfristige Stressbewältigungspraktiken** wie Entspannungsmomente, regelmäßige körperliche Aktivitäten und der Einsatz von Entspannungstechniken.

- **Regelmäßige Pausen machen**: Auch in einem intensiven Arbeitsumfeld ist es wichtig, **Pausen zu machen**, damit sich Körper und Geist erholen können. Eine Pause von wenigen Minuten kann ausreichen, um die Konzentration wiederherzustellen und Überforderung zu vermeiden.
- **Achtsamkeit praktizieren**: Die **Achtsamkeitsmeditation** ist eine anerkannte Technik zum Stressabbau. Sie besteht darin, den eigenen Gedanken, Gefühlen und Körperempfindungen eine ruhige und losgelöste Aufmerksamkeit zu schenken, ohne sie zu bewerten. Diese Praxis hilft Ihnen, Ihre Gefühle besser zu steuern und auch in Situationen, in denen Sie unter großem Druck stehen, zentriert zu bleiben.

- Analyse des Erfahrungsrückflusses nach einer Krisensituation

Die **Auswertung des Feedbacks nach einer Krisensituation** ist ein entscheidender Prozess, um die Notfallversorgung zu verbessern, die Kompetenz der Gesundheitsteams zu stärken und Verbesserungsmöglichkeiten zu identifizieren, damit sich Fehler nicht wiederholen. Nach einer Krisensituation - sei es ein medizinischer Notfall, eine Naturkatastrophe oder ein Massenanfall von Patienten - ist es entscheidend, einen Schritt zurückzutreten, um die durchgeführten Maßnahmen, die getroffenen Entscheidungen und die erzielten Ergebnisse zu überprüfen. Dieser Prozess ermöglicht es, die **gelernten Lektionen** in die tägliche Praxis zu integrieren und die Fähigkeit der Teams zu stärken, bei künftigen Krisen besser zu reagieren. Die Analyse von Erfahrungsberichten beruht auf einer methodischen, wohlwollenden und konstruktiven Überprüfung der Ereignisse unter Einbeziehung aller beteiligten Akteure.

Die Bedeutung des Erfahrungsrückflusses bei der Krisenbewältigung

Das **Feedback** nach einer Krise, auch **Debriefing** oder **nachträgliche Analyse** genannt, zielt darauf ab, zu verstehen, was während des Ereignisses passiert ist, zu bewerten, was funktioniert hat und was nicht gut gelaufen ist, und **Verbesserungsmöglichkeiten** für zukünftige Situationen **zu** ermitteln. Dieser Prozess bietet eine einzigartige Gelegenheit, nicht nur aus Fehlern, sondern auch aus Erfolgen zu lernen, und fördert ein Klima der **Transparenz** und **Zusammenarbeit** innerhalb der Teams.

Eine Gelegenheit für kollektives Lernen

Jede Krise bietet einzigartige Erkenntnisse. Wenn sich Teams die Zeit nehmen, über das Geschehene nachzudenken, können sie ihre kollektiven Fähigkeiten stärken, aus Fehlern lernen und Erfolge feiern. Das Feedback ermöglicht es jedem Einzelnen, zur Reflexion beizutragen, und bietet einen Rahmen für den Dialog, in dem die **individuellen Sichtweisen** das kollektive Verständnis bereichern können.

- **Austausch von Perspektiven**: Die Teammitglieder, seien es Ärzte, Krankenschwestern, Pfleger oder Techniker, können **unterschiedliche Perspektiven** darauf einbringen, wie die Situation erlebt und bewältigt wurde. Diese Sichtweisen sind wertvoll, um die verschiedenen Ebenen der Betreuung zu verstehen und die interdisziplinäre Koordination zu verbessern.
- **Angst vor Fehlern beseitigen**: Durch die Bereitstellung eines straffreien und wohlwollenden Rahmens ermutigt die Analyse-Feedback die Pflegekräfte, **ihre Zweifel** und Fehler ohne Angst vor Konsequenzen zu **äußern**. Ziel ist es, **Fehler** in Lerngelegenheiten **umzuwandeln**, anstatt sie als Versagen zu betrachten.

Stärkung der Reaktionsfähigkeit und Effizienz in Krisensituationen

Ein gut durchgeführtes Feedback hilft, **die Verfahren** zu **verfeinern** und die Reaktionsfähigkeit in Notsituationen zu optimieren. Wenn ein Team die Möglichkeit hat, offen über die aufgetretenen Schwierigkeiten und die eingeführten Lösungen zu sprechen, wird es agiler und kann ähnliche Krisen effektiver bewältigen.

*   **Funktionsstörungen identifizieren** : Mithilfe von Feedback können **Fehlfunktionenoder** Hindernisse aufgedeckt werden, die die Wirksamkeit der Pflege gebremst haben, sei es in der Kommunikation, der Logistik **oder** einer schlechten Aufgabenverteilung.
*   **Verfeinern von Verfahren**: Durch die Analyse vergangener Ereignisse können Teams bestehende Protokolle anpassen, die Verteilung von Ressourcen verbessern und administrative oder logistische Schritte vereinfachen, um die Patientenversorgung reibungsloser zu gestalten.

Die wichtigsten Schritte für ein effektives Feedback

Damit die Analyse von Erfahrungsberichten wirklich von Nutzen ist, ist es wichtig, sie in **vier Hauptphasen** zu strukturieren: sachliche Beschreibung, kritische Bewertung, Ermittlung von Verbesserungsmöglichkeiten und Umsetzung konkreter Änderungen.

1. Die sachliche Beschreibung der Ereignisse

Der erste Schritt besteht darin, auf die **Chronologie der Ereignisse** zurückzukommen und sachlich zu beschreiben, was während der Krise passiert ist. Es geht darum, die durchgeführten Maßnahmen, die getroffenen Entscheidungen und die erzielten Ergebnisse zu beleuchten, ohne in diesem Stadium zu urteilen oder zu analysieren. Ziel ist es, eine klare Erzählung der Krise zu erstellen, damit alle eine gemeinsame Vorstellung von der Abfolge der Ereignisse haben.

- **Schlüsselschritte nachvollziehen**: Jedes Teammitglied kann mitteilen, welche spezifischen Maßnahmen es ergriffen und welche Entscheidungen es für notwendig erachtet hat. Diese Phase ermöglicht es, **die Abfolge der Ereignisse** genau zu **rekonstruieren**.
- **Daten festhalten**: Es kann hilfreich sein, sich auf objektive Daten wie Krankenakten, Aufzeichnungen von Lebenszeichen oder Testergebnisse zu stützen, um eine **konkrete Grundlage** zu haben, anhand derer die Ereignisse analysiert werden können.

2. Die kritische Bewertung: was gut funktioniert hat und welche Schwierigkeiten aufgetreten sind

In der zweiten Phase geht es darum, die durchgeführten Maßnahmen zu bewerten und zu ermitteln, was gut funktioniert hat und welche **Schwierigkeiten aufgetreten sind**. Es ist von entscheidender Bedeutung, diese Phase mit einem konstruktiven Ansatz anzugehen und nicht mit dem Finger auf einzelne Personen zu zeigen, sondern sich auf Prozesse und Systeme zu konzentrieren.

- Erfolge **identifizieren**: Bei jedem Feedback sollte auch gefeiert werden, was gut funktioniert hat. Welche Interventionen haben Leben gerettet? Welche Aspekte der Kommunikation haben die Teamarbeit erleichtert? Die **Stärken des Teams** hervorzuheben, stärkt das Vertrauen und den Geist der Zusammenarbeit.
- **Hindernisse analysieren**: Ebenso wichtig ist es, die **Schwachstellen** zu untersuchen. Welche Maßnahmen hätten besser ausgeführt werden können? Wo kam es zu Verzögerungen oder Fehlern? Es geht darum zu verstehen, warum diese Probleme aufgetreten sind und wie sie in Zukunft vermieden werden können.

3. Die Identifizierung von Verbesserungsmöglichkeiten

Sobald die positiven und negativen Punkte ermittelt wurden, ist es entscheidend, konkrete **Verbesserungsmöglichkeiten** herauszuarbeiten. Dazu können Anpassungen von Verfahren, Empfehlungen für zusätzliche Schulungen oder Änderungen in der Organisation der Pflege gehören.

- **Konkrete Lösungen vorschlagen** : Die Teams sollten zusammenarbeiten, um **pragmatische Lösungen** vorzuschlagen, die sofort umgesetzt werden können. Wenn z. B. festgestellt wurde, dass die Kommunikation zwischen Pflegekräften und Rettungsteams unzureichend ist, könnte es hilfreich sein, eine Schulung in der Kommunikationsmethode SBAR anzubieten oder einen eigenen Kommunikationskanal für Notfälle einzurichten.
- **Maßnahmen priorisieren**: Nicht alle Veränderungen können gleichzeitig umgesetzt werden. Es ist wichtig, die dringlichsten oder einflussreichsten Maßnahmen zu **priorisieren**, um sicherzustellen, dass die Verbesserungen schrittweise und nachhaltig sind.

4. Umsetzung der Veränderungen und Überwachung

Der letzte Schritt besteht darin, die aus dem Feedback gewonnenen Erkenntnisse in **konkrete Veränderungen** in der täglichen Praxis umzusetzen. Diese Änderungen können die Protokolle, die Ausbildung oder die Verwaltung der Ressourcen betreffen. Es ist auch wichtig, die Ergebnisse dieser Änderungen zu überwachen, um sicherzustellen, dass sie die gewünschte Wirkung erzielen.

- **Korrekturmaßnahmen einleiten**: Die ermittelten Lösungen müssen in die klinische Praxis integriert werden. Dies kann Anpassungen der Rollenverteilung, die Verbesserung der Ausrüstung oder die Erstellung neuer Protokolle für ähnliche Situationen beinhalten.

- **Auswirkungen messen**: Um **die** Wirksamkeit der eingeführten Änderungen zu beurteilen, ist es wichtig, ihre Auswirkungen im Laufe der Zeit zu verfolgen. Anhand von **Leistungsindikatoren** kann überprüft werden, ob die neuen Maßnahmen zu einem besseren Krisenmanagement und weniger Fehlern oder Verzögerungen führen.

Schaffen Sie ein Klima des Vertrauens für ein konstruktives Feedback

Damit die Auswertung des Feedbacks wirklich von Vorteil ist, muss in den Teams ein **Klima des Vertrauens und der Transparenz** geschaffen werden. Jeder sollte sich wohl dabei fühlen, seine Eindrücke, Erfolge, aber auch Fehler mitzuteilen, ohne Angst vor Verurteilung oder Nachwirkungen.

Wohlwollen und Zuhören fördern

Das Feedback sollte ein Raum sein, in dem **frei** und **wohlwollend** gesprochen werden kann. Das Ziel ist nicht, zu kritisieren oder nach Verantwortlichen zu suchen, sondern zu verstehen, wie man gemeinsam die Praktiken verbessern kann.

- **Vermeidung der Suche nach individuellen Fehlern**: Es ist wichtig, nicht zu versuchen, einzelne Personen für Fehler verantwortlich zu machen, die häufig das Ergebnis von System- oder Kommunikationsproblemen sind. Der Ansatz sollte sich auf die **Prozesse** konzentrieren, um die Systeme robuster zu machen.
- **Aktives Zuhören fördern**: Jedes Teammitglied sollte ermutigt werden, **seinen Standpunkt zu äußern** und aktiv auf das Feedback der anderen zu hören. Das aufmerksame Zuhören ermöglicht es, mehrere Perspektiven zu berücksichtigen und die Dynamiken im Team besser zu verstehen.

Das gesamte Team in die kontinuierliche Verbesserung einbeziehen

Die Analyse des Erfahrungsrückflusses ist kein einmaliges Ereignis. Es handelt sich um einen kontinuierlichen Prozess, der in die Kultur des Pflegeteams integriert werden muss. Es ist wichtig, dass alle Mitarbeiter, vom Pflegepersonal bis zum Arzt, **in** diesen Prozess **eingebunden** werden.

- **Zusammenarbeit stärken**: Die Analyse von Feedback ist eine **Gelegenheit, den Teamgeist zu stärken** und eine Kultur der **interdisziplinären Zusammenarbeit zu** fördern. Jedes Teammitglied, unabhängig von seiner Rolle, bringt eine einzigartige Perspektive ein, die zur gemeinsamen Verbesserung beiträgt.
- **Wertschätzung der kontinuierlichen Verbesserung**: Indem das Pflegepersonal regelmäßig Feedback in die **Teamroutine** einbaut, entwickelt es einen **ständigen Lernreflex**. Dadurch entsteht ein Kreislauf positiver der kontinuierlichen Verbesserung, bei dem jede Krise zu einer Gelegenheit wird, die Praktiken zu verfeinern und die Pflege zu optimieren.

Kapitel 8

Technologische Entwicklungen und ihre Auswirkungen auf die Versorgung von Brandverletzten

Neue Technologien für Verbände und Wundheilung

- Einsatz von Bio-Materialien und künstlicher Haut

Der **Einsatz von Bio-Materialien und künstlicher Haut** im medizinischen Bereich, insbesondere bei der Behandlung von schweren Verbrennungen, stellt einen großen Fortschritt bei der Behandlung von tiefen und großflächigen Hautverletzungen dar. Diese Innovationen ermöglichen eine wirksame Behandlung von Patienten mit schweren Verbrennungen, indem sie eine bessere Wundheilung fördern, das Infektionsrisiko senken und die Lebensqualität langfristig verbessern. Biomaterialien und künstliche Haut sind wertvolle Werkzeuge, die die herkömmlichen Hauttransplantationstechniken ergänzen und vielversprechende Perspektiven im Bereich der **regenerativen Medizin** eröffnen.

Die Haut: ein wichtiges und empfindliches Organ

Die Haut ist das größte Organ des menschlichen Körpers und erfüllt wichtige Funktionen wie den **Schutz vor Infektionen**, die **Wärmeregulierung** und das **Zurückhalten von Körperflüssigkeiten**. Wenn sie schwer beschädigt wird, wie bei tiefen Verbrennungen, sind diese Funktionen beeinträchtigt, wodurch der Patient lebensbedrohlichen Risiken ausgesetzt ist, wie z. B. Flüssigkeitsverlust, hypovolämischem Schock oder schweren Infektionen.

Grenzen der traditionellen Behandlungen

Historisch gesehen beruhte die Behandlung schwerer Verbrennungen hauptsächlich auf **autologen Hauttransplantationsverfahren** (Verwendung der Haut des Patienten zur Abdeckung der Wunden) oder **allogenen Transplantationsverfahren** (Verwendung von Spenderhaut).

Obwohl sich diese Methoden als wirksam erwiesen haben, weisen sie erhebliche Einschränkungen auf, darunter :

- **Begrenzte Verfügbarkeit von Haut**: Bei Patienten mit Verbrennungen, die eine große Körperfläche bedecken, kann die Menge an gesunder Haut, die für eine autologe Transplantation zur Verfügung steht, nicht ausreichend sein.
- **Abstoßungsrisiko**: Bei allogenen (von Spendern stammenden) Transplantaten besteht das Risiko einer Immunabstoßung, was ihre kurzfristige Verwendung einschränkt.
- **Narben**: Selbst bei erfolgreichen Transplantationen können Patienten **hypertrophe** oder **keloide Narben** aufweisen, die das Aussehen und die Funktion der Haut beeinträchtigen.

Bio-Materialien: eine innovative Alternative

Angesichts der Grenzen herkömmlicher Transplantate haben sich **Bio-Materialien** als innovative Alternative für die **Geweberegeneration** etabliert. Bio-Materialien sind künstliche oder natürliche Substanzen, die in den Körper implantiert werden können, um beschädigtes Gewebe zu reparieren oder zu ersetzen. Bei der Behandlung von Verbrennungen spielen sie eine entscheidende Rolle, indem sie eine temporäre Struktur bereitstellen, die die **Regeneration der Haut** lenkt und fördert.

Resorbierbare und nicht resorbierbare Bio-Materialien

Die bei der Hautregeneration verwendeten Bio-Materialien lassen sich in zwei Hauptkategorien unterteilen: **resorbierbare Bio-Materialien**, die vom Körper abgebaut werden, nachdem sie ihre Funktion erfüllt haben, und **nicht resorbierbare Bio-Materialien**, die dauerhaft im Körper verbleiben.

- **Resorbierbare Bio-Materialien**: Diese Materialien sind so konzipiert, dass sie allmählich abgebaut und durch natürliches Gewebe ersetzt werden, wenn sich die Haut regeneriert. Ein Beispiel hierfür sind **Kollagen** oder **Hyaluronsäure**, die häufig verwendet werden, um temporäre Matrizen zu schaffen, die die Heilung tiefer Wunden fördern.

- **Nicht resorbierbare Bio-Materialien**: Sie werden verwendet, um eine dauerhafte Struktur zu schaffen, wo die natürliche Regeneration der Haut eingeschränkt ist. Diese Materialien, wie z. B. **Polytetrafluorethylen** (PTFE), werden in Fällen verwendet, in denen eine physische Barriere oder Struktur langfristig aufrechterhalten werden muss.

Vorteile von Bio-Materialien bei der Behandlung von Verbrennungen

Bio-Materialien bieten mehrere Vorteile für die Hautregeneration :

- **Geringeres Infektionsrisiko**: Indem sie als schützende Barriere wirken, helfen Bio-Materialien, das Eindringen von Bakterien in offene Wunden zu verhindern, und verringern so das Infektionsrisiko.
- **Förderung der Wundheilung**: Einige Biomaterialien sind bioaktiv, d. h. sie können Wachstumsfaktoren oder Moleküle freisetzen, die die Proliferation von Hautzellen und Blutgefäßen anregen und so den Heilungsprozess beschleunigen.
- **Ästhetische Verbesserung**: Durch die kontrollierte Steuerung der Geweberegeneration reduzieren Bio-Materialien die Bildung von hypertrophen Narben oder Keloiden und verbessern so das Erscheinungsbild der Haut nach der Heilung.

Künstliche Haut: eine revolutionäre Lösung

Künstliche Haut ist eine der revolutionärsten Entwicklungen bei der Behandlung von Verbrennungen und schweren Hautwunden. Es handelt sich dabei um eine künstlich erzeugte Haut, die auf Wunden aufgebracht werden kann, um die Regeneration der natürlichen Haut zu fördern. Im Gegensatz zu Biomaterialien, die als temporäre oder permanente Strukturen wirken, ahmt die künstliche Haut die **Eigenschaften der menschlichen Haut** nach, sowohl in Bezug auf ihre Struktur als auch auf ihre Funktionen.

Design der künstlichen Haut

Künstliche Haut besteht oft aus zwei Hauptschichten, die die Struktur der natürlichen Haut nachahmen:

- **Künstliche Epidermis**: Die äußere Schicht, die Epidermis, soll vor Infektionen und Flüssigkeitsverlust schützen. Sie wird häufig aus synthetischen oder natürlichen Polymeren wie Kollagen oder Silikon hergestellt.
- **Künstliche Dermis**: Die innere Schicht, die Dermis, soll eine Grundlage bieten, auf der sich die Hautzellen regenerieren können. Sie besteht oft aus biologischen Materialien wie Kollagen oder Proteinen, die die Bildung neuer Blutgefäße und die Wanderung von Fibroblasten anregen.

Beispiele für künstliche Haut

Es gibt verschiedene Arten von künstlicher Haut, die von unterschiedlichen Labors und Unternehmen entwickelt wurden. Zu den bekanntesten gehören :

- **Integra® Dermal Regeneration Template**: Diese künstliche Haut verwendet eine Matrix aus Kollagen und Glykosaminoglykanen, um die Struktur der Dermis zu imitieren. Sie wird auf tiefe Wunden aufgetragen und mit einer Schutzmembran bedeckt. Im Laufe der Zeit besiedeln die Zellen des Patienten diese Matrix und bilden eine neue Haut.

- **Epicel®**: Hierbei handelt es sich um **Haut**, die im Labor aus den eigenen Zellen der Epidermis des Patienten **gezüchtet** wurde. Die Zellen werden entnommen, im Labor zur Vermehrung gezüchtet und dann wieder in die Wunden eingepflanzt. Diese Methode ist besonders nützlich für Patienten, bei denen nur sehr wenig gesunde Haut für Transplantationen zur Verfügung steht.

Anwendungen und Vorteile von künstlicher Haut

Künstliche Haut bietet vor allem für Patienten mit schweren Verbrennungen erhebliche Vorteile :

- **Beschleunigte Wundheilung**: Durch die Schaffung einer günstigen Umgebung für die Geweberegeneration kann die künstliche Haut **die Heilungszeit** bei tiefen Wunden **verkürzen.**
- **Weniger Schmerzen**: Patienten, die mit künstlicher Haut behandelt werden, empfinden oft weniger Schmerzen als Patienten, die mit herkömmlichen Methoden behandelt werden, da die verwendeten Materialien die Exposition der Nervenenden gegenüber Luft und Krankheitserregern verringern.
- **Geringeres Risiko von Kontrakturen**: Indem sie eine stabile Grundlage für die Regeneration der Haut bietet, verringert die künstliche Haut das Risiko der Bildung von **Kontrakturen**, die die Beweglichkeit einschränken und zu Verformungen führen können.

Herausforderungen und Zukunftsperspektiven

Obwohl die Verwendung von Biomaterialien und künstlicher Haut einen großen Fortschritt darstellt, ist sie noch mit einigen **Herausforderungen** verbunden. Die Produktionskosten für diese Technologien sind nach wie vor hoch, was ihre Zugänglichkeit für alle Patienten einschränkt. Darüber hinaus können einige Bio-Materialien trotz der Fortschritte bei der Biokompatibilität in bestimmten Fällen immer noch Immunreaktionen oder Abstoßungsreaktionen hervorrufen.

Entwicklung neuer Generationen von künstlicher Haut

Die aktuelle Forschung konzentriert sich auf die Entwicklung **anspruchsvollerer künstlicher Haut**, die die Eigenschaften der natürlichen Haut noch besser nachahmen kann, insbesondere in Bezug auf das **Gefühl**, die **mechanische Elastizität** und die **selbstständige Regeneration**. Fortschritte im 3D-Bioprinting ermöglichen auch die **Schaffung von maßgeschneiderter Haut**, die aus den Zellen des Patienten gedruckt wird, um noch individuellere und effektivere Ergebnisse zu erzielen.

Integration von Nanotechnologie und Bioprinting

Die **Nanotechnologie** eröffnet neue Möglichkeiten zur Verbesserung von Biomaterialien und künstlicher Haut, z. B. durch die Integration von **Nanosensoren**, die den Verlauf der Wundheilung überwachen oder Medikamente als Reaktion auf bestimmte Signale freisetzen können. Der **3D-Biodruck** ermöglicht auch eine genauere Nachbildung von Hautstrukturen, wobei Blutkapillaren und spezifische Zellen in jede Hautschicht integriert werden können.

- Die neuesten Entwicklungen bei intelligenten Pflastern und deren Überwachung

Intelligente Wundauflagen stellen einen großen Fortschritt in der Wundversorgung dar, insbesondere bei der Behandlung von

Verbrennungen, chronischen Wunden und komplexen Verletzungen. Diese innovativen Verbände gehen weit über den reinen Wundschutz hinaus; sie sind in der Lage, **den Heilungsstatus** zu **überwachen**, lokalisierte Behandlungen zu verabreichen und sogar Informationen über die Entwicklung der Wunde in Echtzeit an das Pflegepersonal weiterzugeben. Diese Technologien, die aus der neuesten Forschung in den Bereichen Biomedizin, Nanotechnologie und Elektrotechnik hervorgegangen sind, eröffnen neue Möglichkeiten für eine **personalisierte und optimierte** Wundüberwachung, wodurch Komplikationen verringert und die Heilung beschleunigt werden.

Was ist ein intelligentes Pflaster?

Ein **intelligenter Verband** ist ein medizinisches Gerät mit integrierten Sensoren oder Medikamentenfreisetzungssystemen, die in der Lage sind, die Wunde zu überwachen und aktiv mit ihr zu interagieren. Im Gegensatz zu herkömmlichen Verbänden, die die Wunde lediglich mechanisch schützen, liefern diese Geräte **Echtzeitdaten** über den Zustand der Wunde und erleichtern so eine **reaktionsschnellere** und **präzisere Behandlung**.

Hauptfunktionen von intelligenten Pflastern

Intelligente Pflaster können mehrere Funktionen gleichzeitig erfüllen:

- **Überwachung von Wundparametern**: Sie enthalten Sensoren, die Schlüsselindikatoren der Wundheilung messen können, z. B. **Temperatur, pH-Wert, Feuchtigkeitsgrad** oder das Vorhandensein von **Infektionen**. Diese Daten ermöglichen es, die Entwicklung der Wunde zu verfolgen und Komplikationen frühzeitig zu erkennen.
- **Verabreichung von Medikamenten** : Einige intelligente Pflaster sind so konzipiert, dass sie **Medikamente** oder **antimikrobielle Wirkstoffe** je nach Bedarf direkt in die Wunde abgeben. Dies ermöglicht eine gezielte und

kontrollierte Abgabe der Behandlungen, fördert eine schnellere Wundheilung und verringert das Infektionsrisiko.

- **Echtzeitkommunikation**: Mithilfe von Datenübertragungstechnologien können intelligente Pflaster Informationen über den Zustand der Wunde über **mobile Anwendungen** oder vernetzte Gesundheitssysteme an das Gesundheitspersonal senden. Dies ermöglicht eine **Überwachung aus der Ferne** und verringert die Notwendigkeit häufiger Verbandwechsel, die die Heilung verlangsamen können.

Die neuesten technologischen Entwicklungen bei intelligenten Pflastern

Die **jüngsten Fortschritte** bei intelligenten Pflastern sind das Ergebnis der Konvergenz von Biotechnologie, Nanotechnologie und miniaturisierten elektronischen Systemen. Diese Fortschritte ermöglichen die Entwicklung immer ausgeklügelterer Vorrichtungen, wobei gleichzeitig ihre Biokompatibilität und klinische Wirksamkeit gewährleistet wird.

Integrierte Sensoren: kontinuierliche und genaue Überwachung

Moderne intelligente Pflaster sind mit **miniaturisierten Sensoren** ausgestattet, die eine Vielzahl von biologischen Parametern überwachen können, die die Wundheilung beeinflussen. Beispielsweise ist die Wundtemperatur ein wichtiger Indikator für Entzündungen und Infektionen. Ein eingebauter Wärmesensor kann einen Anstieg der lokalen Temperatur als frühes Anzeichen einer Infektion erkennen, noch bevor sichtbare Symptome auftreten.

- **pH-Sensoren**: Der **pH-Wert** der Wunde ist ein weiterer entscheidender Indikator. Ein zu hoher oder zu niedriger pH-Wert kann auf eine verzögerte Wundheilung oder eine

Infektion hinweisen. Intelligente Pflaster mit pH-Sensoren können den Pfleger warnen, wenn der pH-Wert aus dem für die Wundheilung optimalen Bereich herausfällt, und so ein schnelles Eingreifen ermöglichen.

- **Feuchtigkeitssensoren**: Die Aufrechterhaltung einer **feuchten** Umgebung ist für die Wundheilung förderlich, aber zu viel Feuchtigkeit kann das Wachstum von Bakterien begünstigen. Intelligente Pflaster überwachen kontinuierlich den Feuchtigkeitsgehalt und passen so ihre Fähigkeit an, überschüssige Flüssigkeit zu absorbieren oder eine optimale Hydratation aufrechtzuerhalten.

Kontrollierte Freisetzung von Medikamenten

Ein weiterer Schlüsselbereich für die Entwicklung intelligenter Pflaster ist die **lokalisierte Freisetzung von Medikamenten**. Diese Pflaster sind so konzipiert, dass sie Behandlungen gezielt verabreichen, oft in Form von **Nanoteilchen oder Mikroreservoirs**, die die Wirkstoffe direkt auf die Wunde abgeben.

- **Antibiotika freisetzende Pflaster**: Bei infektionsgefährdeten Wunden sind einige intelligente Pflaster in der Lage, **antibakterielle Wirkstoffe** (wie Antibiotika oder Silber-Nanopartikel) nach Bedarf freizusetzen, je nach den von Sensoren erfassten Indikatoren. Dadurch kann die Infektion in einem frühen Stadium ohne Übermedikation behandelt werden.
- **Freisetzung von Wachstumsfaktoren**: Einige intelligente Pflaster enthalten **Wachstumsfaktoren**, die die Geweberegeneration fördern, z. B. angereicherte Blutplättchen oder stimulierende Proteine. Diese Substanzen werden auf kontrollierte Weise freigesetzt und optimieren die Heilung, ohne dass zusätzliche Eingriffe erforderlich sind.

Konnektivität und Fernüberwachung

Eine wichtige Innovation bei intelligenten Pflastern ist ihre Fähigkeit, mit **Echtzeit-Überwachungssystemen** verbunden zu werden. Durch die Miniaturisierung der elektronischen Komponenten und die Verwendung von drahtloser Technologie können diese Pflaster Daten direkt an mobile Geräte oder Krankenhausdatenbanken übertragen.

*   **Mobile Anwendungen und Warnungen** : Intelligente Pflaster können mit Apps verbunden werden, die es dem Patienten oder dem Gesundheitspersonal ermöglichen, die Entwicklung der Wunde zu verfolgen. Wenn die Sensoren beispielsweise ein Anzeichen für eine Infektion oder eine verzögerte Wundheilung erkennen, sendet die App einen **Alarm**, der dazu auffordert, die Wunde zu überprüfen oder die Behandlung anzupassen.
*   **Fernüberwachung**: Mit diesen Pflastern können Patienten auch aus der Ferne überwacht werden, was besonders für Patienten mit chronischen Wunden oder in der Phase nach dem Krankenhausaufenthalt nützlich ist. Die Daten werden an das Krankenhaus oder ein Pflegezentrum übermittelt, wo Ärzte den Fortschritt überwachen können, ohne dass häufige physische Konsultationen erforderlich sind.

Klinische Anwendungen von intelligenten Wundauflagen

Die **klinischen Anwendungen** von intelligenten Wundverbänden sind breit gefächert und erstrecken sich auf verschiedene Arten von Wunden, von Verbrennungen über chirurgische Wunden bis hin zu chronischen Geschwüren. Besonders vorteilhaft sind diese Geräte für Patienten, bei denen ein Komplikationsrisiko besteht oder die eine enge und regelmäßige Nachsorge benötigen.

Umgang mit Verbrennungen

Bei der Behandlung von **schweren Verbrennungen** bieten intelligente Pflaster eine revolutionäre Lösung. Schwere Verbrennungen erfordern ständige Aufmerksamkeit, um Infektionen zu vermeiden und die Wundheilung zu überwachen. Intelligente Pflaster ermöglichen dies, ohne dass der Verband regelmäßig entfernt werden muss, was die Heilung verlangsamen kann.

- **Infektionsüberwachung**: Mithilfe ihrer integrierten Sensoren können intelligente Pflaster die ersten Anzeichen einer Infektion schnell erkennen, lange bevor sie sichtbar werden. Dies ermöglicht ein frühzeitiges Eingreifen und verringert das Risiko schwerwiegender Komplikationen.
- **Reduzierung des Verbandswechsels** : Traditionell ist der Verbandwechsel für Brandverletzte ein heikler Moment, da er die Wunde freilegt, Schmerzen verursacht und den Heilungsprozess stören kann. Bei intelligenten Pflastern kann durch die **kontinuierliche Überwachung** der physische Eingriff in die Wunde reduziert werden, wodurch die Heilung optimiert und zusätzliche Traumata vermieden werden.

Chronische Wunden und Geschwüre

Auch Patienten mit **chronischen Wunden**, wie diabetischen Geschwüren oder Druckgeschwüren, profitieren stark von intelligenten Wund**auflagen**. Diese Wunden sind oft schwer zu versorgen, erfordern ständige Aufmerksamkeit und sind anfällig für häufige Komplikationen wie Infektionen oder Nekrosen.

- **Optimierung der Behandlung**: Durch die Überwachung von Schlüsselindikatoren wie Feuchtigkeit oder das Vorhandensein von Infektionen ermöglichen intelligente Pflaster eine **individuelle Behandlung** für jeden Patienten. Dies verbessert die Heilungschancen und verkürzt die Behandlungsdauer.

- **Weniger Krankenhausaufenthalte**: Dank der Fernüberwachung können Patienten mit chronischen Wunden zu Hause betreut werden, wodurch die Notwendigkeit häufiger Krankenhausbesuche verringert wird und die Ärzte nur bei Bedarf eingreifen können.

Postoperativ und Intensivpflege

In der postoperativen Pflege, insbesondere nach größeren chirurgischen Eingriffen, werden intelligente Pflaster eingesetzt, um die Wundheilung zu überwachen und Infektionen vorzubeugen, die häufige Komplikationen nach chirurgischen Eingriffen sind.

- **Nahtüberwachung**: Intelligente Pflaster können frühe Anzeichen einer **Dehiszenz**(Öffnung der Operationswunde) oder einer Infektion an der Naht erkennen und ermöglichen so ein schnelles Eingreifen, bevor die Situation kritisch wird.
- **Lokalisierte Antibiotika-Freisetzung** : Die kontrollierte Freisetzung von Antibiotika in Bereichen mit postoperativem Kontaminationsrisiko verringert das Risiko der bakteriellen Biofilmbildung und infektionsbedingter Komplikationen.

Herausforderungen und Zukunftsperspektiven von intelligenten Pflastern

Obwohl intelligente Wundauflagen ihre Wirksamkeit und Vorteile in vielen klinischen Anwendungen unter Beweis gestellt haben, gibt es noch einige Herausforderungen, bevor diese Technologien vollständig in die allgemeine Praxis integriert werden können.

Zugänglichkeit und Kosten

Intelligente Pflaster können aufgrund der fortschrittlichen Technologien, die sie beinhalten, in der Herstellung teuer sein, was ihre Zugänglichkeit für bestimmte Gesundheitseinrichtungen oder Patienten einschränkt. Es ist notwendig, die Produktionskosten weiter zu senken, um diese Vorrichtungen breiter verfügbar zu machen.

Biokompatibilität und Sicherheit

Die Integration von **elektronischen Technologien** in medizinische Geräte stellt strenge Anforderungen an die **Biokompatibilität** und **Sicherheit**. Es ist entscheidend, sicherzustellen, dass die verwendeten Materialien keine unerwünschten Reaktionen oder Abstoßungsreaktionen hervorrufen und dass die Sensoren die natürliche Wundheilung nicht beeinträchtigen.

- Zelltherapien und Hautregeneration: Die Rolle der Pflegekraft bei ihrer Anwendung

Zelltherapien und **Hautregeneration** sind wichtige Innovationen bei der Behandlung von Hautverletzungen, insbesondere bei Patienten mit schweren Verbrennungen, chronischen Geschwüren oder anderen Erkrankungen, die die Regeneration der Haut beeinträchtigen. Diese Therapien zielen darauf ab, die Funktionen und die Integrität der Haut wiederherzustellen, indem lebende Zellen wie **Stammzellen**, **Fibroblasten** oder **Keratinozyten** verwendet werden, um die Gewebereparatur zu fördern. Die Rolle des Pflegehelfers bei der Anwendung dieser Techniken ist von entscheidender Bedeutung, da er aktiv am Pflegemanagement, der Patientenbetreuung und der Begleitung durch den gesamten Behandlungsprozess beteiligt ist. Der Pflegehelfer steht auch an vorderster Front, um alle Anzeichen einer Komplikation oder eines Erfolgs bei der Regeneration zu beobachten und zu melden.

Zelltherapien in der Hautregeneration

Zelltherapien im Rahmen der Hautregeneration beruhen auf der Verwendung von Zellen, die in der Lage sind, beschädigtes Gewebe zu reparieren oder zu ersetzen. Diese Zellen können im Labor aus den eigenen Zellen des Patienten oder von Spendern gezüchtet werden und werden dann zur Förderung der Wundheilung wieder in die Wunden eingepflanzt.

Verwendete Zelltypen

Bei Zelltherapien, die zur Hautregeneration angewendet werden, sind in der Regel mehrere Zelltypen beteiligt, die bei der Gewebereparatur eine Schlüsselrolle spielen :

*   **Stammzellen**: **Stammzellen** sind besonders vielversprechend, da sie die Fähigkeit haben, sich in verschiedene Arten von Hautzellen zu differenzieren, z. B. Keratinozyten (die die Epidermis bilden) oder Fibroblasten (die die Dermis bilden). Stammzellen, die häufig aus dem Knochenmark oder dem Fettgewebe des Patienten entnommen werden, werden gezüchtet, um Zellen zu produzieren, die beschädigtes Gewebe ersetzen können.
*   **Keratinozyten**: Diese Zellen sind für die Bildung der Epidermis verantwortlich. Im Rahmen der Zelltherapie können Keratinozyten im Labor aus kleinen Biopsien der gesunden Haut des Patienten gezüchtet und dann auf Wunden aufgetragen werden, um beim Wiederaufbau der Epidermis zu helfen.
*   **Fibroblasten**: Fibroblasten spielen eine entscheidende Rolle bei der Reparatur der Dermis, indem sie Kollagen und andere Proteine produzieren, die die extrazelluläre Matrix bilden. Diese Zellen werden verwendet, um beschädigtes Gewebe aufzufüllen und die Tiefenheilung anzuregen.

Methoden der Anwendung

Die gezüchteten oder entnommenen Zellen werden dann **direkt auf die Wunden aufgetragen** oder in **biologische Matrizen** oder **spezielle Verbände** eingebettet, die als vorübergehende Unterlage dienen, um die Adhäsion der Zellen und ihre Proliferation zu fördern. Diese Zellen sind am Wiederaufbau der verschiedenen Hautschichten beteiligt und regen gleichzeitig die natürliche Regeneration an.

Die Rolle des Pflegers bei der Anwendung von Zelltherapien

Bei der Zelltherapie nimmt die Pflegekraft eine zentrale Stellung bei der **Betreuung der Patienten und** der **täglichen Pflege** ein. Obwohl die direkte Anwendung der Zellen häufig von Ärzten oder spezialisierten Krankenpflegern durchgeführt wird, spielt die Pflegekraft eine entscheidende Rolle bei der Betreuung und Begleitung der Patienten vor, während und nach den Eingriffen. Er hilft bei der Vorbereitung der Pflegeumgebung, achtet auf klinische Anzeichen und leistet eine wichtige psychologische Unterstützung für den Patienten.

Vorbereitung des Patienten und der Umgebung

Vor jeder Zelltherapiemaßnahme trägt der Pflegehelfer zur **Vorbereitung des Patienten** bei, indem er sicherstellt, dass die Pflegeumgebung steril ist und den Protokollen entspricht.

- **Vorbereitung der** Wunde: Die Pflegekraft hilft bei der aseptischen Reinigung der Wunde und stellt so sicher, dass der Behandlungsbereich frei von Infektionsrisiken ist. Dies ist vor der Anwendung der Zellen von entscheidender Bedeutung, um die Erfolgschancen zu maximieren.
- **Aseptisches Management**: Da es sich bei diesen Behandlungen um lebende, oft empfindliche Zellen handelt, muss die Pflegekraft sowohl bei der Vorbereitung

der Materialien als auch beim Management der Umgebung des Patienten auf die Einhaltung strenger steriler Bedingungen achten. Die Anwendung von Zelltherapien erfordert strenge Keimfreiheit, da jede Kontamination den Erfolg der Behandlung gefährden könnte.

Nachsorge der Patienten nach dem Eingriff

Die Nachsorge nach dem Eingriff ist entscheidend, um sicherzustellen, dass sich die implantierten Zellen richtig integrieren und die Hautregeneration optimal verläuft. Die Pflegekraft spielt eine Schlüsselrolle bei der **Überwachung der klinischen Anzeichen** und der täglichen Pflege der Patienten.

- **Überwachung von Komplikationsanzeichen**: Der Pflegehelfer steht oft an vorderster Front, wenn es darum geht, erste Anzeichen von Komplikationen wie **Infektionen** oder abnormale Entzündungsreaktionen zu erkennen. Indem sie genau auf **ungewöhnliche Rötungen**, **Schwellungen** oder **Exsudate** achtet, kann sie Probleme schnell an das Pflegeteam melden und so ein frühzeitiges Eingreifen ermöglichen.
- **Wechsel der Verbände** : Nach der Anwendung von Zelltherapien werden häufig **spezielle Verbände** verwendet, um den behandelten Bereich zu schützen und die Wundheilung zu fördern. Der Pflegehelfer ist an den Verbandswechseln beteiligt und achtet dabei darauf, dass die implantierten Zellen nicht gestört werden. Er muss sicherstellen, dass die Verbände gut sitzen, sauber sind und den Pflegeprotokollen entsprechen.
- **Hydratation und Ernährung**: Die Hautregeneration erfordert eine **gute Nährstoffversorgung**, um die Produktion neuer Zellen zu fördern und die Wundheilung **zu** verbessern. Die Pflegekraft überwacht den Nährstoffbedarf des Patienten, indem sie auf eine angemessene Ernährung achtet und sich gegebenenfalls an der enteralen oder parenteralen Ernährung beteiligt. Eine

gute Hydratation der Haut und des Patienten ist ebenfalls wichtig, um eine günstige Umgebung für die Regeneration zu gewährleisten.

Psychologische Unterstützung und Begleitung des Patienten

Patienten, die Zelltherapien erhalten, insbesondere Patienten mit schweren Verbrennungen, durchleben häufig Zeiten **starker Schmerzen** und **emotionaler Zerbrechlichkeit**. Der Pfleger spielt durch seine Nähe zum Patienten eine Schlüsselrolle bei der **psychologischen Unterstützung**.

- **Ängste und Zweifel abbauen** : Zelltherapien können für Patienten einschüchternd sein, insbesondere wenn die Ergebnisse nicht sofort sichtbar sind. Die Pflegekraft sollte in der Lage sein, den Patienten zu **beruhigen**, seine Fragen zum Verfahren zu beantworten und ihn während des gesamten Heilungsprozesses zu ermutigen.
- **Kontinuierliche Unterstützung**: Die Wundheilung ist ein langwieriger Prozess, und manche Patienten fühlen sich vielleicht entmutigt. Indem er ihnen täglich zur Seite steht, spielt der Pfleger eine entscheidende Rolle dabei, ihre **Motivation** und **Hoffnung** aufrechtzuerhalten, indem er auf die im Laufe der Zeit beobachteten Fortschritte hinweist, auch wenn sie noch so bescheiden sind.

Auswirkungen von Zelltherapien auf die Qualität der Pflege

Die Integration von Zelltherapien in die Hautregeneration hat die Heilungsaussichten für Patienten erheblich verbessert, insbesondere für solche mit schweren Verbrennungen, chronischen Wunden oder großflächigen Hautdefekten. Für das Pflegepersonal erfordern diese Innovationen einen neuen Ansatz in der Pflege, der **technologischer** und **spezialisierter** ist, **sich** jedoch weiterhin auf die grundlegenden menschlichen Bedürfnisse der Patienten konzentriert.

Verbesserung der klinischen Ergebnisse

Zelltherapien führen häufig zu einer **schnelleren Genesung** und einer **vollständigeren Wundheilung**, wodurch sich die Narbenbildung verringert und die Lebensqualität der Patienten verbessert. Dadurch ändert sich auch die Art und Weise, wie die Pflege geplant wird, mit einer genaueren Überwachung der klinischen Ergebnisse und einer ständigen Aufmerksamkeit für die Parameter der Wundheilung.

Verringerung von Komplikationen

Durch die Förderung einer natürlicheren und effizienteren Regeneration des Hautgewebes **senken** diese Therapien **das Risiko** schwerwiegender **Komplikationen** wie Infektionen, Kontrakturen oder hypertrophe Narben. Dies bedeutet auch weniger zusätzliche chirurgische Eingriffe für die Patienten, weniger lange Krankenhausaufenthalte und eine schnellere Rehabilitation.

Notwendigkeit der Weiterbildung von Pflegekräften

Die Einführung von Zelltherapien erfordert von Pflegekräften, auch von Pflegehelfern, eine **ständige Weiterbildung**, um die neuen Techniken zu beherrschen und die spezifischen Protokolle zu verstehen. Dazu gehören Kenntnisse über die **verwendeten Materialien**, der Umgang mit Patienten mit hochspezialisierten Behandlungen und die Fähigkeit, subtile Anzeichen für mögliche Komplikationen zu erkennen.

Technologien zur Fernüberwachung

*   Telepflege für Patienten nach einem Krankenhausaufenthalt: Nutzung digitaler Hilfsmittel

Die **Telepflege** für Patienten nach einem Krankenhausaufenthalt bietet durch den Einsatz **digitaler Hilfsmittel** einen innovativen und praktischen Ansatz für eine qualitativ hochwertige Nachsorge und verringert gleichzeitig die Notwendigkeit häufiger Krankenhausbesuche. Diese Betreuungsmethode ermöglicht eine kontinuierliche Überwachung der Patienten nach ihrer Entlassung, insbesondere bei komplexen Pflegefällen wie schweren Verbrennungen, chronischen Wunden oder nach Operationen. Die Telepflege basiert auf **digitalen Technologien** wie mobilen Anwendungen, vernetzten Sensoren oder telemedizinischen Plattformen, die den Austausch zwischen Pflegekräften und Patienten erleichtern und gleichzeitig eine Fernüberwachung gewährleisten. Dadurch können nicht nur Komplikationen frühzeitig erkannt werden, sondern auch die Patienten beruhigt werden, da sie auch zu Hause eine persönliche Betreuung erhalten.

Die Ziele der Telepflege im Anschluss an einen Krankenhausaufenthalt

Das Hauptziel der **Telepflege** besteht darin, die **Kontinuität der Pflege** nach der Entlassung aus dem Krankenhaus zu gewährleisten, indem eine auf die Bedürfnisse der Patienten zugeschnittene Fernbetreuung angeboten wird. Diese Fernpflege zielt darauf ab :

- **Komplikationen vorbeugen**: Durch die Überwachung des Zustands des Patienten in Echtzeit ermöglicht die Telepflege die frühzeitige Erkennung von Anzeichen für Komplikationen, z. B. Infektionen, wieder geöffnete Wunden oder Stoffwechselungleichgewichte.
- **Optimierung des Wundmanagements und der Behandlungen** : Mithilfe von Telecare können Sie die Wundheilung überwachen, die Behandlung anhand der aus der Ferne übermittelten Daten anpassen und den Patienten über bewährte Verfahren beraten.
- **Weniger Wiederaufnahmen ins Krankenhaus**: Durch die regelmäßige und persönliche Betreuung verringert die Telepflege die Notwendigkeit von Wiederaufnahmen **ins**

Krankenhaus, was sowohl dem Komfort der Patienten als auch der Verwaltung der Krankenhausressourcen zugute kommt.

- **Die Autonomie des Patienten fördern** : Digitale Hilfsmittel helfen den Patienten, ihren Gesundheitszustand besser zu verstehen, sodass sie ihre Behandlung und Rehabilitation zu Hause selbstständiger durchführen können.

In der Telepflege verwendete digitale Tools

Die Telepflege beruht auf dem Einsatz einer breiten Palette digitaler Hilfsmittel, die die **Kommunikation**, die **Fernüberwachung** und die **klinische Beurteilung** erleichtern. Diese Technologien ermöglichen es dem Pflegepersonal, die Patienten zu überwachen und bei Problemen schnell einzugreifen, während gleichzeitig die Reisetätigkeit eingeschränkt wird.

Mobile Anwendungen und Plattformen für Telemedizin

Mobile Anwendungen und **telemedizinische Plattformen** sind Schnittstellen, über die Patienten mit ihren Betreuern in Kontakt bleiben können. Diese Plattformen bieten eine Vielzahl von Funktionen:

- **Videokonferenz-Sprechstunden**: Patienten können **Fernsprechstunden** mit ihrem Arzt oder Krankenpfleger vereinbaren, um über den Verlauf ihres Zustands zu sprechen, Fragen zu stellen oder Ratschläge zur häuslichen Pflege zu erhalten. Diese Konsultationen ermöglichen es, eine persönliche Betreuung aufrechtzuerhalten, ohne dass der Patient reisen muss.
- **Digitales Gesundheitstagebuch**: Mithilfe bestimmter digitaler Hilfsmittel können Patienten ein **tägliches Tagebuch** über ihren Gesundheitszustand führen, in dem sie Informationen wie Schmerzen, Körpertemperatur oder den Verlauf einer Wunde festhalten. Diese Daten werden

mit den Pflegekräften geteilt, die so die Behandlung gegebenenfalls anpassen können.

- **Erinnerungen an die Einnahme von Medikamenten** : Mobile Anwendungen können auch **automatische Erinnerungen** an Patienten senden, um sie an die Einnahme ihrer Medikamente oder die strikte Einhaltung ihrer Medikation zu erinnern und so für eine bessere Therapietreue zu sorgen.

Verbundene Sensoren und Tracking-Objekte

Verbundene Sensoren, auch als **Telemonitoring-Geräte** bezeichnet, spielen eine entscheidende Rolle bei der Fernüberwachung von Patienten. Diese Geräte sind oft tragbar und sammeln in Echtzeit Daten zu verschiedenen Gesundheitsparametern.

- **Intelligente Pflaster** : Einige Patienten nach dem Krankenhausaufenthalt, insbesondere solche mit komplexen Wunden oder Verbrennungen, können von **intelligenten Pflastern** profitieren, die in der Lage sind, die Wundfeuchtigkeit, die lokale Temperatur oder den pH-Wert zu messen. Diese Daten werden automatisch an das Pflegepersonal weitergeleitet, das dann den Zustand der Wundheilung beurteilen und die Behandlung gegebenenfalls anpassen kann.
- **Biometrische Sensoren**: Bei Patienten, die eine umfassendere Überwachung benötigen, z. B. bei chronischen Krankheiten oder Stoffwechselstörungen, können mithilfe **biometrischer Sensoren** Herzfrequenz, Blutdruck, Blutzuckerspiegel oder Sauerstoffsättigung aus der Ferne gemessen werden. Mithilfe dieser Informationen können potenzielle Komplikationen verhindert und reagiert werden, bevor sich der Zustand des Patienten verschlechtert.
- **Verbundene Waagen und andere Geräte**: Manche Patienten in der Rekonvaleszenz müssen ihr Gewicht oder andere körperliche Parameter überwachen, um Komplikationen zu vermeiden. Mithilfe von

verbundenen Waagen und ähnlichen Geräten können diese Informationen verfolgt werden, die für Patienten in der Rehabilitation nach Operationen oder nach längerer Bettlägerigkeit oft kritisch sind.

Elektronische Patientenakten (Electronic Medical Records, EMR) und Datenverwaltung

Elektronische Patientenakten spielen eine zentrale Rolle in der Telepflege, indem sie dem Pflegepersonal einen sicheren und zentralen Zugriff auf alle Informationen über den Patienten ermöglichen. Diese Akten enthalten **aktuelle Daten** über den Gesundheitszustand des Patienten, laufende Behandlungen und frühere Arztbesuche.

- **Informationsaustausch zwischen Gesundheitsfachkräften**: Das Pflegepersonal kann Patientendaten problemlos mit anderen Fachkräften **austauschen**, wenn zusätzliche Beratung oder Anpassungen der Behandlung erforderlich sind.
- **Längsschnittüberwachung**: Das EMR ermöglicht eine **langfristige Überwachung** der Entwicklung des Zustands des Patienten, erleichtert den Datenvergleich und gewährleistet die Kontinuität der Pflege, auch über größere Entfernungen hinweg.

Die Rolle der Pflegekraft in der Telepflege

Die Pflegekraft spielt bei der Anwendung der Telepflege eine zentrale Rolle, da sie als **Drehscheibe zwischen den Patienten und den Pflegeteams** fungiert. Obwohl die Telepflege digitale Technologien beinhaltet, erfordert sie auch **menschliche Präsenz**, um den reibungslosen Ablauf der Pflege zu gewährleisten, die Patienten bei der Nutzung der Hilfsmittel anzuleiten und eine Vertrauensbeziehung aufrechtzuerhalten.

Begleitung von Patienten bei der Nutzung von Technologien

Pflegekräfte, die häufig in direktem Kontakt mit Patienten stehen, können diesen helfen, den **Umgang mit den digitalen Hilfsmitteln, die** im Rahmen der Telepflege eingesetzt werden, zu **beherrschen**. Viele Patienten, insbesondere ältere Menschen oder solche, die sich mit der Technik nicht wohlfühlen, benötigen möglicherweise Unterstützung, um zu verstehen, wie man verbundene Sensoren oder Anwendungen zur Nachsorge nutzt.

- **Erklärung der Geräte** : Die Pflegekraft erklärt den Patienten, wie sie **Sensoren**(wie z. B. intelligente Pflaster oder Geräte zur Überwachung des Blutdrucks) richtig verwenden, wie sie die von ihnen gelieferten Daten interpretieren und wie sie diese mit den Pflegekräften teilen können.
- **Hilfe beim Umgang mit Anwendungen**: Wenn der Patient eine **mobile Anwendung** verwenden muss, um seinen Gesundheitszustand zu erfassen oder Ergebnisse abzurufen, kann die Pflegekraft ihm zeigen, wie er in der Anwendung navigieren, Informationen versenden oder auf medizinische Ratschläge zugreifen kann.

Überwachung und Anpassung der Pflege

Neben der Begleitung von Patienten bei der Nutzung digitaler Hilfsmittel trägt die Pflegekraft auch aktiv zur **Überwachung der** Fernpflege bei.

- **Überprüfung der korrekten Verwendung der Geräte** : Der Pfleger stellt sicher, dass die Patienten die angeschlossenen Geräte richtig verwenden und dass die an das Pflegepersonal übermittelten Daten korrekt sind. Er kann die Geräte ggf. anpassen, z. B. indem er falsch angebrachte Sensoren austauscht oder neu positioniert.
- **Meldung von Anomalien**: Wenn die Geräte abnormale Werte feststellen oder der Patient Bedenken bezüglich seines Gesundheitszustands äußert, greift der Pflegehelfer

ein, um **die Symptome zu überprüfen** und **das medizinische Team** zu **alarmieren**. Diese Rolle der aktiven Überwachung ermöglicht ein frühzeitiges Eingreifen, bevor sich die Situation verschlechtert.

Psychologische Unterstützung und Motivation des Patienten

Patienten nach einem Krankenhausaufenthalt können sich **ängstlich** oder **einsam** fühlen, wenn sie keinen regelmäßigen Kontakt zu ihren Betreuern haben. Die Pflegekraft spielt auch aus der Ferne eine grundlegende Rolle bei der **psychologischen Unterstützung** des Patienten.

- **Zuhören und Einfühlungsvermögen**: Durch die Telekonsultationen oder den Austausch über digitale Hilfsmittel **hört** die Pflegekraft **dem Patienten** weiterhin zu, beantwortet seine Fragen und **beruhigt** ihn über die Entwicklung seines Gesundheitszustands. Dies trägt dazu bei, das **Vertrauen** in den Prozess der Fernpflege zu stärken.
- **Förderung der Compliance**: Der Pflegehelfer achtet darauf, dass der Patient die **ärztlichen Ratschläge** korrekt befolgt und sich an die Pflegeprotokolle hält, auch außerhalb des Krankenhauses. Beispielsweise kann er den Patienten daran erinnern, wie wichtig es ist, Verbände regelmäßig zu wechseln oder Ernährungsempfehlungen zu befolgen.

Die Vorteile der Telepflege für den Patienten und das Gesundheitssystem

Die Telepflege bringt sowohl für die Patienten als auch für das Gesundheitssystem als Ganzes zahlreiche **Vorteile** mit sich, da sie die Versorgung optimiert und gleichzeitig die logistischen Belastungen verringert.

Für den Patienten

- **Komfort und Sicherheit zu Hause**: Die Patienten können ihre Genesung bequem von zu Hause **aus** fortsetzen, während sie wissen, dass sie **aus der Ferne überwacht** werden. Dies steigert ihr psychologisches Wohlbefinden und verringert die Angst, die mit häufigen Krankenhausbesuchen verbunden ist.
- **Verringerung nosokomialer Infektionen**: Durch die Begrenzung längerer Krankenhausaufenthalte verringert die Telepflege das Risiko **nosokomialer Infektionen**, die häufig mit einer längeren Krankenhausumgebung einhergehen.
- **Persönliche Betreuung**: Die Fernpflege ist auf die spezifischen Bedürfnisse jedes einzelnen Patienten zugeschnitten und wird in Echtzeit an die Entwicklung seines Gesundheitszustands angepasst.

Für das Gesundheitssystem

- **Entlastung von** Krankenhausabteilungen: Durch Telepflege können Krankenhausplätze für Notfallpatienten frei gemacht werden, während Patienten in der Rehabilitationsphase weiter betreut werden.
- **Optimierung der Personalressourcen**: Mithilfe digitaler Tools können Gesundheitsfachkräfte eine größere Anzahl von Patienten aus der Ferne betreuen und so ihre Zeit optimieren und gleichzeitig eine qualitativ hochwertige Betreuung gewährleisten.
- **Kostensenkung**: Da es seltener zu erneuten Krankenhausaufenthalten kommt, können durch Telepflege **die mit** langen oder wiederholten Krankenhausaufenthalten verbundenen **Kosten gesenkt**

und gleichzeitig die klinischen Ergebnisse verbessert werden.

- Begleitung des Patienten bei der Fernverwaltung seiner Behandlung

Die **Unterstützung des Patienten bei der Fernverwaltung seiner** Gesundheitsversorgung ist zu einer Schlüsselkomponente der modernen Gesundheitspraxis geworden, insbesondere mit der Entwicklung digitaler Hilfsmittel und der Telepflege. In diesem Zusammenhang werden die Patienten zunehmend dazu angehalten, sich aktiv an ihrer eigenen Versorgung zu beteiligen, sei es durch die Überwachung ihres Gesundheitszustands, die Einhaltung von Behandlungen oder die Kommunikation mit dem Pflegepersonal über Fernplattformen. Diese Begleitung ist von grundlegender Bedeutung, um die **Kontinuität der Pflege zu** gewährleisten, eine **optimale Betreuung zu** sichern und **die Autonomie** der Patienten zu **stärken**, während sie ihnen eine ständige Unterstützung bieten. Die Rolle der Pflegekraft ist bei diesem Ansatz entscheidend, insbesondere bei Patienten, die eine enge Betreuung benötigen, oder bei Patienten, die Schwierigkeiten haben, sich an neue Technologien anzupassen.

Die zentrale Rolle der Pflegekraft bei der Fernbetreuung

Die Pflegekraft spielt eine entscheidende Rolle, da sie das **menschliche Bindeglied** ist, das den Patienten mit dem Pflegeteam verbindet, insbesondere in einer Umgebung, in der die direkte Beziehung zu den Gesundheitsfachkräften seltener ist. Der Patient, der zu Hause oft physisch isoliert ist, braucht **klare Anhaltspunkte**, um seine Fernpflege effektiv zu verwalten und ein optimales Gesundheitsniveau aufrechtzuerhalten. Die Pflegekraft erleichtert durch ihre Nähe zum Patienten und ihr

Verständnis für die Pflege diesen Übergang zu einer eigenständigen Verwaltung.

Unterstützung beim Verständnis von Pflege und digitalen Hilfsmitteln

Der erste Schritt dieser Begleitung besteht darin, **dem Patienten zu helfen,** die Pflege zu **verstehen, der** er sich unterziehen muss, und ihm die Instrumente an die Hand zu geben, die er benötigt, um seine Gesundheit zu Hause effektiv zu verwalten. Dabei geht es zum einen darum, **ihn** über seinen Gesundheitszustand und die zu befolgenden Behandlungen **aufzuklären**, und zum anderen darum, ihn mit den digitalen Technologien vertraut zu machen, die eingeführt wurden, um die Verwaltung seiner Pflege zu erleichtern.

- **Therapeutische Erziehung**: Die Pflegekraft erklärt auf einfache und angemessene Weise die Art der Fernpflege. Dazu gehören Informationen über die Behandlung, die lokale Pflege (z. B. zu erneuernde Verbände), mögliche Nebenwirkungen von Medikamenten und Warnzeichen, auf die Sie achten sollten. Diese Phase ist entscheidend dafür, dass der Patient in der Lage ist, **die Bedeutung** seiner Pflege **zu verstehen** und sich an die ärztlichen Empfehlungen zu halten.
- **Vertrautheit mit digitalen** Hilfsmitteln: Mit der Einführung von Telecare und vernetzten Technologien übernimmt der Pflegehelfer die Rolle eines **technischen Vermittlers**. Er zeigt dem Patienten, wie er die vernetzten Geräte wie biometrische Sensoren, intelligente Pflaster oder mobile Anwendungen nutzen kann. So lernt der Patient, wie er **durch die** Benutzeroberfläche **navigiert**, die Daten, die er erhält, versteht und sie korrekt an das Pflegepersonal weiterleitet.

Überwachung und Unterstützung bei der täglichen Pflege

Einer der Schlüsselaspekte bei der Begleitung des Patienten bei der Fernbetreuung seiner Pflege ist die **aktive Überwachung** des Pflegeverlaufs. Obwohl der Patient zu Hause ist, kann die Pflegekraft dank moderner Kommunikationsmittel **auch aus der Ferne** weiterhin **präsent** sein und eingreifen, wenn Anpassungen erforderlich sind.

*   **Überprüfung der korrekten Durchführung der** Pflege: Durch Fernüberwachung oder gelegentliche Besuche stellt der Pflegehelfer sicher, dass der Patient die vorgeschriebenen Pflegeprotokolle korrekt befolgt. Er kann beispielsweise überprüfen, ob die Verbände richtig und in der richtigen Häufigkeit gewechselt werden oder ob die Medikamente zu den angegebenen Zeiten eingenommen werden. Im Zweifelsfall kann er den Patienten Schritt für Schritt anleiten, um sicherzustellen, dass die Pflege richtig angewendet wird.
*   **Fernüberwachung klinischer Anzeichen**: Mithilfe von vernetzten Geräten wie Feuchtigkeitssensoren für Wunden oder Vitalparametermonitoren kann der Pfleger **Echtzeitdaten** über den Zustand des Patienten erhalten. So kann er **erste Anzeichen von Komplikationen**, wie eine Verschlechterung der Parameter oder abnormale Daten, erkennen und das medizinische Team schnell alarmieren, damit rechtzeitig eine Intervention durchgeführt werden kann.
*   **Unterstützung bei der Bewältigung von Schmerzen und Komfort**: Der Patient kann, obwohl er sich in der Ferne befindet, immer noch Schmerzen haben, die mit seinem Zustand oder seiner Behandlung zusammenhängen. Die Pflegekraft unterstützt den Patienten durch regelmäßigen Austausch oder Fernberatung bei der **Bewältigung seiner Schmerzen**, sei es durch Anpassung der Körperhaltung, Beratung zur Anwendung von Medikamenten oder durch Anleitung zu Entspannungstechniken oder sanfter Mobilisierung.

Förderung der Autonomie des Patienten

Eines der Hauptziele der Telepflege ist es, den Patienten dazu zu bringen, seine Gesundheit zunehmend **selbstständig** zu verwalten. Um dies zu erreichen, übernimmt der Pfleger die Rolle eines **Coachs**, der den Patienten schrittweise zu einem besseren Selbstmanagement seiner Pflege anleitet und dabei stets zur Verfügung steht, um ihn bei Bedarf zu unterstützen.

- **Vertrauen stärken**: Indem der Pflegende dem Patienten ermöglicht, **Fähigkeiten im Umgang mit seiner eigenen Gesundheit zu** erwerben, stärkt er das Vertrauen des Patienten in sich selbst. Er ermutigt ihn, bei der täglichen Pflege die Initiative zu ergreifen, seinen Zustand sorgfältig zu überwachen und proaktiv zu handeln, wobei er weiß, dass er im Zweifelsfall auf Unterstützung aus der Ferne zählen kann.
- **Einführung von Pflegeroutinen**: Der Pflegehelfer hilft dem Patienten, **Routinen** einzuführen, die eine regelmäßige und organisierte Pflege fördern. Dazu gehören Erinnerungen an die Einnahme von Medikamenten, das Erneuern von Verbänden oder regelmäßige Überprüfungen seines Gesundheitszustands. Diese Strukturierung hilft dem Patienten, sich besser zu organisieren und seine Pflege selbstständiger und gelassener zu verwalten.

Psychologische und emotionale Unterstützung

Die Fernbetreuung kann bei Patienten mitunter **Angst** auslösen, insbesondere bei Patienten, die vor kurzem aus einer Krankenhausumgebung entlassen wurden, in der sie ständig von medizinischem Fachpersonal umgeben waren. Das Gefühl der Einsamkeit oder Verletzlichkeit kann ihr Wohlbefinden beeinträchtigen und ihre Compliance mit der Pflege gefährden. Die Pflegekraft spielt daher eine grundlegende Rolle bei der **emotionalen Unterstützung** und **Motivation** des Patienten.

- **Aufrechterhaltung der menschlichen Bindung**: Auch aus der Ferne kann die Pflegekraft eine **persönliche und fürsorgliche** Beziehung zum Patienten aufrechterhalten. Durch regelmäßigen Austausch, sei es über Videoanrufe, Nachrichten oder Hausbesuche, kann sich der Patient immer unterstützt und umsorgt fühlen. Diese menschliche Bindung ist entscheidend, um Einsamkeit und Angstzuständen vorzubeugen.
- **Ständige Ermutigung** : Der Heilungsprozess, vor allem zu Hause, kann manchen Patienten langwierig und schwierig erscheinen. Die Pflegekraft spielt eine **ermutigende** Rolle, indem sie jeden kleinen Fortschritt würdigt und den Patienten hinsichtlich der Entwicklung seines Zustands beruhigt. Diese Motivation ist entscheidend dafür, dass der Patient eine positive Einstellung beibehält und seine Pflege weiterhin konsequent durchführt.

Die Vorteile der Fernbehandlung für den Patienten

Die Begleitung des Patienten bei der Fernverwaltung seiner Pflege bietet mehrere bedeutende **Vorteile**, die sein Wohlbefinden fördern und gleichzeitig die Pflege optimieren.

Größere Flexibilität und Komfort

Die Fernbetreuung ermöglicht es dem Patienten, zu Hause zu bleiben, während er weiterhin **regelmäßig medizinisch betreut** wird. Dies erspart ihm ermüdende oder stressige Krankenhausreisen und ermöglicht ihm, sich in einer vertrauten und komfortablen Umgebung zu erholen. Telekonsultationen beispielsweise bieten eine hohe Flexibilität bei der Terminplanung und erleichtern es so, die Behandlung an den Lebensrhythmus des Patienten anzupassen.

Verringerung des Infektionsrisikos

Wenn ein Patient zu Hause bleibt, verringert sich seine Anfälligkeit für **nosokomiale Infektionen**, die häufig mit der Umgebung eines Krankenhauses in Verbindung gebracht werden. Dieser Faktor ist besonders wichtig für gefährdete oder immungeschwächte Patienten, die von einer sichereren Umgebung profitieren, wenn sie zu Hause bleiben.

Reaktivere und persönlichere Betreuung

Digitale Hilfsmittel ermöglichen eine **kontinuierliche Überwachung** des Zustands des Patienten **in Echtzeit**. Das bedeutet, dass Anomalien oder Komplikationen schnell erkannt werden können, was ein früheres Eingreifen ermöglicht und somit das Risiko einer Verschlechterung des Zustands des Patienten verringert. Darüber hinaus ist die Fernpflege personalisiert und auf die spezifischen Bedürfnisse jedes einzelnen Patienten zugeschnitten, was eine gezieltere und effizientere Pflege fördert.

Die Herausforderungen der Fernbetreuung

Obwohl die Fernbehandlung viele Vorteile bietet, ist sie nicht ohne Herausforderungen. Bei der Begleitung des Patienten in diesem Zusammenhang müssen einige Aspekte besonders beachtet werden, um den Erfolg dieser Methode zu gewährleisten.

Komplexität der digitalen Werkzeuge

Für manche Patienten, insbesondere ältere Menschen oder solche, die sich mit der Technik nicht wohlfühlen, kann der Umgang mit digitalen Hilfsmitteln **komplex** und **verwirrend** sein. Die Pflegekraft muss daher **pädagogisches** Geschick und Geduld aufbringen, damit diese Patienten sich diese Werkzeuge aneignen und sie optimal nutzen können.

Aufrechterhaltung der emotionalen Bindung auf Distanz

Das Fehlen häufiger physischer Kontakte kann beim Patienten manchmal ein Gefühl des **Abgekoppeltseins** hervorrufen. Auch wenn digitale Hilfsmittel den Austausch erleichtern, können sie die menschliche Beziehung nicht vollständig ersetzen. Die Pflegekraft muss daher Wege finden, eine **starke emotionale Bindung** auch auf Distanz aufrechtzuerhalten, indem sie regelmäßig anwesend und verfügbar ist und eine empathische Kommunikation aufrechterhält.

- Vorteile und Grenzen der Telemedizin bei der Nachsorge von Brandverletzten

Die **Telemedizin** ist zu einem wertvollen Instrument im medizinischen Bereich geworden, das es ermöglicht, Patienten und Gesundheitspersonal näher zusammenzubringen und gleichzeitig geografische und logistische Einschränkungen zu verringern. Bei der Nachsorge von **Brandverletzten** bietet die Telemedizin eine innovative Lösung, um die **Kontinuität** der **Pflege** nach der akuten Phase des Krankenhausaufenthalts zu gewährleisten und gleichzeitig häufige und für die Patienten oft schmerzhafte Reisen zu vermeiden. Mithilfe digitaler Hilfsmittel können Pflegekräfte den Verlauf von Wunden aus der Ferne überwachen, die Behandlung in Echtzeit anpassen und eine **aktive Kommunikation** mit den Patienten aufrechterhalten. Doch obwohl dieser Ansatz viele **Vorteile** bietet, hat er auch einige **Einschränkungen**, die berücksichtigt werden müssen, um den Einsatz der Telemedizin in diesem speziellen Bereich zu optimieren.

Vorteile der Telemedizin bei der Nachsorge von Brandopfern

Die Telemedizin bietet mehrere **Vorteile** für die Nachsorge von Patienten mit schweren Verbrennungen, insbesondere nach der Entlassung aus dem Krankenhaus. Diese Patienten, die sich häufig in der **Rehabilitationsphase** oder in der **chronischen Pflege** befinden, benötigen eine regelmäßige Nachsorge, um Komplikationen zu vermeiden, die Wundheilung zu überwachen und die häusliche Pflege anzupassen.

1. Weniger Reisen und Komfort für den Patienten

Einer der größten Vorteile der Telemedizin ist die Möglichkeit für Patienten, **zu Hause zu bleiben** und dennoch eine qualitativ hochwertige Versorgung zu erhalten. Brandopfer, insbesondere diejenigen, die aufgrund ihrer Verletzungen unter **Schmerzen** oder **eingeschränkter Mobilität** leiden, profitieren sehr von dieser Flexibilität.

- **Vermeidung schmerzhafter Reisen**: Durch Fernkonsultationen können Patienten **häufige Fahrten** ins Krankenhaus vermeiden, die körperlich anstrengend sein können. So können sie in ihrer vertrauten und bequemen Umgebung bleiben und gleichzeitig regelmäßig medizinisch betreut werden.
- **Kontinuierliche Überwachung von zu Hause aus**: Mithilfe von vernetzten Hilfsmitteln wie **intelligenten Pflastern** oder Sensoren werden Daten über den Zustand der Haut und die Wundheilung in Echtzeit gesammelt und an das Pflegepersonal weitergeleitet. Dies ermöglicht eine **kontinuierliche Überwachung** von Verbrennungen, ohne dass der Patient routinemäßig ins Krankenhaus gehen muss.

2. Enge und persönliche Betreuung

Die Telemedizin ermöglicht eine **enge und persönliche** Betreuung von Brandopfern, auch nach ihrer Entlassung aus dem Krankenhaus. Die Fernüberwachung ermöglicht es dem Pflegepersonal, bei **Komplikationen** wie Infektionen oder verzögerter Wundheilung schnell einzugreifen.

- **Schnelle Anpassung der Pflege**: Das Gesundheitspersonal kann die Behandlung anhand der aus der Ferne übertragenen Daten anpassen, z. B. indem es **Verbandsprotokolle** ändert, bei Infektionsverdacht Antibiotika verschreibt oder die Dosis von Schmerzmitteln anpasst. Diese **Reaktionsfähigkeit** verringert das Risiko von Komplikationen und beschleunigt die Heilung.

- **Regelmäßige Konsultationen**: Die Telemedizin ermöglicht **häufige Konsultationen**, die oft regelmäßiger stattfinden als Präsenztermine. Diese Konsultationen, ob per Videokonferenz oder Telefon, bieten den Patienten die Möglichkeit, Fragen zu stellen, ihre Sorgen mitzuteilen und Ratschläge über den Verlauf ihrer Behandlung zu erhalten.

3. Vermeidung von Komplikationen und Verbesserung der Sicherheit

Die Nachsorge von Schwerbrandverletzten erfordert besondere Aufmerksamkeit, um **schweren Komplikationen** wie Infektionen, **Narbenkontrakturen** oder **Keloidbildung** vorzubeugen. Dank der Telemedizin können diese Anzeichen durch eine kontinuierliche Überwachung schneller erkannt werden.

- **Früherkennung von Infektionen**: Dank der in einigen intelligenten Pflastern integrierten Sensoren ist es möglich, **Anzeichen einer Infektion** zu **erkennen,** bevor sie sichtbar werden. So können beispielsweise ein Anstieg der lokalen Temperatur um eine Wunde herum oder eine Veränderung des pH-Werts Frühindikatoren sein, die ein sofortiges Eingreifen ermöglichen.
- **Überwachung von Kontrakturen und Mobilität**: Gesundheitsfachkräfte können aus der Ferne die Mobilität des Patienten überwachen, indem sie die **Rehabilitationsübungen** bewerten oder **spezielle Physiotherapien** empfehlen, um der Entstehung von Kontrakturen vorzubeugen.

4. Therapeutische Bildung und Patientenautonomie

Die Telemedizin bietet auch Möglichkeiten für die **therapeutische Ausbildung**, die es den Patienten ermöglicht, ihre Behandlung besser zu verstehen und sich aktiv an der Verwaltung ihrer Pflege zu beteiligen. Digitale Hilfsmittel können **Selbstlernmodule**, Erklärungsvideos oder Bildungsressourcen umfassen, die den Patienten dabei helfen, ihre Behandlung **selbst** in die Hand zu nehmen.

- **Förderung der Selbstständigkeit**: Indem sie regelmäßig mit ihrem medizinischen Team aus der Ferne in Kontakt bleiben, werden die Patienten dazu ermutigt, ihre Pflege selbstständiger zu verwalten. Sie lernen, Warnzeichen besser zu erkennen und bestimmte Pflegemaßnahmen unter Aufsicht selbst durchzuführen.
- **Verbesserte Therapietreue**: Patienten halten sich eher an **Protokolle**, wenn sie regelmäßig mit ihren Betreuern in Kontakt sind. Dies trägt dazu bei, ihre Compliance bei der Pflege zu verbessern, z. B. bei der Erneuerung von Verbänden oder der Einnahme von Medikamenten.

Grenzen und Herausforderungen der Telemedizin bei der Nachsorge von Brandverletzten

Trotz ihrer vielen Vorteile hat die Telemedizin auch einige **Einschränkungen**, wenn es um die Nachsorge von Brandverletzten geht. Diese Herausforderungen können die Qualität der Nachsorge beeinträchtigen und erfordern geeignete Lösungen, um diese Hindernisse zu überwinden.

1. Technische Grenzen und Zugang zu Technologien

Die **Technologie** ist das Herzstück der Telemedizin, kann aber auch ein Hindernis darstellen, wenn Patienten oder Pflegekräfte nicht über die richtigen Werkzeuge oder die notwendige Konnektivität verfügen.

- **Ungleichheiten beim Zugang** zu **Technologien**: Nicht alle Patienten haben Zugang zu **leistungsfähigen digitalen Tools** oder einer stabilen Internetverbindung, was die Einführung der Telepflege erschweren kann, insbesondere in ländlichen Gebieten oder für die am stärksten gefährdeten Bevölkerungsgruppen.
- **Komplizierte Nutzung**: Für manche Patienten, insbesondere ältere Menschen oder solche, die mit neuen Technologien nicht vertraut sind, kann die Nutzung telemedizinischer Tools kompliziert sein. Es kann ihnen schwer fallen, Geräte wie **angeschlossene Sensoren** zu bedienen, in Nachsorgeanwendungen zu navigieren oder an Videokonferenzen teilzunehmen.

2. Fehlen einer direkten körperlichen Untersuchung

Eine der größten Einschränkungen der Telemedizin ist das **Fehlen eines direkten physischen Kontakts** mit dem Patienten. Auch wenn Fernkonsultationen eine wirksame Überwachung ermöglichen, erfordern bestimmte Aspekte der Nachsorge von Brandverletzten **persönliche Untersuchungen**, um den Schweregrad der Verbrennung, die Qualität der Wundheilung oder die Beschaffenheit und Elastizität der Haut zu beurteilen.

- **Grenzen bei der visuellen Beurteilung**: Obwohl Videos und fernübertragene Bilder eine visuelle Beurteilung von Wunden ermöglichen, können einige Details über einen Bildschirm **schwer zu beurteilen** sein, z. B. die genaue Tiefe von Verbrennungen oder subtile Anzeichen von Komplikationen.
- **Bedeutung der klinischen Berührung**: Die **klinische Berührung** bleibt ein wesentlicher Bestandteil bei der Beurteilung bestimmter Parameter, z. B. der Geschmeidigkeit der Haut, des Vorhandenseins von Narbenknoten oder von Verwachsungen. Die Telemedizin kann diese physischen Beurteilungen nicht ersetzen.

3. Psychologische und relationale Barrieren

Die **menschliche Bindung** zwischen dem Patienten und seinem medizinischen Team ist ein zentrales Element bei der Behandlung von Brandverletzten. Die Betreuung aus der Ferne kann manchmal ein Gefühl der **emotionalen Distanz** schaffen, das die Qualität der therapeutischen Beziehung beeinträchtigt.

- **Emotionale Isolation**: Für manche Patienten, vor allem für diejenigen, die eine **lange Rehabilitationsphase** durchlaufen oder nach einer Verbrennung unter einem veränderten Körperbild leiden, ist direkte **psychologische Unterstützung** von entscheidender Bedeutung. Das Fehlen von physischen Begegnungen kann ein Gefühl der Isolation und Einsamkeit verstärken.
- **Verringerung des Vertrauensverhältnisses**: Persönliche Konsultationen ermöglichen es, **das Vertrauen zwischen Behandler und Patient zu stärken**. Auch wenn der Austausch auf Distanz regelmäßig stattfinden kann, haben manche Patienten den Eindruck, dass die Betreuung über den Bildschirm weniger persönlich und einfühlsam ist.

4. Probleme mit der Datensicherheit

Der Einsatz von Telemedizin beinhaltet die Verarbeitung **sensibler** Gesundheitsdaten der Patienten, was wichtige Fragen der **Cybersicherheit** und des **Datenschutzes** aufwirft.

- **Risiko der Datenverletzung** : Gesundheitsdaten, die über digitale Plattformen übertragen werden, können dem Risiko ausgesetzt sein, dass sie gehackt werden oder durchsickern. Daher ist es von entscheidender Bedeutung, dass telemedizinische Lösungen die Standards für **Datensicherheit** einhalten und den Schutz der persönlichen Daten der Patienten gewährleisten.
- **Komplexität der** Sicherheitsprotokolle: Die zum Schutz der Daten eingerichteten Sicherheitsprotokolle können für Patienten manchmal **kompliziert** zu verstehen und zu

befolgen sein, was sie davon abhalten kann, diese Hilfsmittel in vollem Umfang zu nutzen.

Ausblick und mögliche Verbesserungen

Trotz dieser Herausforderungen hat die Telemedizin ein **immenses Potenzial**, um die Behandlung von Brandverletzten zu verbessern, insbesondere nach dem Krankenhausaufenthalt. Um ihre Wirksamkeit zu optimieren, können mehrere Verbesserungen in Betracht gezogen werden.

1. Schulung und Begleitung von Patienten

Um die Hindernisse bei der Nutzung digitaler Hilfsmittel zu überwinden, ist es von entscheidender Bedeutung, Patienten und ihren Familien eine **angemessene Schulung** zukommen zu lassen. Dazu gehören einfache Erklärungen zur Nutzung der Technologien sowie **Lehrmaterialien**, die ihnen helfen, die telemedizinischen Plattformen zu beherrschen.

2. Integration von physischen Besuchen

Die Telemedizin sollte die Präsenzkonsultationen nicht vollständig ersetzen. Ein hybrider Ansatz, der regelmäßige **Telekonsultationen** und **gelegentliche physische Besuche** kombiniert, ermöglicht es, die Vorteile beider Ansätze zu maximieren, indem eine menschliche Verbindung aufrechterhalten wird und gleichzeitig die Vorteile der Fernüberwachung genutzt werden können.

3. Stärkung der Datensicherheit

Telemedizinische Plattformen müssen die **Datensicherheit** weiter verbessern und die Datenschutzprotokolle vereinfachen, um sicherzustellen, dass die Informationen der Patienten geschützt sind, ohne die Nutzung der Dienste zu erschweren.

Künstliche Intelligenz und Robotik in der Pflege

- Die Zukunft von Assistenzrobotern bei der Versorgung von Brandverletzten: Automatisierte Verbände und assistierte Rehabilitation

Die Zukunft von **Assistenzrobotern** in der Versorgung von **Schwerbrandverletzten** verspricht, die Art und Weise, wie diese Patienten betreut werden, zu verändern, indem technologische Innovation und medizinisches Fachwissen miteinander kombiniert werden. Schwere Verbrennungen erfordern eine strenge Überwachung, eine komplexe tägliche Pflege und eine verlängerte Rehabilitation, was sowohl für das Pflegepersonal als auch für die Patienten eine logistische und physische Herausforderung darstellt. Die Einführung von Robotern, die präzise Aufgaben wie das Anlegen von **automatisierten Verbänden** und die **Unterstützung bei der Rehabilitation** übernehmen können, könnte die Versorgung von Schwerbrandverletzten revolutionieren, indem sie die Effizienz der Versorgung erhöht und gleichzeitig die Arbeitsbelastung der Pflegeteams verringert.

Diese Technologien, bei denen künstliche Intelligenz (KI), hochmoderne Robotik und intelligente Sensoren zum Einsatz kommen, versprechen eine Antwort auf die besonderen Bedürfnisse von Verbrennungspatienten zu sein, indem sie eine präzisere, personalisierte und kontinuierliche Versorgung bieten und gleichzeitig eine bessere Verwaltung der medizinischen Ressourcen ermöglichen.

Automatisierte Wundauflagen: Präzision und Effizienz bei der Wundversorgung

Einer der kritischsten Aspekte der Versorgung von Schwerbrandverletzten ist das **Wund-** und **Verbandsmanagement**, das höchste Präzision und Hygiene erfordert, um Infektionen zu vermeiden und eine optimale Wundheilung zu fördern. Heutzutage kann die Wundversorgung langwierig und schmerzhaft sein und erfordert bei jedem Verbandswechsel Spezialkenntnisse. **Auf Verbände spezialisierte Assistenzroboter** können in diesem Bereich einen entscheidenden Fortschritt darstellen, indem sie bestimmte Aufgaben automatisieren und gleichzeitig eine gleichbleibend hohe Qualität der Pflege gewährleisten.

Automatisiertes Aufbringen von Verbänden

Assistenzroboter, die zum Anlegen von Verbänden entwickelt wurden, können diese Aufgaben mit einer Genauigkeit ausführen, die das Pflegepersonal nicht immer gewährleisten kann, insbesondere in komplexen oder sich wiederholenden Situationen. Diese Maschinen verwenden **intelligente Sensoren**, hochauflösende Kameras und Roboterarme, um die empfindlichen Materialien zu handhaben und sie richtig auf den verbrannten Stellen zu positionieren, ohne ein zusätzliches Trauma zu verursachen.

- **Wundanalyse in Echtzeit**: Mithilfe integrierter Sensoren können diese Roboter den Zustand der Wunde (Feuchtigkeit, Temperatur, Tiefe der Läsionen) in Echtzeit analysieren, um die Art des anzulegenden Verbands anzupassen. Beispielsweise könnte ein Roboter wählen, ob er einen **Hydrokolloidverband anlegt**, um eine feuchte Umgebung aufrechtzuerhalten, oder einen **antimikrobiellen Verband**, wenn er eine beginnende Infektion feststellt.
- **Genauigkeit und Gleichmäßigkeit**: Roboter können Verbände **gleichmäßig** und ohne menschliche Fehler anbringen. Sie können auch empfindliche Materialien ohne übermäßigen Druck handhaben und so eine Verschlimmerung der Wunden verhindern. Die Präzision der Maschinen gewährleistet außerdem **absolute Sterilität**, die zur Vermeidung von Infektionen unerlässlich ist.

Robotergestützter Verbandswechsel

Häufige Verbandswechsel sind ein entscheidender Schritt in der Versorgung von Brandverletzten. Diese für die Patienten manchmal schmerzhaften und belastenden Handlungen können dank der Robotik automatisiert werden, was dem Pflegepersonal Zeit spart und den Patienten eine bessere Erfahrung ermöglicht.

*   **Schmerzreduktion**: Dank der Automatisierung können Roboter Verbände mit langsamen, gemessenen und konstanten Bewegungen wechseln und so die **Schmerzen** reduzieren, die **mit** häufigen und wiederholten Wechseln **verbunden** sind. Außerdem können sie Lösungen verwenden, um **das Gewebe** vor dem Entfernen eines Verbands zu **erweichen**, was den Vorgang weniger aggressiv macht.
*   **Überwachung des Fortschritts** : Roboter können den Wundverlauf bei jedem Verbandswechsel aufzeichnen. Mithilfe von Bildaufnahme- und Datenverarbeitungssystemen können sie den Verlauf von Verbrennungen verfolgen und diese Informationen an medizinische Teams weiterleiten, wodurch eine **kontinuierliche Überwachung** der Wundheilung ohne ständiges menschliches Eingreifen möglich ist.

Zeit für die Pflegekräfte freimachen

Durch die Automatisierung von grundlegenden Pflegetätigkeiten wie Verbänden können sich die medizinischen Teams auf Aufgaben mit höherer Wertschöpfung konzentrieren, wie z. B. Operationen, klinische Beratungen oder die Intensivpflege bei schwereren Fällen. Assistenzroboter übernehmen sich wiederholende und zeitraubende Aufgaben und entlasten so das Pflegepersonal.

Robotergestützte Rehabilitation: Optimierung der körperlichen Erholung

Die **körperliche Rehabilitation** ist ein weiterer entscheidender Schritt in der Behandlung von Brandverletzten. Nach der Abheilung von Verbrennungen haben viele Patienten mit **Verspannungen**, **Mobilitätsverlust** und Narbendeformationen zu kämpfen. Die auf **Rehabilitation** spezialisierten Assistenzroboter bieten einen individuellen und kontinuierlichen Ansatz, um den Patienten bei der Wiedererlangung ihrer Mobilität zu helfen, indem sie sie bei den auf ihren Zustand abgestimmten Rehabilitationsübungen ständig begleiten.

Exoskelette und Mobilitätsassistenz

Robotische Exoskelette sind tragbare Geräte, die Patienten dabei helfen, sich zu bewegen und Rehabilitationsübungen durchzuführen. Diese Geräte sind besonders nützlich für Patienten, die Verbrennungen an Gelenkbereichen (wie Armen, Beinen oder dem Hals) erlitten haben, wo die Wundheilung die Flexibilität und Mobilität einschränken kann.

- **Personalisierte Übungen** : Exoskelette können so programmiert werden, dass sie **die Bewegungen** der Patienten entsprechend ihrem Fortschritt **unterstützen**. Beispielsweise können sie dabei helfen, **Gelenke** zu **strecken**, zu **gehen** oder **feine Bewegungen** wie das Öffnen und Schließen der Hände **auszuführen**. Mithilfe intelligenter Sensoren passen diese Geräte die Intensität und den Widerstand der Übungen an die Kraft und die Fähigkeiten des jeweiligen Patienten an.
- Kontinuierliche **Rehabilitation**: Einer der Vorteile von Exoskeletten ist, dass sie eine **kontinuierliche Rehabilitation** auch zu Hause ermöglichen. Die Patienten können ihre Rehabilitation selbstständig unter Fernüberwachung fortsetzen, wobei das Pflegeteam bei Bedarf Anpassungen vornimmt.

Roboter in der Physiotherapie

Einige Roboter wurden speziell für die **Physiotherapie** entwickelt und können Patienten bei gezielten Rehabilitationsübungen begleiten und dabei ihre Bewegungen präzise steuern. Diese Roboter können **repetitive Bewegungen** ausführen oder die Patienten bei **passiven** oder **aktiven Mobilisationsübungen** anleiten, die wichtig sind, um die Bildung von Kontrakturen zu verhindern oder die Geschmeidigkeit von Narbengewebe wiederherzustellen.

- **Kontrollierte Bewegungen**: Physiotherapieroboter können **gemessene Kräfte** anwenden, um bei der Dehnung oder Mobilisierung von Narbengewebe zu helfen und so das Risiko von Kontrakturen zu verringern. Dank ihrer Präzision sind sie in der Lage, an bestimmten, empfindlichen Stellen zu arbeiten, wo manuelle Eingriffe nur schwer mit der gleichen Konstanz durchgeführt werden könnten.
- **Verletzungsreduktion**: Durch die Anpassung von **Kraft und Bewegungsumfang** reduzieren diese Roboter das Risiko von Überanstrengung oder Verletzungen durch zu abrupte oder unkontrollierte Bewegungen und sorgen so für eine sichere und schrittweise Erholung.

Patientenmotivation durch robotische Interaktion

Die Rehabilitation ist oft ein langwieriger und schwieriger Prozess, der eine hohe **Motivation** seitens der Patienten erfordert. Roboterassistenten können **spielerische** oder **interaktive** Aspekte beinhalten, z. B. Rehabilitationsprogramme in Form von Spielen oder Herausforderungen, um die Patienten zu ermutigen, ihre Übungen mit Begeisterung fortzusetzen.

- **Echtzeit-Fortschrittskontrolle**: Roboter können den Patienten Echtzeit-Feedback geben, ihnen ihre **täglichen Fortschritte** zeigen und sie motivieren, ihre Bemühungen fortzusetzen. Diese Systeme können auch auf erreichte

Ziele hinweisen und neue Übungen vorschlagen, die auf den Fortschritt des Patienten abgestimmt sind.

- **Personalisierte Interaktion**: Einige Roboter können so programmiert werden, dass sie mit den Patienten interagieren, mit ihnen sprechen und ihnen klare Anweisungen geben und so eine **begleitende Beziehung** aufbauen, die das Engagement der Patienten im Rehabilitationsprozess fördert.

Vorteile und Perspektiven von Robotern bei der Versorgung von Brandopfern

Die Integration von Assistenzrobotern in die Versorgung von Patienten mit schweren Verbrennungen bietet sowohl für die Patienten als auch für das Pflegepersonal zahlreiche Vorteile. Es ist jedoch wichtig zu erkennen, dass sich diese Technologien noch in der Entwicklung befinden und eine **ständige Anpassung** an die spezifischen Bedürfnisse der Patienten erfordern.

Verbesserung der Qualität der Pflege

Assistenzroboter bieten eine **gleichbleibende Genauigkeit** und reduzieren menschliche Fehler bei der kritischen Pflege, z. B. beim Anlegen von Verbänden oder bei der Durchführung von Rehabilitationsübungen. Außerdem ermöglichen sie eine kontinuierliche Echtzeit-Überwachung des Wundverlaufs, sodass das Pflegepersonal ohne Unterbrechung einen **vollständigen Überblick** über den Fortschritt des Patienten erhält.

Optimierung von Zeit und Ressourcen

Roboter können die Arbeitsbelastung von Pflegeteams verringern, sodass sie sich auf komplexere Aufgaben oder Intensivpflege konzentrieren können. Dies ermöglicht eine **bessere Verteilung der** personellen und finanziellen **Ressourcen** und verbessert die Qualität der Patientenversorgung.

Personalisierung von Behandlungen

Mithilfe von KI und Sensorsystemen können Roboter jede Intervention an die spezifischen Bedürfnisse des jeweiligen Patienten anpassen, sei es die Anpassung des Drucks eines Verbands oder die Intensität einer Rehabilitationsübung. Diese **Personalisierung** ermöglicht es, besser auf die individuellen Variationen im Heilungs- und Genesungsprozess einzugehen.

Grenzen und Herausforderungen, die es zu bewältigen gilt

Trotz ihrer Vorteile sind **Assistenzroboter** bei der Versorgung von Brandopfern nicht ohne Herausforderungen.

- **Hohe Kosten**: Die Entwicklung und Implementierung von Robotertechnologien ist nach wie vor kostspielig, was ihre Zugänglichkeit in bestimmten Krankenhäusern oder für bestimmte Patienten einschränken kann.
- **Anpassung an menschliche Bedürfnisse**: Obwohl Roboter viele Aufgaben automatisieren können, ist es entscheidend, eine **menschliche** Dimension in der Pflege aufrechtzuerhalten, insbesondere bei schweren Verbrennungen, die eine starke **psychologische Unterstützung** benötigen. Die Robotik sollte die menschliche Interaktion nicht ersetzen, sondern ergänzen.
- **Ausbildung von Pflegekräften** : Die Einführung von Robotern in der Pflege erfordert eine **angemessene Schulung** der Pflegeteams, die lernen müssen, diese Maschinen effizient und sicher zu bedienen und dabei weiterhin ihre Rolle der Nähe zum Patienten wahrzunehmen.

- Integration von Pflegekräften in diese technologischen Innovationen

Die **Integration von Pflegekräften** in **technologische Innovationen** wie Assistenzroboter, vernetzte Geräte oder digitale Werkzeuge stellt einen entscheidenden Schritt für die Zukunft der medizinischen Versorgung dar, insbesondere in spezialisierten Kontexten wie der Behandlung von Brandverletzten. Als wichtige Mitglieder des Pflegeteams spielen Pflegeassistenten eine Schlüsselrolle bei der täglichen Betreuung der Patienten, der Überwachung der Pflege und der psychologischen Begleitung. Die Einführung neuer Technologien in Krankenhäusern und Rehabilitationszentren sollte diesen Beruf nicht an den Rand drängen, sondern im Gegenteil ihre Rolle stärken, indem sie ihre Interventionsfähigkeiten verbessern und gleichzeitig einige sich wiederholende körperliche Aufgaben erleichtern.

Pflegehilfskräfte können von diesen Technologien profitieren, um **effizienter zu** arbeiten, eine individuellere Pflege anzubieten und den Komfort der Patienten zu erhöhen. Ihre Ausbildung und ihre Beteiligung an der Einführung dieser Innovationen sind jedoch entscheidend, um einen reibungslosen Übergang zu gewährleisten und den Einsatz von Technologien in der täglichen Pflege zu optimieren.

Die entscheidende Rolle der Pflegekraft bei der Einführung von Technologien

Die Integration neuer Technologien in die Pflege, wie z. B. Roboterassistenten und vernetzte Werkzeuge, verändert die medizinische Praxis. Diese Transformation beseitigt jedoch nicht die wichtige Rolle der Pflegekraft, ganz im Gegenteil. Pflegehilfskräfte sind oft **der erste Kontaktpunkt** mit den Patienten, und ihre Arbeit ist entscheidend, um die **tägliche** Pflege zu gewährleisten und gleichzeitig eine menschliche und fürsorgliche Beziehung zu den Kranken aufrechtzuerhalten.

Begleitung bei der Nutzung neuer Technologien

Eine der grundlegenden Aufgaben der Pflegekraft in diesem Zusammenhang ist es, den Patienten bei der **Nutzung der** sie umgebenden **Technologien** zu helfen. Patienten, insbesondere solche mit schweren Verbrennungen, können körperlich oder emotional empfindlich sein, und die Einführung von Robotern oder automatisierten Geräten kann manchmal einschüchternd wirken.

- **Sicherstellung des technologischen Übergangs**: Pflegekräfte können aufgrund ihrer **Nähe zu den Patienten** auf einfache und beruhigende Weise erklären, wie Assistenzroboter oder intelligente Sensoren funktionieren, und gleichzeitig ihre Rolle bei der Verbesserung der Pflege hervorheben. Sie können den Patienten dabei helfen, diese Technologien zu akzeptieren und sich an sie anzupassen, während sie gleichzeitig einen menschenzentrierten Ansatz beibehalten.
- **Unterstützung bei der Verwaltung vernetzter Geräte**: Pflegekräfte können auch eine aktive Rolle bei der Verwaltung digitaler Hilfsmittel wie intelligenter Pflaster oder biometrischer Datensensoren spielen. Sie helfen den Patienten dabei, **die Funktionsfähigkeit** dieser Geräte zu **überprüfen**, **die von den** Sensoren **übermittelten Informationen** zu **interpretieren** und dem medizinischen Team Probleme oder Anomalien zu melden.

Personalisierte Pflege durch Technologiedaten

Durch die Einführung von intelligenten Sensoren und Systemen zur kontinuierlichen Überwachung erhalten Pflegekräfte **Echtzeitdaten** über den Zustand der Patienten und können so die Pflege noch individueller gestalten. Beispielsweise können Sensoren für intelligente Pflaster Informationen über den Heilungsverlauf, die lokale Temperatur oder die Wundfeuchtigkeit übermitteln, sodass die Pflegekräfte schnell auf Komplikationen reagieren können.

- **Optimierung der täglichen Pflege** : Diese technologischen Hilfsmittel ermöglichen es, **die Pflege von Tag zu Tag anzupassen**, je nach Zustand der Wunde oder der Entwicklung des Patienten. So kann die Pflegekraft auf der Grundlage **objektiver Daten**, die von Robotern oder Sensoren gesammelt werden, einen Verband wechseln, eine Körperhaltung anpassen oder eine spezielle Pflege anwenden.
- **Verbesserung des Patientenkomforts** : Mithilfe dieser Technologien können Pflegekräfte die Pflege auf die tatsächlichen Bedürfnisse der Patienten abstimmen und so unnötige Eingriffe oder sich wiederholende Handgriffe, die Schmerzen oder Unbehagen verursachen können, reduzieren.

Erleichterung der körperlichen Arbeit und Verbesserung der Arbeitsbedingungen

Technologische Innovationen ermöglichen es, **die körperliche Belastung** von Pflegekräften zu **verringern**, indem bestimmte Aufgaben, die körperlich anspruchsvoll sein können oder sich wiederholen, automatisiert werden. Dies trägt nicht nur zur Verbesserung der Patientenversorgung bei, sondern auch zur **Erhaltung der körperlichen und geistigen Gesundheit** der Pflegekräfte.

Automatisierung von sich wiederholenden Aufgaben

Die Pflege von Brandverletzten beinhaltet häufig repetitive Tätigkeiten wie das Wechseln von Verbänden, das häufige Umlagern von Patienten oder das Hantieren mit sterilen Materialien. Assistenzroboter können einen Teil dieser Aufgaben automatisieren, sodass sich die Pflegekräfte auf eine individuellere und weniger mechanische Pflege konzentrieren können.

- **Verringerung der körperlichen Ermüdung**: Roboter können z. B. schwere Aufgaben wie das **Umlagern von Patienten** oder das Anlegen von Verbänden auf großen Flächen übernehmen, sodass das Pflegepersonal seine Energie für komplexere Handlungen, die eine direkte **menschliche Intervention** erfordern, sparen kann.
- **Ergonomisches Risikomanagement**: Indem Roboter bestimmte schwere Aufgaben wie das Bewegen oder Mobilisieren von Patienten übernehmen, können sie das **Verletzungsrisiko** für das Pflegepersonal senken, z. B. Rücken- oder Gelenkschmerzen beim Umgang mit bettlägerigen oder in ihrer Mobilität eingeschränkten Patienten.

Kontinuierliche Überwachung und höhere Effizienz

Technologien wie **vernetzte Geräte** und Fernüberwachungssysteme ermöglichen **eine optimierte** kontinuierliche Patientenbetreuung, auch wenn **die** Pflegekräfte nicht unmittelbar anwesend sind. So können Komplikationen **frühzeitig erkannt** und schneller eingegriffen werden, während gleichzeitig eine konstante Betreuung gewährleistet ist.

- **Alarm bei Anomalien**: Wenn ein Sensor eine Anomalie feststellt, z. B. einen Temperaturanstieg um eine Wunde oder einen Abfall der Sauerstoffsättigung, kann er automatisch einen Alarm an den Pfleger senden, der sofort eingreifen oder die Anomalie den Ärzten melden kann. So kann schnell auf **Notfallsituationen** reagiert werden, ohne auf einen geplanten Eingriff warten zu müssen.
- **Koordination mit anderen Gesundheitsfachkräften**: Da die Pflegekraft im Mittelpunkt des Überwachungsprozesses steht, kann sie **die Maßnahmen** mit anderen Teammitgliedern, wie Krankenschwestern oder Ärzten, anhand der gesammelten Daten **koordinieren**. Dies verbessert den **Pflegefluss** und

ermöglicht eine reaktionsschnellere und kooperativere Pflege.

Weiterbildung und Entwicklung von Kompetenzen

Für eine erfolgreiche Integration der Technologien ist es von entscheidender Bedeutung, dass die Pflegekräfte in den neuen Praktiken und Werkzeugen **geschult** werden. Dies erfordert eine **kontinuierliche Weiterbildung**, um die Technologien zu beherrschen und zu verstehen, wie sie die Pflegearbeit bereichern können, ohne die Qualität der menschlichen Pflege zu beeinträchtigen.

Beherrschung der technologischen Werkzeuge

Eine der wichtigsten Herausforderungen besteht darin, sicherzustellen, dass die Pflegekräfte die ihnen zur Verfügung stehenden technologischen Hilfsmittel verstehen und nutzen können, seien es Roboterassistenten, angeschlossene Sensoren oder mobile Anwendungen zur Patientenüberwachung. Diese Schulung sollte regelmäßig stattfinden und dem Kompetenzniveau der einzelnen Pflegekräfte angepasst sein.

* **Praktische Ausbildung**: Pflegehilfskräfte müssen in der praktischen Anwendung von Robotern und Geräten geschult werden, z. B. wie sie deren ordnungsgemäße Funktion überwachen, bei technischen Problemen eingreifen oder auf Warnungen reagieren, die von automatisierten Systemen ausgegeben werden. Der Umgang mit diesen Hilfsmitteln ermöglicht es den Pflegekräften, bei ihrer täglichen Arbeit **autonom** und effizient zu bleiben.
* **Verständnis digitaler Daten**: Der Einsatz von vernetzten Sensoren und Fernüberwachungsgeräten erfordert auch

die Fähigkeit, **die** von diesen Geräten **übertragenen Daten** zu **interpretieren**. Die Pflegekraft muss verstehen, wie sie diese Daten nutzen kann, um fundierte Entscheidungen über die Pflege zu treffen und dabei mit dem übrigen Pflegeteam zusammenzuarbeiten.

Entwicklung der menschlichen Fähigkeiten

Die Einführung von Technologien sollte die menschlichen Fähigkeiten der Pflegekräfte nicht ersetzen, sondern im Gegenteil ihre Rolle bereichern. Die **menschlichen Qualitäten** der Pflegekräfte wie Einfühlungsvermögen, Zuhören und Wohlwollen stehen weiterhin im Mittelpunkt der Pflege, und ihre Bedeutung wird in einem technologischen Umfeld noch verstärkt.

- **Stärkung der Beziehung zu den Patienten** : Da weniger mechanische und physische Aufgaben anfallen, können die **Pflegekräfte** mehr Zeit für **die emotionale Betreuung** der Patienten aufwenden. Die menschliche Dimension bleibt von größter Bedeutung, insbesondere bei Brandopfern, die neben ihrem körperlichen Leiden oft auch mit **psychologischen Schwächen** im Zusammenhang mit ihrem Körperbild und ihrer Rehabilitation zu kämpfen haben.
- **Psychologische Unterstützung**: Während die Technologie einige technische Aufgaben übernimmt, müssen Pflegekräfte dafür sorgen, dass sich der Patient in einer automatisierten Umgebung nicht **isoliert** fühlt. Sie spielen eine Schlüsselrolle dabei, **die** Pflege **menschlicher zu gestalten** und den Patienten zu versichern, dass sie trotz des Einsatzes von Technologie immer im Mittelpunkt stehen.

Die Zukunft von Pflegekräften in einem technologischen Umfeld

Die Einbindung der Pflegekräfte in diese technologischen Innovationen sollte als eine **natürliche Weiterentwicklung** ihrer Rolle gesehen werden, die es ihnen ermöglicht, sich stärker auf die **menschlichen Aspekte** der Pflege und die **klinische Überwachung** der Patienten zu konzentrieren. Die Automatisierung bestimmter Aufgaben bietet ihnen die Möglichkeit, **vielseitiger** zu werden und gleichzeitig die grundlegenden Werte ihres Berufs zu bewahren.

Aufwertung der Pflegerolle

Die Technologie ersetzt nicht die menschliche Präsenz; im Gegenteil, sie wertet die Rolle der Pflegekräfte auf, indem sie sie in den Mittelpunkt einer neuen, **präziseren**, **persönlicheren** und **effizienteren** Art der Pflege stellt. Indem sie diese Werkzeuge beherrschen, werden Pflegehilfskräfte zu Schlüsselakteuren des medizinischen Fortschritts.

Verstärkte Zusammenarbeit mit medizinischen Teams

Als tägliche Nutzer dieser Technologien spielen Pflegehilfskräfte eine zentrale Rolle bei der **Koordinierung der Pflege** mit anderen Gesundheitsfachkräften. Durch die Interpretation von Daten und die Meldung von Anomalien arbeiten sie eng mit Ärzten, Krankenpflegern und Physiotherapeuten zusammen, um den Behandlungspfad der Patienten zu verbessern.

- Wie man sich auf die Arbeit mit diesen aufkommenden Technologien vorbereitet

Die Vorbereitung auf die Arbeit mit **neuen Technologien** im Gesundheitswesen, wie z. B. Roboterassistenten, vernetzten Geräten oder telemedizinischen Systemen, erfordert eine **schrittweise Anpassung** und die Bereitschaft, kontinuierlich zu lernen. Für Pflegekräfte, insbesondere Pflegehelfer, beschränkt sich diese Vorbereitung nicht auf die Beherrschung der technischen Hilfsmittel. Sie bedeutet auch, ein Verständnis für **neue Pflegedynamiken** zu entwickeln, technische Fähigkeiten zu erwerben und sicherzustellen, dass **menschliche Werte** weiterhin im Mittelpunkt ihrer Praxis stehen. Da das Gesundheitswesen zunehmend **digitalisiert und** robotergestützt wird, müssen sich die Pflegekräfte auf dieses neue Paradigma vorbereiten, indem sie sich auf **entsprechende Schulungen** stützen, eine **proaktive Haltung** gegenüber der Entwicklung ihres Berufs einnehmen und diese Werkzeuge integrieren, um **die Qualität der Pflege** zu **verbessern** und gleichzeitig eine menschliche Verbindung zu den Patienten aufrechtzuerhalten.

grundlegende technologische Fähigkeiten erwerben

Der erste Schritt zur Vorbereitung auf die Arbeit mit neu entstehenden Technologien besteht darin, sich **grundlegende technologische Fähigkeiten** anzueignen. Auch wenn dies für einige ‚Pflegekräfte die nicht an den Umgang mit digitalen Werkzeugen gewöhnt sind, einschüchternd wirken mag, sind diese Fähigkeiten in einem modernen Gesundheitsumfeld mittlerweile unverzichtbar.

1. Sich in technologischen Geräten ausbilden lassen

Pflegehilfskräfte müssen sich mit den **digitalen Werkzeugen** vertraut machen, die sich in der Gesundheitsfürsorge allmählich durchsetzen, darunter vernetzte Geräte, Assistenzroboter oder telemedizinische Plattformen. Dies geschieht durch **spezielle Schulungen** zur praktischen Anwendung dieser Technologien.

- **Einsatz von Assistenzrobotern** : Assistenzroboter, die zur Automatisierung bestimmter Aufgaben wie dem Wechseln von Verbänden entwickelt wurden, erfordern eine **praktische Schulung**, wie sie einzurichten, zu überwachen und zu warten sind. Diese Schulung umfasst auch den Umgang mit technischen Parametern und die Fähigkeit, bei Fehlfunktionen einzugreifen.

- **Beherrschung vernetzter Geräte**: Überwachungssensoren wie intelligente Pflaster oder biometrische Monitore liefern Echtzeitdaten über den Zustand des Patienten. Pflegende müssen lernen, **diese Daten** zu **interpretieren**, sie in den Pflegealltag zu integrieren und die klinischen Auswirkungen der von diesen Hilfsmitteln festgestellten Anomalien zu verstehen.
- **Telemedizin und digitale Hilfsmittel**: Mit der zunehmenden Verbreitung von Fernkonsultationen ist es von entscheidender Bedeutung, dass das Pflegepersonal mit **telemedizinischen Anwendungen** umgehen kann, seien es Videokonferenzplattformen für die Kommunikation mit Ärzten oder Systeme zur Verwaltung elektronischer Patientenakten.

2. Fortlaufende Schulungen besuchen

Die Welt der Technologie entwickelt sich schnell weiter, und es ist für Pflegekräfte von entscheidender Bedeutung, über die neuesten Innovationen auf dem Laufenden zu bleiben. Durch **Fortbildungen** können Sie Ihre Fähigkeiten auf den neuesten Stand bringen und neue Werkzeuge kennenlernen, die die Pflegepraxis verändern können.

- **Workshops und Schulungsprogramme**: Viele Gesundheitseinrichtungen führen **spezielle Schulungsprogramme** für neue Technologien durch. Diese Programme ermöglichen es Pflegekräften, sich theoretisches und praktisches Wissen über neue Geräte anzueignen.
- **Zugang zu Online-Ressourcen**: Es ist auch wichtig, **Online-Ressourcen** wie Tutorials, Webinare oder Lernplattformen zu erkunden, um zu verstehen, wie man technische Hilfsmittel effektiv einsetzt und bei medizinischen Innovationen auf dem neuesten Stand bleibt.

Eine Haltung des ständigen Lernens entwickeln

Angesichts neu aufkommender Technologien ist eine **proaktive Haltung des lebenslangen Lernens von** entscheidender Bedeutung. Die Arbeit mit Technologien, die sich ständig weiterentwickeln, erfordert, dass man neugierig bleibt, sich an neue Praktiken anpasst und akzeptiert, dass Veränderungen ein Teil des Berufs sind.

1. Neugierig und offen für Innovationen sein

Pflegehilfskräfte müssen **offen für Innovationen** sein und verstehen, dass aufkommende Technologien keine Bedrohung für ihren Beruf darstellen, sondern im Gegenteil ein Mittel sind, um **die Qualität der Pflege** zu **verbessern** und gleichzeitig repetitive Aufgaben zu reduzieren. Diese Neugierde auf Technologie muss mit **Lernbereitschaft** einhergehen.

- **Neue Werkzeuge erforschen**: In dem Maße, in dem neue Technologien im Gesundheitswesen eingeführt werden, ist es wichtig, diese Werkzeuge zu **testen** und zu erforschen, um ihr Potenzial und ihre Grenzen zu verstehen. Beispielsweise kann das Experimentieren mit Assistenzrobotern in simulierten Umgebungen dazu beitragen, dass Pflegekräfte verstehen, wie diese Maschinen mit den Patienten interagieren und wie sie körperliche Arbeit erleichtern können.
- **An Technologiediskussionen teilnehmen**: Die **Teilnahme** an Konferenzen, Seminaren oder Arbeitsgruppen zu technologischen Innovationen im Gesundheitswesen hält Sie über **aufkommende Trends** und neue Ansätze in der Patientenversorgung **auf** dem **Laufenden**.

2. Antizipation von Veränderungen in der Pflegepraxis

Der Beruf des Pflegehelfers entwickelt sich mit den Technologien weiter. Es ist daher unerlässlich, die Veränderungen, die sich auf die **Dynamik der Pflege** auswirken werden, zu antizipieren und bereit zu sein, seine Praxis anzupassen, um diese Innovationen zu integrieren.

- **Sich an neue Rollen anpassen**: Mit der Einführung von Robotern und vernetzten Geräten kann sich die Rolle der Pflegekraft in eine Rolle als **Überwacher** oder **Koordinator** der automatisierten Pflege verwandeln. Dies bedeutet, dass man in der Lage sein muss, sowohl die menschliche Interaktion als auch die Überwachung der Maschinen zu steuern und so zu gewährleisten, dass die technologische Pflege sicher abläuft.
- **An die langfristigen Auswirkungen denken**: Die Technologie verändert die Art und Weise, wie Pflege geleistet wird, aber sie verändert auch die Erwartungen der Patienten. Sich auf diese Entwicklungen vorzubereiten bedeutet, **über die Zukunft des Berufs nachzudenken** und zu überlegen, wie die Technologie die Pflege verbessern und gleichzeitig das menschliche Wesen der Beziehung zwischen Pfleger und Patient bewahren kann.

Stärkung der menschlichen Beziehung zu den Patienten

Auch wenn Technologien bestimmte Aufgaben erleichtern können, können sie niemals die **menschliche Dimension** der Pflege ersetzen. In diesem Zusammenhang müssen Pflegekräfte darauf achten, dass sie eine **vertrauensvolle Beziehung** zu den Patienten aufrechterhalten und dafür sorgen, dass die Technologie ein ergänzendes Hilfsmittel bleibt und nicht die menschliche Begleitung ersetzt.

1. Humanisierung der automatisierten Pflege

Roboter und andere vernetzte Geräte sind zwar bei bestimmten Aufgaben effektiv, können aber das Pflegeerlebnis unpersönlicher machen, wenn ihr Einsatz nicht **von menschlicher Interaktion begleitet** wird. Pflegekräfte müssen daher sicherstellen, dass die **Technologie im Dienste der Pflege steht**, ohne die Erfahrung des Patienten zu entmenschlichen.

- **Technologie und Fürsorge kombinieren**: Selbst wenn für bestimmte Aufgaben, wie z. B. den Verbandswechsel oder die Überwachung der Vitalzeichen, automatisierte Geräte eingesetzt werden, muss die Pflegekraft weiterhin **direkt mit dem Patienten interagieren**. Dies kann einfache Gesten beinhalten, wie z. B. mit dem Patienten zu sprechen, während die Maschine ihre Aktionen ausführt, den Patienten über den Prozess zu beruhigen oder die Bedeutung der verwendeten Technologie zu erklären.

- **Berücksichtigen Sie die Erfahrungen des Patienten**: Einige Patienten, insbesondere ältere Patienten oder solche mit einem schwierigen Verhältnis zur Technologie, fühlen sich möglicherweise nicht **mehr** mit digitalen Hilfsmitteln **verbunden** oder fühlen sich unwohl damit. Daher ist es von entscheidender Bedeutung, auf ihre emotionalen Bedürfnisse zu **achten** und sicherzustellen, dass sie die Funktionsweise der Technologien verstehen, während ihnen weiterhin ständige psychologische Unterstützung angeboten wird.

2. Aktives und einfühlsames Zuhören aufrechterhalten

Pflegekräfte müssen darauf achten, dass sie **das Zuhören** und **Einfühlungsvermögen, das** ihren Beruf auszeichnet, **nicht aus den Augen verlieren**. Die Technik kann manchmal **emotionale Signale** oder Sorgen verdecken, die Patienten nicht direkt äußern.

- **Bedenken bezüglich der Technik anhören**: Einige Patienten haben möglicherweise Bedenken bezüglich des Einsatzes von Robotern oder vernetzten Geräten in ihrer Pflege. Die Pflegekraft sollte in der Lage sein, **auf diese Bedenken einzugehen** und zu erklären, wie diese Hilfsmittel zu ihrem Wohlbefinden beitragen, ohne die Beziehung zwischen Pflegekraft und Patient zu ersetzen.
- **Emotionale Unterstützung bieten**: Die Rehabilitation von Brandverletzten beispielsweise beschränkt sich nicht auf die körperliche Pflege. Der Pfleger muss ein offenes Ohr für die **emotionalen Bedürfnisse** der Patienten haben und die Technologie als Werkzeug nutzen, um Routineaufgaben zu erleichtern, sodass er mehr Zeit für die psychologische Betreuung aufbringen kann.

Mit dem multidisziplinären Team zusammenarbeiten

Die Einführung neuer Technologien verändert nicht nur die Rolle des Pflegepersonals, sondern auch die Art und Weise, wie medizinische Teams zusammenarbeiten. Die **Koordination** zwischen den verschiedenen Gesundheitsfachkräften wird entscheidend, um einen effektiven und reibungslosen Einsatz dieser Instrumente zu gewährleisten.

1. Arbeiten Sie eng mit anderen Fachkräften zusammen

Pflegekräfte müssen mit Krankenpflegern, **Ärzten**, **Physiotherapeuten** und **Technikern** zusammenarbeiten, um den Einsatz neuer Technologien im Pflegealltag zu optimieren. Diese Zusammenarbeit gewährleistet, dass technologische Hilfsmittel **nahtlos** in den Pflegeprozess **integriert** werden, ohne die Qualität der Pflege zu beeinträchtigen.

- **Kommunikation über die von der Technologie gelieferten Ergebnisse**: Pflegekräfte, die die vernetzten Geräte oft in Echtzeit überwachen, müssen die gesammelten Informationen mit dem Rest des Teams teilen, um die Pflege entsprechend anzupassen. Dazu

413

gehört auch die **Weitergabe von Daten** über die Wundheilung, die Entwicklung der Mobilität oder die Vitalzeichen.

- **Anpassung der Pflege an die Technologie**: Durch Zusammenarbeit können die Mitglieder des Pflegeteams die Pflegeprotokolle an die neuen Möglichkeiten der Technologie anpassen und gleichzeitig die individuellen Bedürfnisse der Patienten berücksichtigen.

2. Erfahrungsberichte austauschen

Pflegehilfskräfte spielen eine Schlüsselrolle bei der **Bewertung der Wirksamkeit** der eingesetzten Technologien. Sie sollten **klinische Beobachtungen** melden und ihr **Feedback weitergeben**, um dazu beizutragen, den Einsatz von Technologien innerhalb des Teams zu verbessern.

- **Beobachten, wie sich die Technologie auf das Wohlbefinden des Patienten auswirkt**: Indem der Pfleger auf die Reaktionen der Patienten auf die Technologie achtet, kann er Situationen erkennen, in denen automatisierte Hilfsmittel besonders effektiv sind, oder im Gegenteil, in denen eine **menschlichere Begleitung** erforderlich ist.
- **Beitrag zur Verbesserung der Protokolle**: Das Pflegepersonal sollte dazu ermutigt werden, seine Meinung über die Wirksamkeit der verwendeten Geräte zu äußern und Verbesserungsvorschläge für deren Integration in den Pflegealltag zu machen. Dadurch können **die Protokolle verfeinert** und eine optimale Nutzung der neuen Technologien gewährleistet werden.

Kapitel 9

Autonomie und therapeutische Erziehung von Patienten mit Verbrennungen

Patienten darauf vorbereiten, wieder selbstständig zu werden

- Anpassung der Pflege, um die Selbstständigkeit von Anfang an zu fördern

Die Förderung der **Selbstständigkeit** der Patienten von den ersten Tagen ihrer Behandlung an ist ein grundlegendes Ziel der Pflege, sowohl um ihre körperliche Genesung zu fördern als auch um ihre **Würde** und ihr **psychologisches Wohlbefinden** zu bewahren. Ob im Rahmen eines Krankenhausaufenthalts, einer Rehabilitation oder einer Rückkehr nach Hause, es ist von entscheidender Bedeutung, den Patienten nicht als passiv zu betrachten, sondern ihn im Rahmen seiner Fähigkeiten zum Akteur seiner Pflege zu machen. Die Anpassung der Pflege zur Förderung dieser Autonomie beruht auf einem schrittweisen Ansatz, der sich auf die individuellen Fähigkeiten und Bedürfnisse des Patienten konzentriert und dabei die situationsbedingten **körperlichen und emotionalen Grenzen** beachtet.

Dies erfordert viel Aufmerksamkeit von den Pflegekräften, die nicht nur die Fähigkeiten des Patienten beurteilen, sondern ihn auch bei bestimmten täglichen Aufgaben begleiten, motivieren und manchmal auch erziehen müssen. Das bedeutet, die Pflege anzupassen, indem man die Stärken und Schwächen des Patienten berücksichtigt und gleichzeitig auf seine Bedürfnisse eingeht. Die Autonomie zu fördern bedeutet nicht, den Patienten mit seinen Bemühungen allein zu lassen, sondern ihm zu helfen, in einem sicheren und wohlwollenden Umfeld ein Höchstmaß an Unabhängigkeit zurückzugewinnen.

1. Beurteilen Sie die Fähigkeiten des Patienten in den ersten Tagen

Bevor mit der Förderung der Selbstständigkeit begonnen wird, ist es entscheidend, eine umfassende Bewertung der **körperlichen**, **geistigen** und **emotionalen Fähigkeiten** des Patienten vorzunehmen. Anhand dieser Beurteilung lässt sich feststellen, über welche Fähigkeiten der Patient bereits verfügt und welche Fähigkeiten gestärkt oder rehabilitiert werden müssen.

1.1 Motorische Fähigkeiten beurteilen

Die Beurteilung der motorischen Fähigkeiten ist unerlässlich, um festzustellen, bei welchen alltäglichen Aufgaben der Patient selbstständig sein kann und bei welchen er teilweise oder ganz auf Unterstützung angewiesen sein wird.

- **Beobachtung der Bewegungen** : Wenn Sie beobachten, wie sich der Patient bewegt, aufsteht, sich hinsetzt und ob er in der Lage ist, bestimmte Grundbewegungen wie Zähneputzen oder selbstständiges Essen auszuführen, können Sie feststellen, inwieweit er an seiner Pflege teilhaben kann.
- **Zusammenarbeit mit der Physiotherapie**: Oft ist eine Zusammenarbeit mit **Physiotherapeuten** erforderlich, um eine genauere Einschätzung der Fähigkeit des Patienten zu erhalten, bestimmte Körperteile zu mobilisieren. Diese Einschätzung leitet dann die Anpassung der Pflegemaßnahmen.

1.2 Den psychologischen und kognitiven Zustand berücksichtigen

Auch der **psychologische** und **kognitive** Aspekt des Patienten muss bei der Beurteilung seiner Autonomie berücksichtigt werden. Ein Patient kann z. B. über ausreichende körperliche Fähigkeiten verfügen, aber unter kognitiven Störungen oder einem **depressiven Syndrom** leiden, das seine Bereitschaft zur aktiven Teilnahme an seiner Pflege hemmt.

- **Beurteilen** Sie **den kognitiven Zustand**: Bestimmte Erkrankungen wie Schlaganfälle oder Demenz können die kognitiven Fähigkeiten des Patienten beeinträchtigen. Es ist wichtig, sein Verständnis von Anweisungen und seine Orientierung in Zeit und Raum zu überprüfen.

- **Emotionale Auswirkungen berücksichtigen**: Manche Patienten, insbesondere solche, die körperliche oder emotionale Traumata erlitten haben, sträuben sich möglicherweise aus Angst vor Misserfolgen oder aufgrund eines verlorenen Selbstvertrauens dagegen, selbstständig zu werden. Der Betreuer muss daher diese Blockaden erkennen und sie bei der Betreuung berücksichtigen.

2. Förderung der Einbeziehung des Patienten in die tägliche Pflege

Sobald die Fähigkeiten beurteilt wurden, kann die Pflege so angepasst werden, dass der Patient ermutigt wird, sich aktiv an seinen täglichen Aufgaben zu beteiligen. Es geht darum, **die schrittweise Einbeziehung zu fördern**, indem der Patient sein Selbstvertrauen zurückgewinnt und gleichzeitig seine Sicherheit gewährleistet wird.

2.1 Ermutigung zu einfachen Gesten

Einfache alltägliche Handlungen wie das Waschen des Gesichts, das Anziehen oder auch das Essen sind Möglichkeiten, um dem Patienten seine **funktionelle Unabhängigkeit** zurückzugeben.

- **Anpassung der Hygienepflege**: Anstatt die Körperpflege des Patienten vollständig zu übernehmen, kann man ihn ermutigen, je nach seinen Fähigkeiten bestimmte Teile selbst zu erledigen. Beispielsweise kann ein Patient ermutigt werden, sich allein die Zähne zu putzen, einen Handschuh zum Waschen des Gesichts zu verwenden oder seine Intimhygiene mit minimaler Unterstützung durchzuführen.
- **Angepasste Hilfsmittel geben**: In manchen Fällen können **angepasste Hilfsmittel** die Selbstständigkeit erleichtern. Beispielsweise können Zahnbürsten mit dickeren Griffen, ergonomisch geformtes Besteck oder Kleidung, die für eine eingeschränkte Mobilität geeignet

ist, dem Patienten helfen, bestimmte Aufgaben allein zu erledigen.

2.2 Anpassung der Mahlzeiten zur Förderung der Selbstständigkeit

Die **Ernährung** ist eine wesentliche Aktivität für die Lebensqualität des Patienten und bietet viele Möglichkeiten, die Selbstständigkeit zu fördern.

- **Ermutigung zum selbstständigen Essen**: Auch wenn ein Patient nicht perfekt mit Besteck umgehen kann, kann es seine Unabhängigkeit stärken, wenn er ermutigt wird, zu versuchen, mit einem speziellen Löffel oder einer Gabel selbstständig zu **essen**. Falls nötig, kann die Pflegekraft ihm den ersten Bissen geben und ihm dann erlauben, in seinem eigenen Tempo weiterzumachen.
- **Mahlzeiten gestalten**: Wenn Sie die Mahlzeiten anpassen, indem Sie die Lebensmittel in handlichere Stücke schneiden oder weiche Lebensmittel anbieten, kann der Patient seine Mahlzeiten besser allein bewältigen. Die Rolle der Pflegekraft besteht darin, **diese** kleinen Gesten **zu fördern** und gleichzeitig bei Schwierigkeiten zur Verfügung zu stehen.

3. Förderung von Mobilität und funktioneller Rehabilitation

Mobilität ist eine der Hauptachsen der Selbstständigkeit, sei es bei der Fortbewegung oder bei der Körperpflege. Den Patienten zu ermutigen, sich auch nur kurze Strecken zu bewegen oder an **Rehabilitationsübungen** teilzunehmen, ist entscheidend für die Verbesserung seiner motorischen Fähigkeiten und seines Selbstbewusstseins.

3.1 Förderung der Mobilisierung in den ersten Tagen

Soweit möglich, ist es wichtig, eine **frühzeitige Mobilisierung** zu fördern, um Muskelabbau und Gelenkversteifung zu vermeiden. Auch Patienten mit eingeschränkter Mobilität können zur aktiven Teilnahme ermutigt werden.

- **Zum Aufstehen ermutigen**: Die Pflegekraft kann den Patienten ermutigen, je nach seinen Fähigkeiten aus dem Bett aufzustehen, sich auf einen Stuhl zu setzen oder mit einem Rollator ein paar Schritte zu gehen. Dies kann schrittweise geschehen, indem die Distanz und die Dauer der Übungen vergrößert werden, je mehr Vertrauen der Patient gewinnt.
- **Umgebung zugänglich machen**: Die Umgebung des Patienten so anzupassen, dass er sich sicher bewegen kann, ist unerlässlich. Dies kann **Haltegriffe**, **ergonomische Stühle** oder **Gehhilfen** umfassen, die es ihm ermöglichen, sich selbstständig fortzubewegen.

3.2 Ermutigung zu funktionellen Rehabilitationsübungen

Die **funktionelle Rehabilitation** ist für Patienten mit Mobilitätsverlust von entscheidender Bedeutung und sollte bereits in den ersten Tagen der Behandlung gefördert werden. Wenn Sie mit Physiotherapeuten zusammenarbeiten, um die Pflege auf diese Übungen abzustimmen, kann der Rehabilitationsprozess optimiert werden.

- **Dehnungs- und Kräftigungsübungen** : Einfache Übungen wie das **Dehnen** von Armen und Beinen oder sanfte Kräftigungsübungen können in die tägliche Routine des Patienten integriert werden, um die Wiederherstellung der motorischen Fähigkeiten zu fördern.
- **Pflege für die Rehabilitation anpassen**: Während der täglichen Pflege kann die Pflegekraft bestimmte rehabilitationsbezogene Handgriffe einbauen. Wenn Sie den Patienten beispielsweise beim Waschen dazu

ermutigen, die Arme zu heben oder die Beine auszustrecken, trägt dies dazu bei, die Gelenkbeweglichkeit zu erhalten.

4. Psychologische Unterstützung leisten, um zur Selbstständigkeit zu motivieren

Der **psychologische** Aspekt spielt eine große Rolle bei der Wiedererlangung der Selbstständigkeit. Es ist wichtig, den Patienten zu ermutigen, ihn zu motivieren und ihm zu helfen, das **Vertrauen** in seine Fähigkeiten wiederzuerlangen. **Motivation** und **Wohlwollen** sind die Motoren, die es den Patienten ermöglichen, ihre Ängste zu überwinden und Fortschritte auf dem Weg zur Selbstständigkeit zu machen.

4.1 Das Selbstvertrauen des Patienten stärken

Viele Patienten können, vor allem nach einer schweren Krankheit oder einem Unfall, das Vertrauen in ihre Fähigkeiten verlieren. Die Rolle der Pflegekraft besteht darin, ihnen dabei zu helfen, dieses Vertrauen wiederzuerlangen, indem sie ihnen zeigt, dass sie in der Lage sind, bestimmte Aufgaben selbstständig zu erledigen.

- **Jeden Fortschritt ermutigen** : Auch die kleinsten Fortschritte sollten anerkannt und **ermutigt** werden. Wenn der Patient eine Aufgabe bewältigen kann, die er am Vortag nicht geschafft hat, sollte die Pflegekraft ihn loben und ermutigen, weiterzumachen. Das stärkt die **Motivation** des Patienten und macht ihm Lust auf weitere Fortschritte.
- **Realistische Ziele setzen** : Es ist wichtig, realistische und schrittweise Ziele zu setzen, damit der Patient nicht entmutigt wird. Mit einfachen, zugänglichen Aufgaben zu beginnen und den Schwierigkeitsgrad dann allmählich zu

steigern, hilft dem Patienten, sich den gestellten Herausforderungen gewachsen zu fühlen.

4.2 Misserfolge akzeptieren und Erwartungen anpassen

Es ist entscheidend, zu akzeptieren, dass es Tage gibt, an denen der Patient es nicht schafft. Die Begleitung muss dann von **Wohlwollen** und **Geduld** geprägt sein.

- **Unterstützung beim Scheitern**: Wenn der Patient eine Aufgabe nicht bewältigen kann, ist es wichtig, dass er sich nicht schuldig fühlt oder entmutigt ist. Der Pfleger sollte ihn begleiten und ihn daran erinnern, dass Scheitern Teil des Genesungsprozesses ist und dass es normal ist, Höhen und Tiefen zu haben.
- **Die Pflege nach Bedarf anpassen**: Wenn ein Ziel zu schwer zu erreichen ist, kann es neu bewertet und angepasst werden, damit der Patient sich nicht als ständiger Versager fühlt. Die Nachsorge muss **flexibel** seinund sich an die schwankenden Fähigkeiten des Patienten anpassen.

- Erlernen der grundlegenden Handgriffe (Waschen, Anziehen) mit Unterstützung der Pflegekräfte

Das **Erlernen grundlegender Handgriffe** wie das Waschen und Anziehen ist ein grundlegender Aspekt der Patientenversorgung, insbesondere in Situationen, in denen die Selbstständigkeit aufgrund einer Krankheit, eines längeren Krankenhausaufenthalts oder eines Unfalls eingeschränkt ist. Dieser Prozess scheint zwar einfach zu sein, ist aber auf **physischer**, **psychologischer** und **emotionaler** Ebene von großer Bedeutung. Es geht nicht nur darum, mechanische Bewegungen neu zu erlernen, sondern auch darum, dem Patienten ein Gefühl der **Würde**, der **Kontrolle** über seinen Körper und des **Selbstvertrauens** zurückzugeben.

Die Pflegekraft spielt bei diesem Lernprozess eine zentrale Rolle, indem sie **wohlwollend unterstützt**, Fortschritte fördert und ihre Maßnahmen an die Fähigkeiten und Bedürfnisse des jeweiligen

Patienten anpasst. Diese Begleitung erfordert Geduld, aufmerksame Beobachtung und die Fähigkeit, den Patienten zu motivieren, ohne ihn jemals zu zwingen. Ziel ist es, **den** Patienten zur Selbstständigkeit zu **führen**, dabei sein Tempo zu respektieren und ein sicheres Umfeld zu schaffen, in dem er gelassen Fortschritte machen kann.

1. Schaffung einer lernförderlichen Umgebung

Bevor Sie mit dem Erlernen der grundlegenden Handgriffe beginnen, ist es wichtig, **eine Umgebung vorzubereiten**, die die aktive Teilnahme des Patienten fördert. Dazu gehört, dass die Umgebung sowohl **sicher** als auch an die körperlichen Fähigkeiten des Patienten **angepasst** ist und er **sich** dabei wohlfühlt.

1.1 Einen sicheren und geeigneten Raum einrichten

Beim Erlernen der grundlegenden Handgriffe steht die Sicherheit des Patienten an erster Stelle. Ziel ist es, **Stürze** oder andere Unfälle zu verhindern, indem der Raum so gestaltet wird, dass die Bewegungen des Patienten erleichtert werden.

- **Anpassung des Mobiliars**: Im Badezimmer können **Haltegriffe**, Duschsitzeoder **rutschfeste Matten** angebracht werden, damit der Patient seine Bewegungen sicher ausführen kann. Im Schlafzimmer kann ein höhenverstellbares **Pflegebett** dem Patienten helfen, sich leichter hinzusetzen oder aufzustehen.
- **Erleichterte Zugänglichkeit**: Es ist auch wichtig, dass die Materialien für die Körperpflege und das Ankleiden leicht zugänglich sind. Beispielsweise sollten Kleidung und Toilettenartikel in Reichweite angeordnet sein, damit der Patient sich nicht übermäßig anstrengen muss, um sie zu erreichen.

1.2 Förderung eines Klimas des Vertrauens und des Komforts

Komfort und **Vertrauen** sind entscheidend, damit sich der Patient in der Lage fühlt, sich aktiv am Lernprozess zu beteiligen. Es ist entscheidend, dass der Patient sich respektiert und unterstützt fühlt und keinen Druck verspürt.

- **Förderung der Intimität**: Die Wahrung der **Intimsphäre** des Patienten ist von größter Bedeutung, insbesondere bei der Körperpflege. Es ist wichtig, vor Eingriffen immer seine **Zustimmung** einzuholen, sein Schamgefühl so weit wie möglich zu wahren und ihm jeden Handgriff vor der Durchführung zu erklären. Dies stärkt das Gefühl der Kontrolle und Sicherheit des Patienten.
- **Den Patienten beruhigen**: Manche Patienten fühlen sich angesichts des Verlusts ihrer Selbstständigkeit unbehaglich oder frustriert. Die Pflegekraft sollte da sein, um sie zu **beruhigen,** indem sie sie daran erinnert, dass diese Schwierigkeiten vorübergehend sind und dass sie Tag für Tag Fortschritte machen.

2. Förderung der Selbstständigkeit beim Toilettengang

Die Körperpflege ist eine alltägliche Handlung, die für den Patienten schnell zu einem Moment der **Verletzlichkeit** werden kann, wenn er die Fähigkeit verliert, sie allein durchzuführen. Den Patienten zu ermutigen, aktiv an seiner eigenen Körperpflege teilzunehmen, ist ein wichtiger Schritt zur Wiedererlangung seiner Selbstständigkeit.

2.1 Die Intervention an die Fähigkeiten des Patienten anpassen

Jeder Patient ist einzigartig, mit unterschiedlichen Fähigkeiten und Einschränkungen. Es ist wichtig, einzuschätzen, was er allein tun kann, und die Intervention entsprechend anzupassen.

- **Den Patienten das tun lassen, was er kann** : Wenn der Patient in der Lage ist, Teile der Körperpflege selbstständig durchzuführen, wie z. B. das Gesicht oder die Hände zu waschen, sollte die Pflegekraft dem Patienten die Initiative überlassen, aber in der Nähe bleiben, um ihm bei Bedarf zu helfen. Diese Teilautonomie stärkt das **Vertrauen** des Patienten in seine Fähigkeiten.
- **Schrittweise Unterstützung leisten**: Bei komplexeren oder körperlich anspruchsvollen Handlungen kann die Pflegekraft den Patienten **begleiten**, indem sie z. B. einen Arm stützt oder eine Bewegung sanft anleitet. Es ist wichtig, zu assistieren, ohne die Arbeit vollständig zu übernehmen, damit der Patient sich weiterhin so anstrengen kann, wie es nötig ist.

2.2 Geeignete Hilfsmittel verwenden, um die Toilette zu erleichtern

Einige Patienten benötigen aufgrund ihrer körperlichen Einschränkungen möglicherweise **geeignete Hilfsmittel**, die ihnen die Teilnahme am Toilettengang erleichtern. Diese Hilfsmittel sollten als vorübergehende oder dauerhafte Hilfen zur Wiedererlangung eines gewissen Grades an Selbstständigkeit dargestellt werden.

- **Verwenden Sie ergonomische Handschuhe und Schwämme**: Waschhandschuhe mit dickeren Griffen oder lange Schwämme ermöglichen es dem Patienten, sich mit weniger Schwierigkeiten zu waschen, insbesondere wenn er an einer Störung der Feinmotorik oder der Kraft in den Gliedmaßen leidet.
- **Anpassen des Duschens oder** Badens: Wenn der Patient in der Lage ist, allein **zu** duschen, kann die Installation eines **Duschsitzes** oder eines **Handbrausekopfes** die Selbstständigkeit erleichtern und gleichzeitig die Sicherheit des Patienten gewährleisten.

3. Unterstützen Sie den Patienten beim Anziehen

Das Anziehen ist eine weitere wichtige Tätigkeit, die, wenn sie durch Mobilitäts- oder Geschicklichkeitsprobleme erschwert wird, das Selbstwertgefühl tiefgreifend beeinträchtigen kann. Wenn man dem Patienten dabei hilft, wieder **zu lernen, sich** selbst **anzuziehen**, kann er die Kontrolle über seinen Alltag zurückgewinnen.

3.1 Vereinfachen des Anziehens durch Anpassen der Kleidung

Die **Kleidung** so anzupassen, dass sie leicht an- und auszuziehen ist, kann dem Patienten sehr dabei helfen, bei dieser Tätigkeit unabhängiger zu sein.

- **Leicht zu handhabende Kleidung**: Das Anbieten von Kleidung mit **Reißverschlüssen** statt Knöpfen, **lockerer Kleidung** oder nahtlosen Socken kann die Schwierigkeit des Anziehens verringern. **Getrennte** statt einteilige Kleidung kann für Patienten mit eingeschränkter Mobilität ebenfalls praktischer sein.
- **Kleidung schrittweise organisieren** : Die Pflegekraft kann die Kleidung sequenziell organisieren, indem sie zuerst die Unterwäsche und dann die Oberbekleidung vorbereitet, dem Patienten die einzelnen Schritte erklärt und ihn ermutigt, jeden Schritt möglichst allein zu tun.

3.2 Förderung der Selbstständigkeit beim Ankleiden

Wie beim Toilettengang sollte die Pflegekraft den Patienten dazu ermutigen, sich aktiv am Anziehen zu beteiligen, während sie gleichzeitig bereit ist, bei Bedarf einzugreifen.

- **Den Patienten anleiten**: Anstatt das Anziehen für den Patienten zu übernehmen, ist es wichtig, ihm zu **zeigen**, wie es geht, und ihn bei den Handgriffen zu begleiten. Beispielsweise kann die Pflegekraft dabei helfen, einen Arm in einen Ärmel zu stecken, und es dann dem

426

Patienten überlassen, den Ärmel selbstständig zu Ende zu ziehen.

- **Kleine Fortschritte ermutigen** : Jeder kleine Sieg sollte **ermutigt** werden. Wenn es dem Patienten gelingt, eine Socke anzuziehen oder den Kopf durch ein T-Shirt zu stecken, ist es wichtig, ihn für diesen Fortschritt zu loben. Dies stärkt die Motivation, es weiter zu versuchen, auch wenn es schwierig ist.

4. Den Patienten motivieren, Akteur seiner Autonomie zu sein

Das Erlernen der grundlegenden Handgriffe betrifft nicht nur körperliche Aspekte. Die Motivation des Patienten spielt eine entscheidende Rolle für seine Fähigkeit, **seine Selbstständigkeit wiederzuerlangen**. Daher ist es wichtig, ein Klima zu schaffen, in dem sich der Patient **wertgeschätzt** und in seinen Bemühungen **unterstützt** fühlt.

4.1 Das Lernen an das Tempo des Patienten anpassen

Jeder Patient macht in seinem eigenen Tempo Fortschritte, und es ist wichtig, dass das Lernen auf die individuellen Bedürfnisse des Patienten abgestimmt wird. Man sollte die Schritte nicht überstürzen, sondern die **Zeit** respektieren, die der Patient braucht, um jeden Handgriff zu verinnerlichen.

- **Progressivität**: Es ist von entscheidender Bedeutung, den Patienten nicht zu schnell zu überfordern. Beginnen Sie mit kleinen, einfachen Aufgaben, z. B. einen Ärmel anziehen oder einen bestimmten Körperteil waschen, und fügen Sie dann schrittweise komplexere Schritte hinzu, wenn sich das Selbstvertrauen und die Fähigkeiten verbessern.
- **Routinen einführen**: Wenn man dem Patienten vorschlägt, an diesen Aktivitäten zu regelmäßigen Tageszeiten teilzunehmen, schafft man eine **Routine**, die

das Lernen erleichtert. Diese Routinen stärken das Gefühl der Normalität und ermutigen den Patienten, zukünftige Handlungen zu antizipieren.

4.2 Den Patienten psychologisch unterstützen

Der Verlust der Selbstständigkeit kann psychologisch gesehen als schwierige Prüfung erlebt werden. Die Pflegekraft hat eine **moralisch unterstützende** Funktion, um den Patienten zu ermutigen und zu motivieren, seine Bemühungen auch bei Schwierigkeiten fortzusetzen.

- **Geduld und Einfühlungsvermögen**: Es ist wichtig, eine **geduldige** Haltung einzunehmen und dem Patienten zu versichern, dass das Lernen Zeit braucht und dass es normal ist, auf dem Weg auf Hindernisse zu stoßen. Der Helfer sollte Einfühlungsvermögen zeigen, sich die Frustrationen des Patienten anhören und ihn daran erinnern, dass jeder Fortschritt, wie klein er auch sein mag, ein Sieg ist.
- **Unterstützung bei Misserfolgen**: Es ist ganz natürlich, dass der Patient an bestimmten Punkten des Lernprozesses versagt. Diese Misserfolge sollten **wohlwollend** aufgenommen werden, indem man dem Patienten erklärt, dass sie Teil des Lernprozesses sind, und ihn ermutigt, weiterzumachen, ohne sich entmutigen zu lassen.

5. Stärkung der Selbstständigkeit durch praktische Übungen

Um den Erwerb der grundlegenden Handgriffe zu verstärken, ist es sinnvoll, **praktische Übungen** anzubieten, mit denen der Patient seine motorischen Fähigkeiten und seine Koordination verbessern und diese Handgriffe gleichzeitig in seinen Alltag integrieren kann.

5.1 Übungen zur Entwicklung der Motorik vorschlagen

Bestimmte spezifische Übungen können Patienten helfen, ihre **Feinmotorik** und **Koordination** zu verbessern, beides wichtige Fähigkeiten für die Handlungen beim Waschen und Anziehen.

- **Greifübungen**: Das Arbeiten an der Fähigkeit des Patienten, Gegenstände unterschiedlicher Größe und Beschaffenheit zu greifen, kann ihm helfen, besser mit Utensilien wie einem Waschlappen, einer Haarbürste oder Kleidung umzugehen.
- **Muskelaufbau**: Den Patienten zu **leichten Muskelaufbauübungen** zu ermutigen, wie z. B. einen Arm zu heben oder ein Bein zu beugen, kann ihm helfen, die Kraft zurückzugewinnen, die er braucht, um sich an der Pflege zu beteiligen.

5.2 Lernen in den Alltag integrieren

Das Erlernen der grundlegenden Handgriffe sollte in die tägliche Routine des Patienten integriert werden, damit er weiterhin regelmäßig übt.

- **Die** Handgriffe **zu einem täglichen Ritual machen**: Wenn Sie den Patienten ermutigen, diese grundlegenden Handgriffe jeden Tag allein auszuführen, wird aus dem Lernen eine **Gewohnheit** und sein Selbstvertrauen wird gestärkt. Jeden Tag sollte er dazu ermutigt werden, zu versuchen, ein wenig mehr zu tun, wobei er bei Bedarf unterstützt wird.

- Den Patienten ermutigen, sich aktiv an seiner Rehabilitation zu beteiligen

Einen Patienten zu ermutigen, sich **aktiv an seiner Rehabilitation** zu **beteiligen**, ist ein entscheidender Schritt zur Förderung **seiner** körperlichen Genesung, aber auch zur Stärkung seines psychologischen und emotionalen Wohlbefindens. Die

Rehabilitation, sei es aufgrund einer Krankheit, einer Verletzung oder eines chirurgischen Eingriffs, ist ein oftmals schwieriger Prozess, sowohl in körperlicher als auch in geistiger Hinsicht. Um diesen Prozess erfolgreich zu gestalten, ist es unerlässlich, den Patienten voll einzubeziehen und ihn in den Mittelpunkt seiner Betreuung zu stellen. Die Rolle des Pflegepersonals, insbesondere der Pflegekräfte, besteht dann darin, den Patienten zu motivieren, ihn anzuleiten und ihm zu helfen, eine proaktive Haltung gegenüber seiner Rehabilitation zu entwickeln.

Diese aktive Teilnahme ermöglicht es dem Patienten, nicht mehr nur passiver Empfänger der Pflege zu sein, sondern zum **Akteur** seiner eigenen Genesung zu werden. Sie gibt dem Patienten das Gefühl, allmählich wieder die **Kontrolle** über seinen Körper und sein Leben zu erlangen, und hilft ihm dabei, die psychologischen und physischen Hindernisse auf dem Weg zur Genesung zu überwinden. Um dies zu erreichen, ist es entscheidend, ein Klima des **Vertrauens** zu schaffen, Fortschritte zu fördern und gleichzeitig die Ziele realistisch zu setzen sowie sicherzustellen, dass die Pflege auf die Fähigkeiten und Bedürfnisse des Patienten abgestimmt ist.

1. Schaffen Sie ein Umfeld des Vertrauens und der Unterstützung

Der erste Schritt zur Förderung der aktiven Beteiligung des Patienten an seiner Rehabilitation besteht darin, eine **sichere** Umgebung zu schaffen, in der sich der Patient wohlfühlt, um sich einzubringen, und in der er weiß, dass er sowohl physisch als auch psychisch unterstützt wird.

1.1 Aufbau einer Vertrauensbeziehung mit dem Patienten

Vertrauen ist ein grundlegender Pfeiler in der Beziehung zwischen Pfleger und Patient. Ohne dieses Vertrauen kann der Patient zögern, sich voll und ganz auf seine Rehabilitation einzulassen, vor allem aus Angst vor Misserfolg oder Schmerzen.

- **Dem Patienten zuhören**: Es ist sehr wichtig, dem Patienten zuzuhören und seine **Sorgen**, Ängste und persönlichen **Ziele** zu verstehen. Durch eine gute Kommunikation fühlt sich der Patient verstanden und beachtet, was ihn motiviert, sich aktiv an seiner Rehabilitation zu beteiligen.
- **Den Patienten beruhigen**: Viele Patienten haben Angst vor Schmerzen oder davor, den Erwartungen nicht gerecht zu werden. Das Pflegepersonal muss sie **beruhigen**, indem es ihnen erklärt, dass die Rehabilitation ein schrittweiser Prozess ist, bei dem jeder kleine Fortschritt zählt, und dass Phasen, in denen es schwierig ist, normal sind.

1.2 Ein Klima des Wohlwollens und der Geduld schaffen

Der Patient muss sich in jeder Phase der Rehabilitation **unterstützt** fühlen. Dazu gehört auch eine wohlwollende Haltung des Pflegepersonals, das selbst kleinste Fortschritte immer wieder ermutigen und Geduld zeigen sollte.

- **Motivation stärken**: Pflegende sollten die Bemühungen des Patienten loben, auch wenn sie noch so unbedeutend erscheinen. Wenn der Patient jeden kleinen Schritt anerkennt, wird er ermutigt, weiterzumachen und durchzuhalten, weil er sieht, dass seine Bemühungen wertgeschätzt werden.
- **Ermutigen, aber nicht zwingen**: Es ist auch wichtig, einen Patienten nicht zu zwingen, über seine Grenzen hinauszugehen, insbesondere wenn er Anzeichen von Unbehagen oder übermäßigen Schmerzen zeigt. **Das Tempo** des Patienten zu **respektieren** ist entscheidend, um eine Demotivation oder eine Verschlechterung seines körperlichen Zustands zu vermeiden.

2. Realistische und schrittweise Ziele setzen

Um einen Patienten zu ermutigen, sich aktiv an seiner Rehabilitation zu beteiligen, ist es von grundlegender Bedeutung, **klare**, **realistische** und **schrittweise Ziele** zu setzen. Diese Ziele sollten an die Fähigkeiten des Patienten angepasst sein und seine eigenen Erwartungen berücksichtigen.

2.1 Erreichbare Ziele festlegen

Der Patient muss seine Fortschritte sehen können, und das geht nur, wenn er sich **konkrete Ziele** setzt, die innerhalb eines angemessenen Zeitraums erreichbar sind. Wenn Sie zu ehrgeizige Ziele setzen, besteht die Gefahr, dass der Patient bei Schwierigkeiten entmutigt wird.

- **Ziele in Etappen unterteilen**: Anstatt ein zu weit entferntes Endziel anzustreben (wie z. B. ohne Hilfe zu gehen), ist es für den Patienten motivierender, **sich Zwischenziele zu setzen**, wie z. B. **allein aufzustehen, ein paar Schritte mit Hilfe** zu gehen und dann eine kurze Strecke zu laufen. Jeder erreichte Schritt hält den Patienten motiviert und zeigt ihm, dass seine Bemühungen Früchte tragen.
- **Ziele an die Fähigkeiten des Patienten anpassen** : Die Pflegekraft sollte die tatsächlichen Fähigkeiten des Patienten einschätzen und Ziele vorschlagen, die die aktuellen Einschränkungen des Patienten berücksichtigen und ihn gleichzeitig so weit herausfordern, dass er Fortschritte machen kann, ohne überfordert zu werden.

2.2 Ziele überwachen und an den Fortschritt anpassen

Die gesetzten Ziele müssen regelmäßig **neu bewertet** werden, um sie an die Entwicklung des Patienten anzupassen. Durch die ständige Überwachung lässt sich feststellen, ob die Ziele entsprechend den Fortschritten des Patienten nach oben oder unten angepasst werden müssen.

- **Fortschritte regelmäßig bewerten**: Eine regelmäßige Überwachung ermöglicht es, die Fortschritte des Patienten zu überprüfen. Wenn ein Ziel erreicht wurde, kann es **neu angepasst** werden, um den Patienten weiterhin zu motivieren. Umgekehrt, wenn das Ziel zu ehrgeizig ist, ist es wichtig, es zu **reduzieren**, um ein Gefühl des Versagens zu vermeiden.
- **Erfolge feiern**: Wenn der Patient ein Ziel erreicht hat, und sei es noch so klein, ist es entscheidend, diesen Erfolg zu feiern. Diese Anerkennung der Bemühungen gibt dem Patienten die nötige Energie und Zuversicht, um seine Rehabilitation fortzusetzen.

3. Ermutigung zur aktiven Teilnahme durch praktische Übungen

Praktische Übungen sind das Herzstück der Rehabilitation, und die aktive Teilnahme des Patienten ist entscheidend, damit er seine Mobilität und Funktionsfähigkeit wiedererlangen kann. Die Pflegekraft sollte den Patienten ermutigen, sich **aktiv** an diesen Übungen zu **beteiligen**, und gleichzeitig an seiner Seite bleiben, um ihm bei Bedarf zu helfen.

3.1 Den Patienten in seine eigene Rehabilitation einbeziehen

Der Patient muss verstehen, dass seine Fortschritte weitgehend von seinem eigenen Engagement bei den Rehabilitationsübungen abhängen. Das Pflegepersonal sollte den Patienten daher über die **Vorteile** der einzelnen Übungen aufklären und ihn zu regelmäßigen Übungen ermutigen.

- **Erklären Sie die Vorteile jeder Übung**: Es ist wichtig, dem Patienten zu zeigen, wie jede Übung zu seiner

Genesung beiträgt. Eine Muskelaufbauübung kann z. B. erklärt werden, indem man zeigt, wie sie dem Patienten hilft, wieder Kraft für alltägliche Aufgaben wie Gehen oder Aufstehen aus dem Bett zu gewinnen.

- **Den Patienten in die Auswahl der Übungen einbeziehen**: Wenn es möglich ist, kann es hilfreich sein, den Patienten um seine Meinung zu den durchzuführenden Übungen zu bitten. Ihm eine gewisse Kontrolle über das Rehabilitationsprogramm zu geben, stärkt sein Gefühl von **Verantwortung** und Autonomie.

3.2 Regelmäßiges Üben fördern

Die Rehabilitation ist eine langwierige Aufgabe und die **Regelmäßigkeit** der Übungen ist entscheidend, um Ergebnisse zu erzielen. Die Pflegekraft sollte den Patienten dazu ermutigen, die Übungen täglich oder nach einem von den Gesundheitsfachkräften festgelegten Programm zu wiederholen.

- **Förderung der Integration der Übungen in die tägliche Routine**: Damit der Patient sich aktiv beteiligt, kann es hilfreich sein, die Rehabilitationsübungen in alltägliche Aktivitäten einzubauen, wie z. B. das Aufstehen oder den Gang zum Badezimmer. Auf diese Weise praktiziert der Patient die Übungen, ohne auch nur daran zu denken, was dazu beiträgt, seine Fähigkeiten auf natürlichere Weise zu stärken.
- **Variationen anbieten, um Ermüdung zu vermeiden**: Die Wiederholung derselben Übungen kann für den Patienten eintönig werden. Die Pflegekraft kann daher **Variationen** vorschlagen oder neue Übungen einführen, um das Interesse und die Motivation des Patienten aufrechtzuerhalten.

4. Umgang mit Hindernissen und entmutigenden Momenten

Während der Rehabilitation gibt es oft **Momente** der **Entmutigung,** vor allem wenn die Fortschritte langsam zu sein scheinen oder die Schmerzen anhalten. Es ist wichtig, dass die Pflegekraft in diesen Momenten für den Patienten da ist und ihn ermutigt, nicht aufzugeben.

4.1 Den Patienten bei Schwierigkeiten unterstützen

Wenn die Fortschritte auf sich warten lassen oder die Rehabilitation schwieriger wird, kann der Patient Frustration oder Motivationsverlust empfinden. Die Pflegekraft sollte anwesend sein, um den Patienten zu **unterstützen** und zu **motivieren**, seine Bemühungen fortzusetzen, auch wenn die Ergebnisse auf sich warten lassen.

- **Bemühungen anerkennen, auch ohne sichtbaren Fortschritt**: Es ist sehr wichtig, den Patienten daran zu erinnern, dass jede Anstrengung zählt, auch wenn die Ergebnisse nicht sofort sichtbar sind. Manchmal ist das bloße Ausharren bei den Übungen bereits ein Erfolg.
- **Moralische** Unterstützung **leisten**: Die Pflegekraft sollte auch ein offenes Ohr für die Gefühle des Patienten haben und bereit sein, ihn zu **trösten,** wenn er entmutigt ist. Eine starke moralische Unterstützung hilft dem Patienten, motiviert zu bleiben und nicht aufzugeben.

4.2 Erwartungen angesichts von Hindernissen anpassen

Es ist wichtig, die Erwartungen des Patienten anzupassen, insbesondere wenn er auf unvorhergesehene **Hindernisse** stößt, wie z. B. stärkere Schmerzen oder übermäßige Müdigkeit. Der Rehabilitationsprozess verläuft nicht linear, und es ist normal, dass es Tage gibt, an denen es schwieriger ist als an anderen.

- **Ziele ggf. neu bewerten**: Wenn ein Patient in seiner Rehabilitation auf ein größeres Hindernis stößt, kann es notwendig sein, die Ziele neu zu bewerten und sie anzupassen, um sie erreichbarer zu machen. Dadurch kann die Motivation aufrechterhalten und gleichzeitig das Gefühl des Versagens vermieden werden.
- **Geduld fördern**: Die Rehabilitation braucht Zeit, und die Pflegekraft muss den Patienten daran erinnern, dass es normal ist, nicht sofort Ergebnisse zu sehen. **Geduld** ist eine wichtige Tugend, um die Ziele der Rehabilitation zu erreichen.

5. Förderung von Autonomie und Unabhängigkeit

Schließlich besteht eines der Hauptziele der Rehabilitation darin, dem Patienten ein Höchstmaß an **Selbstständigkeit** und **Unabhängigkeit** in seinem täglichen Leben zurückzugeben. Den Patienten zu ermutigen, sich aktiv an seiner Rehabilitation zu beteiligen, ist gleichbedeutend damit, ihm die notwendigen Werkzeuge an die Hand zu geben, um wieder unabhängig zu werden.

5.1 Den Patienten zur Eigeninitiative ermutigen

Der Patient sollte ermutigt werden, die **Initiative zu ergreifen** und zu versuchen, bestimmte Aufgaben oder Übungen allein zu bewältigen, auch wenn dies zunächst schwierig erscheint. Dies stärkt sein Selbstvertrauen und zeigt ihm, dass er aus eigener Kraft Fortschritte machen kann.

- **Einfache Aufgaben vorschlagen, die allein zu bewältigen sind**: Die Pflegekraft kann alltägliche Aufgaben vorschlagen, wie z. B. allein aufzustehen oder zu einem Stuhl zu gehen, damit der Patient Vertrauen in seine Fähigkeiten gewinnt. Diese kleinen Siege stärken das Selbstwertgefühl und motivieren zu weiteren Anstrengungen.

- **Den Patienten** zur **Verantwortung** ziehen: Indem die Pflegekraft den Patienten ermutigt, sein Rehabilitationsprogramm selbstständig durchzuführen, hilft sie ihm, die Verantwortung für seine eigene Genesung zu übernehmen, was für die Förderung der Selbstständigkeit von entscheidender Bedeutung ist.

5.2 Die wiedererlangte Unabhängigkeit feiern

Jeder Schritt in Richtung Unabhängigkeit sollte **gefeiert** werden. Sei es das erste Gehen ohne Hilfe, das Ausführen einer Übung allein oder eine deutliche Verbesserung der Mobilität - diese Momente müssen anerkannt werden, um den Patienten zu ermutigen, auf diesem Weg weiterzumachen.

- **Jeden Fortschritt auf dem Weg zur Selbstständigkeit wertschätzen**: Jeder noch so kleine Fortschritt sollte von der Pflegekraft hervorgehoben und gewürdigt werden. Dies zeigt dem Patienten, dass seine Bemühungen nicht vergeblich sind und er der gewünschten Unabhängigkeit näher kommt.
- **Stärkung des Selbstvertrauens**: In dem Maße, wie der Patient Fortschritte auf dem Weg zur Selbstständigkeit macht, gewinnt er auch das **Vertrauen in seine Fähigkeiten** zurück. Die Pflegekraft muss ihn immer wieder an diese Fortschritte erinnern, um ihn zum Durchhalten zu motivieren.

Therapeutische Bildung für lange Zeit

- Patienten und Familien in der Wundheilungspflege unterrichten

Die **Unterweisung** von Patienten und ihren Familien **in der Wundheilungspflege** ist ein wesentlicher Schritt, um eine optimale Heilung zu gewährleisten und mögliche Komplikationen zu vermeiden. Die Heilung von Wunden, sei es nach einem chirurgischen Eingriff, einer Verbrennung oder einem Unfall, erfordert eine spezielle Pflege und strenge Aufmerksamkeit. Indem die Pflegekräfte den Patienten und ihren Angehörigen gute Praktiken beibringen, beschleunigen sie nicht nur den Heilungsprozess, sondern beziehen den Patienten und seine Familie auch aktiv in das Management seiner Gesundheit ein. Diese Unterweisung fördert die Selbstständigkeit, stärkt das Vertrauen und minimiert das Risiko einer Infektion oder einer schlechten Wundheilung.

Das Erlernen der Wundheilungspflege bedeutet, klare und praktische **Kenntnisse zu vermitteln,** die Bedeutung jedes einzelnen Handgriffs zu erklären und den Patienten sowie seine Familie bei der praktischen Umsetzung dieser Pflege zu begleiten. Dies erfordert nicht nur technische Fertigkeiten, sondern auch ein hohes Maß an Einfühlungsvermögen, da es von entscheidender Bedeutung ist, auf die Sorgen oder Ängste der Patienten im Hinblick auf ihre Wunden einzugehen.

1. Erklären Sie den Prozess der Wundheilung

Der erste Schritt im Unterricht besteht darin, **den Heilungsprozess** auf einfache und verständliche Weise zu **erklären,** damit der Patient und seine Familie besser verstehen können, was im Körper vor sich geht und warum bestimmte Pflegemaßnahmen erforderlich sind. Wenn man die Phasen der Wundheilung kennt, kann man realistische Erwartungen haben und die normalen Anzeichen einer guten Heilung erkennen, aber auch wissen, wann man bei Komplikationen einen Arzt aufsuchen muss.

1.1 Die Schritte der Wundheilung verstehen

Die Wundheilung verläuft in mehreren unterschiedlichen Phasen, und es ist wichtig, dass Patienten und ihre Angehörigen diese Phasen verstehen, damit sie wissen, wie sich die Wunde im Laufe der Zeit entwickeln wird.

- **Entzündungsphase**: In den ersten Tagen nach der Verletzung kann die Wunde rot, geschwollen und leicht schmerzhaft sein. Diese Entzündung ist eine **normale Reaktion** des Körpers, mit der er sich vor Infektionen schützen und den Heilungsprozess einleiten will.
- **Proliferationsphase**: Danach beginnt der Körper, **Granulationsgewebe** zu produzieren, d. h. neues Gewebe, das die Wunde allmählich ausfüllt. In dieser Phase treten häufig weniger Schmerzen und Entzündungen auf, aber es kann auch zu **Absonderungen** aus der Wunde kommen, was ebenfalls normal ist.
- **Reifungsphase**: In dem Maße, wie die Wunde heilt, wird das Narbengewebe gestärkt und neu geformt. Diese letzte Phase kann mehrere Wochen oder sogar Monate dauern und ist durch das Auftreten einer Narbe gekennzeichnet, die mit der Zeit immer feiner wird.

1.2 Die Bedeutung der täglichen Pflege erklären

Es ist wichtig, dem Patienten und seiner Familie zu erklären, dass eine regelmäßige und gründliche Pflege unerlässlich ist, um eine gute Wundheilung zu gewährleisten, Infektionen zu verhindern und die Bildung unschöner oder schmerzhafter Narben zu vermeiden.

- **Wundreinigung**: Durch die regelmäßige Reinigung der Wunde werden Trümmer, abgestorbene Zellen und mögliche Infektionserreger entfernt. Dadurch wird die Haut auf die Heilung vorbereitet und das Risiko von Komplikationen verringert.
- **Wechseln der Verbände** : Der regelmäßige Verbandwechsel, bei dem Sie den Empfehlungen der Pflegekraft folgen, ist wichtig, um die Wunde sauber zu halten und das sich bildende Gewebe zu schützen. Er bietet auch die Gelegenheit, den Heilungsverlauf zu beobachten und Anzeichen für Komplikationen zu erkennen.

2. Unterrichten Sie die grundlegenden technischen Handgriffe zur Wundversorgung.

Nach der Erklärung des Wundheilungsprozesses ist es entscheidend, **die technischen Handgriffe zu lehren, die** im Alltag angewendet werden müssen. Diese müssen **präzise** und **hygienisch** durchgeführt werden, um eine Kontamination der Wunde zu vermeiden.

2.1 Lernen, die Wunde richtig zu reinigen

Die Wundreinigung ist ein grundlegender Schritt in der Wundheilungspflege. Es ist wichtig, dass der Patient und seine Familie wissen, wie man sie effektiv und sicher durchführt.

- **Geeignete Produkte verwenden**: Die Reinigung sollte mit empfohlenen Lösungen erfolgen, z. B. mit Kochsalzlösung oder einer milden antiseptischen Lösung, je nachdem, was die Pflegekraft empfiehlt. Es ist entscheidend, zu aggressive Produkte)wie Alkohol oder Wasserstoffperoxid) zu vermeiden, da sie das heilende Gewebe schädigen können.
- Wenden **Sie eine sanfte Methode** an: Die Reinigung sollte immer sanft erfolgen, um die Wunde nicht zu reizen oder das sich bildende Gewebe abzureißen. Die Verwendung einer sterilen Kompresse und leichte Bewegungen von der Mitte zu den Rändern der Wunde sind die empfohlene Methode.

2.2 Lernen, wie man einen Verband anlegt und wechselt

Der **Verbandwechsel** ist ein weiterer Schlüsselschritt in der Wundheilungspflege. Indem man dem Patienten und seiner Familie beibringt, wie man ihn richtig durchführt, werden sie in die Lage versetzt, Infektionen vorzubeugen und der Wunde zu helfen, unter optimalen Bedingungen zu heilen.

- **Hände waschen**: Bevor Sie die Wunde oder den Verband berühren, müssen Sie sich unbedingt gründlich **die Hände** mit Wasser und Seife oder einer hydroalkoholischen Lösung **waschen**, um das Infektionsrisiko zu verringern.
- **Aufbringen eines sauberen Verbands**: Der Verband muss sorgfältig angelegt werden. Es ist wichtig, cincn Verband zu wählen, der dem Zustand der Wunde entspricht (fettiger Verband für eine nässende Wunde, trockener Verband für eine vernarbte Wunde) und darauf zu achten, dass er weder zu fest noch zu locker sitzt.
- **Häufigkeit des Wechsels** : Die Häufigkeit des Verbandwechsels sollte entsprechend den ärztlichen Empfehlungen eingehalten werden. In der Regel wird ein täglicher Wechsel empfohlen, der jedoch je nach Zustand der Wunde variieren kann.

3. Erkennen von Anzeichen einer Infektion oder von Komplikationen

Eine der wichtigsten Erkenntnisse betrifft die **Überwachung** der Wunde. Patienten und ihre Angehörigen müssen **die Anzeichen einer Infektion** oder Komplikation **erkennen** können, damit sie schnell handeln und bei Bedarf medizinisches Fachpersonal **aufsuchen** können.

3.1 Anzeichen einer Infektion, auf die Sie achten sollten

Infektionen sind eine häufige Komplikation von Wunden, vor allem, wenn sie nicht richtig versorgt werden. Es ist wichtig, dass der Patient und seine Familie wissen, auf welche Anzeichen sie achten müssen.

- **Übermäßige Rötung**: Eine leichte Rötung um die Wunde herum ist normal, vor allem in den ersten Tagen. Wenn sich diese Rötung jedoch ausbreitet oder stärker wird, kann dies ein Anzeichen für eine Infektion sein.

- **Verstärkte oder ungewöhnliche** Schmerzen: Anhaltende oder zunehmende Schmerzen im Bereich der Wunde, die nicht nachlassen, sollten den Patienten alarmieren.
- **Verdächtiger Ausfluss**: Gelblicher, grünlicher oder übel riechender Ausfluss kann ebenso wie Eiter ein Anzeichen für eine Infektion sein.
- **Fieber**: **Fieber**, das mit dem Auftreten dieser Anzeichen einhergeht, kann darauf hindeuten, dass sich die Infektion ausbreitet, und erfordert einen sofortigen Arztbesuch.

3.2 Erkennen Sie die Anzeichen einer abnormalen Narbenbildung

Neben einer Infektion können während der Wundheilung auch andere Komplikationen auftreten, z. B. **Keloidbildung**(hypertrophe Narben) oder ein schlechter Wundverschluss.

- **Keloide oder hypertrophe Narben**: Wenn der Patient oder seine Angehörigen feststellen, dass die Narbe dick, rot oder gewölbt wird, kann es sich um ein **Keloid** handeln. Obwohl diese Narben nicht gefährlich sind, können sie unangenehm und unansehnlich sein. Zu ihrer Behandlung kann eine ärztliche Betreuung erforderlich sein.
- **Wunde, die sich nicht schließt**: Wenn die Wunde nach mehreren Wochen nicht zu heilen scheint oder sich wieder öffnet, kann dies auf ein zugrunde liegendes Problem hindeuten (wiederholte Infektionen, Diabetes, schlechte Gefäßversorgung). In diesem Fall ist ein Arztbesuch unerlässlich.

4. Den Patienten und seine Familie motivieren, sich an der Pflege zu beteiligen

Der Unterricht in der Wundheilungspflege sollte nicht nur technischer Natur sein. Es ist auch entscheidend, den Patienten und seine Angehörigen zu **motivieren**, sich aktiv an der Pflege zu beteiligen. Die Pflege kann einschüchternd oder zeitaufwendig erscheinen, insbesondere wenn die Wunde groß oder schwer zugänglich ist, aber die direkte Einbeziehung des Patienten und seiner Familie trägt zu einer besseren Genesung bei.

4.1 Wertschätzung der Bedeutung regelmäßiger Pflege

Die Erklärung des direkten Einflusses, den die Pflege auf die Qualität der Wundheilung hat, ist eine wichtige Motivation. Der Hinweis darauf, dass eine korrekte Wundheilung das Risiko von Infektionen, lang anhaltenden Schmerzen oder unschönen Narben verringert, kann Patienten dazu ermutigen, sich ernsthaft mit dem Prozess zu beschäftigen.

- **Stärkung der Autonomie**: Wenn Familien die Werkzeuge und das Wissen an die Hand gegeben werden, um die Pflege selbst zu bewältigen, stärkt dies ihre **Autonomie** und vermittelt ihnen ein Gefühl der **Kontrolle** über die Situation.
- **Persönliche Betreuung**: Durch individuelle Beratung, die auf die Art der Wunde und die Lebensumstände des Patienten abgestimmt ist, hilft die Pflegekraft, die Pflege zugänglicher zu machen und leichter in die tägliche Routine zu integrieren.

4.2 Begleiten in Momenten der Entmutigung

Es ist normal, dass der Patient oder seine Angehörigen manchmal Entmutigung empfinden, vor allem wenn die Wundheilung lange dauert oder die Pflege schmerzhaft ist. Die Pflegekraft sollte dann

Geduld und **moralische Unterstützung** zeigen, um sie zum Weitermachen zu ermutigen.

- **Fortschritte zeigen**: Das Aufzeigen **kleiner**, sichtbarer **Fortschritte** bei der Wundheilung kann helfen, die Motivation aufrechtzuerhalten. Auch wenn die Wunde noch nicht vollständig geschlossen ist, sind Anzeichen wie weniger Entzündungen oder neues Gewebe konkrete Beweise dafür, dass die Pflege funktioniert.
- **Fragen beantworten und beruhigen** : Patienten und ihre Familien können viele Fragen oder Sorgen haben. Die Pflegekraft sollte sich zur Verfügung stellen, um ihre Fragen **klar** zu **beantworten** und ihnen **zu versichern**, dass die aufgetretenen Schwierigkeiten oft nur vorübergehend sind.

5. Bereiten Sie den Patienten und seine Familie auf die Nachsorge zu Hause vor.

Wenn die Wundheilungspflege zu Hause fortgesetzt werden muss, ist es von entscheidender Bedeutung, den Patienten und seine Familie gut auf diesen Übergang vorzubereiten. Sie sollten sich **bereit** und **selbstständig** fühlen, die Pflege ohne direkte Aufsicht fortzusetzen.

5.1 Bieten Sie klare und praktische Erklärungen an

Die Anweisungen für die häusliche Pflege sollten **klar**, **prägnant** und leicht verständlich sein. Oft ist es hilfreich, schriftliches Material oder Demonstrationen zur Verfügung zu stellen, um sicherzustellen, dass sich die Familien mit jedem Schritt wohlfühlen.

- **Pflege-Checkliste**: Das Aushändigen einer **Checkliste**, in der jeder Schritt der durchzuführenden Pflege (Reinigung, Verbandswechsel, Überwachung der Wunde) detailliert aufgeführt ist, kann dabei helfen, die tägliche Routine zu organisieren und nichts zu vergessen.

- **Praktische Demonstration**: Vor der Entlassung aus dem Krankenhaus werden bei einer **praktischen Demonstration** der Pflege unter aktiver Beteiligung der Angehörigen die Handgriffe korrigiert und letzte Fragen beantwortet.

5.2 Regelmäßige Überwachung sicherstellen

Auch nach der Entlassung aus dem Krankenhaus ist es wichtig, eine **regelmäßige Überwachung** der Wundheilung zu gewährleisten. Der Patient oder seine Familie sollten wissen, an wen sie sich bei Problemen wenden können, und über anstehende Kontrolltermine informiert werden.

- **Hausbesuche oder Folgesprechstunden**: In manchen Fällen können Hausbesuche durch medizinisches Fachpersonal vereinbart werden, um die Entwicklung der Wunde zu überwachen. Ansonsten sorgen regelmäßige Termine in der Klinik oder im Krankenhaus dafür, dass alles gut voranschreitet.
- **Kontaktlinie für Notfälle**: Es ist hilfreich, den Familien eine Nummer zu geben, die sie in Notfällen oder bei Auftreten beunruhigender Anzeichen zwischen zwei Konsultationen kontaktieren können.

- Über die Vermeidung von Rückfällen oder Infektionen nach einem Krankenhausaufenthalt aufklären

Die **Aufklärung über die Vermeidung von Rückfällen oder Infektionen nach dem** Krankenhausaufenthalt ist ein entscheidender Schritt im Genesungsprozess des Patienten nach einem Krankenhausaufenthalt. Sobald ein Patient das Krankenhaus verlässt, ist er häufig anfälliger für Infektionen oder einen Rückfall in den Ausgangszustand, da sein Immunsystem anfällig ist, Wunden noch heilen oder eine weitere Behandlung erforderlich ist. Daher ist es von entscheidender Bedeutung, dass der Patient und seine Familie gut **informiert** und **darauf vorbereitet** sind, mit dieser risikoreichen Zeit umzugehen.

Ziel dieser Aufklärung ist es, den Patienten und ihren Angehörigen das **Wissen** und die **Fähigkeiten** zu vermitteln, die sie benötigen, um Komplikationen zu verhindern, und ihnen gleichzeitig die Sicherheit zu geben, dass sie ihren Gesundheitszustand zu Hause überwachen können. Dazu gehören Ratschläge zur **Hygiene**, zur häuslichen Pflege, zur **Beobachtung von Warnsignalen** und zur Einhaltung medizinischer Empfehlungen. Diese Aufklärung, die einfach und klar sein sollte, verringert das Risiko eines erneuten Krankenhausaufenthalts und verbessert die Lebensqualität der Patienten nach ihrer Entlassung.

1. Die Bedeutung der Hygiene zur Vermeidung von Infektionen

Einer der wichtigsten Punkte zur Vermeidung von Infektionen nach einem Krankenhausaufenthalt ist die Aufrechterhaltung einer **strengen Hygiene**, sowohl beim Patienten als auch in seiner Umgebung. Nach einem Krankenhausaufenthalt kann der Patient Wunden oder medizinische Geräte haben oder geschwächt sein, was das Risiko von Infektionen erhöht. Die Unterweisung der Patienten und ihrer Familien in Hygienevorschriften ist daher von größter Bedeutung.

1.1 Handhygiene

Das Händewaschen ist eine der einfachsten und wirksamsten Maßnahmen, um die Übertragung von Infektionen zu verhindern. Es ist wichtig, dem Patienten und seinen Angehörigen beizubringen, wann diese Geste besonders entscheidend ist.

- **Wann** man sich die **Hände** wäscht: Es ist sehr wichtig, sich die Hände zu waschen, bevor man eine Wunde berührt, bevor man Medikamente vorbereitet, nachdem man auf die Toilette gegangen ist und nachdem man mit potenziell kontaminierten Oberflächen in Berührung gekommen ist. Diese einfache Geste schränkt die Verbreitung von Keimen ein.
- Waschtechniken: Es ist wichtig, das richtige Händewaschen mit Wasser und Seife zu **demonstrieren**, wobei die Dauer (mindestens 20 Sekunden) und das Reiben aller Teile der Hände, auch zwischen den Fingern und unter den Fingernägeln, besonders wichtig sind. Andernfalls kann die Verwendung von hydroalkoholischem Gel empfohlen werden.

1.2 Wundhygiene und Medizinprodukte

Bei Patienten, die mit heilenden **Wunden** oder mit medizinischen Geräten wie Drainagen, Kathetern oder Sonden aus dem Krankenhaus entlassen werden, ist es unbedingt erforderlich, die **richtige Hygiene** dieser speziellen Bereiche zu lehren.

- **Reinigung von Wunden** : Der Patient oder seine Familie sollten lernen, Wunden gemäß den Empfehlungen des Arztes oder der Krankenschwester zu reinigen und zu schützen. Dazu gehört auch die Verwendung geeigneter Reinigungslösungen (wie Kochsalzlösung) und steriler Verbände. Entscheidend ist auch, dass Sie sich an die Anweisungen bezüglich der **Häufigkeit der Verbandswechsel** halten.
- **Umgang mit medizinischen Geräten**: Wenn der Patient mit Geräten wie Kathetern oder Sonden aus dem Krankenhaus entlassen wird, ist es wichtig, den Angehörigen beizubringen, wie man mit diesen Geräten umgeht und dabei darauf achtet, dass Infektionen vermieden werden. Dazu gehört, **die Eintrittsstellen zu überwachen**, sicherzustellen, dass die Geräte fest sitzen

447

und sauber sind, und auf Anzeichen einer Infektion zu achten (Rötung, Hitze, Schmerzen um die Stelle herum).

1.3 Umwelthygiene

Die Umgebung des Patienten, insbesondere sein Zuhause, muss **sauber** und **gesund** gehalten werden, um das Infektionsrisiko zu begrenzen.

- **Belüftung der Räume**: Es wird empfohlen, das Schlafzimmer und andere Räume in der Wohnung täglich gut zu **lüften**, um die Luft zu erneuern und potenzielle Keime zu beseitigen. Enge Luft kann die Vermehrung von Bakterien oder Viren begünstigen.
- **Oberflächenpflege**: Es ist wichtig, häufig berührte Oberflächen (Türgriffe, Fernbedienungen, Lichtschalter) regelmäßig mit Desinfektionsmitteln zu reinigen, um die Ausbreitung von Keimen zu verhindern.

2. Aufklärung darüber, wie wichtig es ist, die Behandlung nach dem Krankenhausaufenthalt zu befolgen

Die strikte Einhaltung der **verschriebenen Behandlungen** nach einem Krankenhausaufenthalt ist grundlegend, um Rückfällen vorzubeugen und eine vollständige Genesung zu fördern. Dazu gehören die Einnahme der Medikamente, die häusliche Pflege und die Einhaltung der ärztlichen Empfehlungen.

2.1 Die Bedeutung jeder Behandlung verstehen

Es ist von entscheidender Bedeutung, dass der Patient und seine Familie verstehen, **warum** jedes Medikament oder jede Behandlung notwendig ist. Ein gutes Verständnis der Behandlung fördert eine bessere **Compliance**.

- **Antibiotika und vorbeugende Behandlungen**: Wenn **Antibiotika** zur Vorbeugung oder Behandlung einer Infektion verschrieben werden, ist es entscheidend, die Behandlung bis zum Ende durchzuhalten, auch wenn sich die Symptome bessern. Das Erklären der Risiken, die mit dem vorzeitigen Absetzen von Antibiotika verbunden sind, wie die Entwicklung von bakteriellen Resistenzen, ist unerlässlich.
- **Spezielle Medikamente**: Andere Medikamente wie Blutverdünner, entzündungshemmende Mittel oder Schmerzmittel können bei der Entlassung aus dem Krankenhaus verschrieben werden. Die Patienten müssen unbedingt über die möglichen Nebenwirkungen und die **Anzeichen, auf die sie achten müssen**, um Komplikationen **zu** vermeiden, aufgeklärt **werden**.

2.2 Zeitpläne und Dosierungen befolgen

Die Einhaltung der **Einnahmezeiten** und der **Dosis** ist entscheidend für die Wirksamkeit der Behandlung, vor allem bei chronischen Erkrankungen oder nach Operationen.

- **Führen Sie ein Einnahmeprotokoll**: Um zu vermeiden, dass Sie Ihre Medikamente vergessen oder falsch einnehmen, sollten Sie ein Einnahmeprotokoll führen. Einige Patienten können auch Pillenboxen oder mobile Anwendungen verwenden, um ihre Medikamente zu organisieren.
- **Überwachung von Nebenwirkungen**: Es ist wichtig, die Patienten über mögliche Nebenwirkungen von Medikamenten zu informieren und ihnen zu erklären, wann sie einen Arzt aufsuchen sollten, wenn diese Nebenwirkungen auftreten.

3. Erkennen von Anzeichen für einen Rückfall oder Komplikationen

Es ist von entscheidender Bedeutung, dem Patienten und seinen Angehörigen beizubringen, wie sie **die Anzeichen eines Rückfalls** oder von Komplikationen **erkennen** können, damit sie schnell reagieren und gegebenenfalls einen Arzt aufsuchen oder ein Krankenhaus aufsuchen können.

3.1 Erkennen Sie die Anzeichen einer Infektion

Infektionen nach einem Krankenhausaufenthalt können manchmal unbemerkt bleiben, aber es gibt einige Anzeichen, auf die Sie achten sollten, um eine Verschlimmerung der Situation zu vermeiden.

- **Fieber**: **Anhaltendes** oder plötzliches **Fieber** ist oft ein frühes Anzeichen für eine Infektion. Es ist wichtig, die Patienten für das regelmäßige Messen der Temperatur zu sensibilisieren, vor allem nach einer Operation oder wenn eine Wunde vorhanden ist.
- **Verstärkte Rötung oder Schmerzen**: Wenn ein Bereich um eine Wunde, ein medizinisches Gerät oder einen alten Einschnitt herum rot, heiß oder geschwollen wird oder wenn die Schmerzen zunehmen, kann dies auf eine Infektion hindeuten.
- **Abnormale Absonderungen**: Das Vorhandensein von Eiter oder übelriechendem Ausfluss um eine Wunde oder ein medizinisches Gerät herum ist ein deutliches Zeichen für eine Infektion und erfordert eine schnelle medizinische Behandlung.

3.2 Auf spezifische Anzeichen eines Rückfalls achten

Je nach der Erkrankung des Patienten kann es notwendig sein, **auf bestimmte Anzeichen zu achten**, die **auf** einen Rückfall oder eine Komplikation hinweisen.

- **Atemprobleme**: Wenn ein Patient wegen Atemproblemen (Lungeninfektion, COVID-19 usw.) ins Krankenhaus eingeliefert wurde, können Atembeschwerden, **anhaltender Husten** oder abnormale Kurzatmigkeit auf einen Rückfall hinweisen.
- **Bauchschmerzen**: Nach einigen Bauchoperationen können plötzliche oder zunehmende Schmerzen auf eine **interne Komplikation** hindeuten, z. B. einen Leistenbruch oder eine postoperative Infektion.
- **Ödeme und Schmerzen in den Beinen**: Patienten, die immobilisiert wurden, sind möglicherweise gefährdet, eine **Venenthrombose** zu entwickeln. Schwellungen, Rötungen oder Schmerzen in den Beinen sollten ein Warnsignal sein und erfordern einen raschen Arztbesuch.

4. Förderung eines gesunden Lebensstils zur Unterstützung der Heilung

Die Aufklärung beschränkt sich nicht auf die unmittelbare Pflege oder Medikamente. Genauso wichtig ist es, den Patienten zu einer **gesunden Lebensweise** zu ermutigen, um den Körper zu stärken und das Risiko eines Rückfalls zu verringern.

4.1 Ausgewogene Ernährung zur Förderung der Wundheilung

Eine **gute Ernährung** ist entscheidend, um das Immunsystem zu stärken und dem Körper zu helfen, schneller zu heilen. Nährstoffe spielen eine grundlegende Rolle im Heilungs- und Genesungsprozess.

- Proteine **fördern**: Proteine sind für die Regeneration des Gewebes von entscheidender Bedeutung. Es ist daher empfehlenswert, proteinreiche Lebensmittel wie mageres Fleisch, Fisch, Eier oder Hülsenfrüchte in die tägliche Ernährung des Patienten einzubauen.
- **Vitamine und Mineralien**: **Vitamine** (insbesondere Vitamin C) und **Mineralien** wie Zink tragen ebenfalls zur

Wundheilung bei. Frisches Obst, Gemüse sowie Nüsse und Samen sollten regelmäßig verzehrt werden.

4.2 Angemessene körperliche Aktivität zur Vermeidung einer Rehospitalisierung

Auch nach einem Krankenhausaufenthalt ist es wichtig, eine gewisse **körperliche Aktivität** aufrechtzuerhalten, um Muskelschwund und Komplikationen aufgrund der Immobilität zu vermeiden und gleichzeitig die Blutzirkulation zu fördern.

*   **Sanfte Übungen**: Je nach den Fähigkeiten des Patienten können **sanfte Übungen** wie Gehen oder Stretching empfohlen werden. Dies hilft, dem Risiko der Bildung von Blutgerinnseln vorzubeugen, stärkt die Muskeln und fördert das geistige Wohlbefinden.
*   **Aktivitäten allmählich wieder aufnehmen**: Es ist wichtig, die Patienten zu ermutigen, ihre täglichen Aktivitäten allmählich wieder aufzunehmen und ihre körperlichen Einschränkungen zu respektieren, um Überanstrengungen zu vermeiden, die zu einem Rückfall führen könnten.

5. Betonen Sie die Wichtigkeit der medizinischen Betreuung

Nach einem Krankenhausaufenthalt ist eine sorgfältige **medizinische** Nachsorge erforderlich, um sicherzustellen, dass die Genesung wie geplant verläuft, und um die Behandlung gegebenenfalls anzupassen. Wenn man den Patienten und ihren Familien die Bedeutung dieser Konsultationen erklärt, können mögliche Komplikationen vermieden werden.

5.1 Folgetermine einhalten

Die Patienten sollten darauf hingewiesen werden, wie wichtig es ist, **ihre** Nachsorgetermine nicht **zu versäumen**, da bei diesen

Terminen die Entwicklung ihres Gesundheitszustands überprüft wird und die Behandlung oder Pflege gegebenenfalls angepasst werden kann.

- **Vorbereitung auf** Arztbesuche: Wenn Sie die Patienten dazu ermutigen, Symptome, Fragen oder Bedenken aufzuschreiben, die sie bei einem Termin ansprechen möchten, kann dies dazu beitragen, dass sie sich besser vorbereiten und vollständige Antworten vom Arzt erhalten.
- **Wundnachsorge**: Wenn eine Wunde besondere Aufmerksamkeit erfordert, sollte der Patient die Kontrolltermine einhalten und ggf. eine Krankenschwester zur fachärztlichen Versorgung aufsuchen.

5.2 Wissen, wann man im Notfall einen Arzt aufsuchen sollte

Schließlich ist es von entscheidender Bedeutung, die Patienten darüber aufzuklären, in welchen Situationen eine **Notfallkonsultation** erforderlich ist, sei es wegen einer Wundkomplikation, eines Rückfalls der ursprünglichen Erkrankung oder des Auftretens unerwarteter Symptome.

- **Notfallkontakt**: Die Bereitstellung einer Nummer, die angerufen werden kann, oder genauer Anweisungen für die Kontaktaufnahme mit medizinischem Fachpersonal bei Zweifeln oder beunruhigenden Symptomen trägt dazu bei, dass der Patient sicher entlassen werden kann und dass er im Falle eines Problems schnell reagieren kann.

- Techniken, um die Pflege in den Alltag des Patienten zu integrieren

Die Pflege in den Alltag des Patienten zu **integrieren** ist ein wesentlicher Schritt zur Förderung seiner Autonomie und seines Wohlbefindens und zur Gewährleistung der Kontinuität der Pflege nach einem Krankenhausaufenthalt oder im Rahmen einer chronischen Krankheit. Indem man dem Patienten hilft, die Pflege in seine tägliche Routine einzubeziehen, kann man das Risiko der

Compliance-Non verringern, die klinischen Ergebnisse verbessern und das Vertrauen des Patienten in seine Fähigkeit, seine Gesundheit selbst zu steuern, stärken. Diese Integration der Pflege muss nahtlos erfolgen und die spezifischen Bedürfnisse des Patienten, seine körperlichen Fähigkeiten, sein Umfeld und seinen Lebensstil berücksichtigen.

Ziel ist es, die Pflege zu **normalisieren**, sie so natürlich wie möglich in den Alltag des Patienten zu integrieren und gleichzeitig das Gefühl von Anstrengung oder Zwang zu minimieren. Dies erfordert Anpassungen im Tagesablauf, Hilfsmittel zur Erleichterung der Pflege sowie Zeitmanagement- und Motivationstechniken, um zu verhindern, dass die Pflege zu einer Quelle von Stress oder Entmutigung wird.

1. Die Pflege an die Fähigkeiten und den Lebensrhythmus des Patienten anpassen

Der erste Schritt, um die Pflege in den Alltag des Patienten zu integrieren, besteht darin, die **Pflege** an seinen **Lebensrhythmus** und seine **körperlichen Fähigkeiten** anzupassen. Jeder Patient hat andere Bedürfnisse, Tagesabläufe und Einschränkungen. Daher ist es von entscheidender Bedeutung, den Ansatz individuell anzupassen.

1.1 Beurteilen Sie die Fähigkeiten des Patienten

Bevor die Pflege in den Alltag integriert wird, müssen die **körperlichen** und **geistigen Fähigkeiten** des Pflegebedürftigen beurteilt werden, um sicherzustellen, dass die Pflege ohne Verletzungsgefahr oder übermäßige Ermüdung durchgeführt werden kann.

- **Stärken und Grenzen erkennen** : Einige Patienten sind möglicherweise in der Lage, bestimmte Pflegemaßnahmen allein durchzuführen, während andere Hilfe benötigen. Beispielsweise benötigt ein Patient mit Mobilitätsproblemen möglicherweise Anpassungen, um sich selbstständig anzuziehen oder Verbände zu wechseln, während ein Patient mit kognitiven Schwierigkeiten möglicherweise strengere Routinen befolgen muss, damit er nicht vergisst, seine Medikamente einzunehmen.

- **Energieorientiert planen**: Es ist auch wichtig, die Pflege auf die Tageszeiten abzustimmen, zu denen der Patient am aufmerksamsten ist und über die meiste Energie verfügt. Wenn der Patient am Ende des Tages müder ist, können Pflegemaßnahmen, die mehr Konzentration oder Anstrengung erfordern, wie die Verabreichung von Medikamenten oder die Reinigung einer Wunde, für den Morgen geplant werden.

1.2 Integrieren Sie die Pflege in den Lebensrhythmus des Patienten

Die Pflege muss sich auf natürliche Weise in den **Tagesrhythmus** des Patienten einfügen, ohne seinen Lebensstil wesentlich zu beeinträchtigen. Das bedeutet, dass man flexibel sein und versuchen sollte, die anfallenden Aufgaben so weit wie möglich zu vereinfachen.

- **Pflege mit Alltagsaktivitäten kombinieren**: Es kann hilfreich sein, **die Pflege** mit Aktivitäten zu **kombinieren, die** bereits im Tagesablauf des Patienten vorkommen. Beispielsweise die Einnahme eines Medikaments direkt nach einer Mahlzeit oder die Durchführung von Rehabilitationsübungen nach dem Duschen. Durch diese Art der Integration ist die Pflege weniger anstrengend und leichter zu befolgen.
- **Geistige Überlastung vermeiden**: Anstatt zu viele Pflegemaßnahmen auf einmal zu bündeln, kann es effektiver sein, sie über den Tag zu verteilen, um **Müdigkeit** und **geistige Überlastung** zu vermeiden. Eine Pflegeroutine kann z. B. regelmäßige Zeiten für kleine Mobilisierungen oder Erinnerungen an die Feuchtigkeitsversorgung der Haut über den Tag verteilt beinhalten.

2. Verwenden Sie Hilfsmittel, um die Organisation und Regelmäßigkeit der Pflege zu erleichtern.

Die Verwaltung der häuslichen Pflege kann manchmal kompliziert erscheinen, vor allem, wenn mehrere Pflege- oder Behandlungsmaßnahmen erforderlich sind. Durch den Einsatz von Organisations- und Überwachungs**instrumenten** kann diese Aufgabe vereinfacht werden und dem Patienten helfen, seine Behandlung regelmäßig und selbstständig durchzuführen.

2.1 Pillenpackungen und Erinnerungsanwendungen

Für Patienten, die mehrere Medikamente einnehmen, ist es oft hilfreich, **Pillenboxen** oder **Erinnerungs-Apps zu** verwenden,**um** die Einnahme zu organisieren und zu verfolgen.

- **Verwenden Sie eine Pillenbox**: Eine gut organisierte **Pillenbox** mit Fächern für jeden Tag und jede Tageszeit hilft dem Patienten, seine Medikamenteneinnahme zu verfolgen, ohne sich genau an jede einzelne Dosis erinnern zu müssen. Dies verringert das Risiko, dass Medikamente vergessen oder falsch eingenommen werden.

- **Mobile Anwendungen und Erinnerungen**: Für technikaffine Patienten können **mobile Anwendungen** oder Alarme auf ihrem Telefon dabei helfen, sich an die Pflege zu erinnern, sei es an die Einnahme von Medikamenten, den Wechsel eines Verbands oder die Durchführung von Rehabilitationsübungen.

2.2 Beobachtungsbögen und Gesundheitstagebücher

Die Überwachung der Pflege kann durch die Verwendung von **Überwachungsbögen** oder **Gesundheitstagebüchern** erleichtert werden, in denen der Patient die täglich durchgeführte Pflege, eventuelle Schmerzen oder Anzeichen einer Besserung oder Komplikation notiert.

- **Führen Sie ein** Pflegetagebuch: In einem **Pflegetagebuch** kann der Patient die durchgeführten Maßnahmen (Verbandswechsel, Verabreichung eines Medikaments usw.) festhalten und die Entwicklung seines Gesundheitszustands verfolgen. Diese regelmäßige Überwachung hilft, Verbesserungen oder Probleme frühzeitig zu erkennen, und kann bei den Nachsorgeterminen mit dem Pflegepersonal geteilt werden.
- **Kontrollblätter für spezielle Pflege**: Für technisch anspruchsvollere Pflegemaßnahmen, wie z. B. komplexe Verbandswechsel, können dem Patienten **Kontrollblätter** ausgehändigt werden, um sicherzustellen, dass jeder Schritt eingehalten wird.

3. Integrieren Sie die Pflege in die familiäre und soziale Routine.

Familiäre und soziale Unterstützung kann ein wertvolles Gut sein, um dem Patienten zu helfen, **die Pflege** in sein tägliches Leben zu **integrieren**. Wenn man die Familie oder andere nahestehende Personen in die Pflege einbezieht, kann sich der Patient unterstützt fühlen und die Verantwortung für seine Gesundheit mittragen.

3.1 Angehörige in die Pflege einbeziehen

Die Familie oder Freunde in die Pflege einzubeziehen kann die psychische und physische Belastung des Patienten verringern und gleichzeitig eine bessere Einhaltung der Pflege gewährleisten. Dies erfordert oftmals eine pädagogische Arbeit und die Vermittlung bewährter Praktiken.

- **Angehörige schulen**: Angehörige können geschult werden, um den Patienten bei bestimmten technischen Maßnahmen zu unterstützen, z. B. beim Wechseln von Verbänden oder bei der Überwachung auf Anzeichen von

Komplikationen. Diese Schulung stellt sicher, dass die Pflege korrekt durchgeführt wird, und stärkt gleichzeitig das Sicherheitsgefühl des Patienten.

- **Die Verantwortung für die Pflege teilen**: In manchen Situationen kann es sinnvoll sein, **die Verantwortung auf** mehrere Familienmitglieder zu **verteilen**, damit sich der Patient nicht überlastet fühlt. Eine Person kann z. B. bei der Zubereitung von Medikamenten helfen, während eine andere Person die Wunde überwacht oder bei Rehabilitationsübungen hilft.

3.2 Unterstützung der Selbstständigkeit in einem sicheren Umfeld

Es ist auch wichtig, den Patienten zu ermutigen, **seine Autonomie zu wahren**, auch wenn Angehörige an der Pflege beteiligt sind. Die aktive Beteiligung an der eigenen Pflege stärkt das Selbstwertgefühl und die Motivation, sich an die medizinischen Empfehlungen zu halten.

- **Förderung der Unabhängigkeit**: Auch wenn der Patient Hilfe benötigt, ist es wichtig, ihn zu ermutigen, alles, was er tun kann, allein zu tun. Beispielsweise kann ein Patient in der Rehabilitation ermutigt werden, sich selbst anzuziehen und dabei Hilfe beim Schließen oder bei schwierigeren Handgriffen zu erhalten, oder aktiv an der Pflege seiner medizinischen Geräte (Sonde, Katheter) mitzuwirken und dabei strenge Hygieneregeln zu befolgen.
- **Die Umgebung anpassen** : Die Umgebung anzupassen, um sie für den Patienten zugänglicher zu machen, ist ebenfalls von entscheidender Bedeutung. Das Anbringen von Haltegriffen, die Verwendung ergonomischer Hilfsmittel oder die Umgestaltung des Raumes, damit er die Pflege leicht und sicher durchführen kann, kann die Integration der Pflege in die tägliche Routine erheblich erleichtern.

4. Machen Sie die Pflege zu einem positiven und wertschätzenden Moment

Die Pflege sollte nicht nur als Belastung, sondern auch als Chance zur **Selbstfürsorge** gesehen werden. Indem man eine positive Einstellung zur Pflege fördert, hilft man dem Patienten, sie besser zu akzeptieren und sich aktiv an ihr zu beteiligen.

4.1 Wertschätzende Pflegerituale schaffen

Wenn man die Pflege in **wertschätzende Rituale** verwandelt, fällt es leichter, sie in die tägliche Routine zu integrieren. Dies kann dazu beitragen, das Gefühl des Wohlbefindens und der Kontrolle beim Patienten zu stärken.

- **Pflege angenehm gestalten**: Für manche Patienten, vor allem solche mit chronischen Erkrankungen, kann die Pflege zu einer lästigen Pflicht werden. Sie können diese Momente angenehmer gestalten, indem Sie z. B. die Pflege mit einer angenehmen Aktivität verbinden, wie dem Hören sanfter Musik, dem Anzünden einer Kerze oder der Verwendung von duftenden, hautfreundlichen Pflegeprodukten.
- **Fortschritte hervorheben** : Es ist wichtig, **die kleinen Siege** im Pflegeprozess **zu feiern**, indem man die Fortschritte hervorhebt. Ein Verband, der nicht mehr so oft gewechselt werden muss, eine Narbe, die sich verbessert, oder weniger Schmerzen sind positive Zeichen, die hervorgehoben werden können, um den Patienten zum Weitermachen zu motivieren.

4.2 Förderung der Rechenschaftspflicht

Es ist auch von Vorteil, den Patienten zu ermutigen, sich für seine Gesundheit **verantwortlich** zu fühlen. Dies stärkt seine **Autonomie** und sein Selbstvertrauen.

- **Selbstpflege wertschätzen**: Wenn der Patient in der Lage ist, einen Teil seiner **Pflege** selbst zu regeln, ist es wichtig, ihn dafür wertzuschätzen. Ihm zu zeigen, dass seine Bemühungen wahrgenommen werden und er aktiv zu seiner eigenen Genesung beiträgt, ist eine wichtige Motivationsquelle.
- **Persönliche Ziele verwenden**: Das Setzen von erreichbaren **persönlichen Zielen** im Zusammenhang mit der Pflege kann den Patienten dazu ermutigen, sich mehr zu engagieren. Wenn Sie sich z. B. ein Ziel für die Mobilität nach Rehabilitationsübungen oder für die Verringerung des Pflegeaufwands bei einer abgeheilten Wunde setzen, kann dies den Bemühungen einen Sinn verleihen.

5. Vorausschauend handeln und sich auf Unvorhergesehenes einstellen

Schließlich ist es wichtig, **unvorhergesehene Ereignisse**, die im Alltag des Patienten auftreten können, vorauszusehen und ihm zu helfen, sich an diese Situationen anzupassen, ohne die Pflege zu vernachlässigen. Diese Anpassungsfähigkeit ist entscheidend, um die Kontinuität der Pflege auch unter schwierigen Umständen zu gewährleisten.

5.1 Notfalllösungen vorsehen

Notfalllösungen zur Verfügung zu haben, bedeutet, dass die Pflege bei Schwierigkeiten oder unvorhergesehenen Ereignissen nicht unterbrochen werden muss. Dazu gehört z. B. der schnelle Ersatz eines medizinischen Geräts oder die Verwaltung der Pflege bei Abwesenheit der pflegenden Person.

- **Zusätzliche Materialien bereitstellen**: Es ist immer ratsam, für den Fall der Fälle **doppelte** Pflegematerialien(Verbände, Antiseptika, medizinische Geräte) bereitzuhalten, um zu vermeiden, dass eine

Behandlung aufgrund fehlender Ressourcen abgebrochen werden muss.

- **Bilden Sie Ablösungen für** den **Fall** der **Abwesenheit aus**: Wenn eine nahestehende Person für bestimmte Pflegemaßnahmen verantwortlich ist, ist es wichtig, **Ablösungen** für den Fall der Abwesenheit dieser Person zu schaffen, indem Sie andere Familienmitglieder ausbilden oder eine Haushaltshilfe bereitstellen.

5.2 Die Pflege an die Lebenssituation anpassen

In manchen Fällen kann es notwendig sein, die Pflege an besondere Situationen anzupassen, z. B. **Reisen** oder **unvorhergesehene Ereignisse**.

- **Mitnahme der Pflege auf Reisen** : Wenn der Patient umziehen oder reisen muss, ist es wichtig zu planen, wie die Pflege aus der Ferne durchgeführt werden soll. Dies kann bedeuten, dass das benötigte Material transportiert werden muss oder dass lokale Lösungen (häusliche Krankenpflege, Apotheke) ermittelt werden müssen, um die Kontinuität der Pflege zu gewährleisten.
- **Umgang mit unvorhergesehenen Gesundheitsproblemen**: Manchmal können unvorhergesehene Komplikationen auftreten, z. B. plötzliche Schmerzen oder eine Infektion. Der Patient muss geschult werden, um auf solche Situationen **schnell reagieren** zu können, indem er weiß, wann er einen Arzt aufsuchen und wie er mit der Notfallversorgung umgehen muss.

Schlussfolgerung

Menschlichkeit im Herzen der Pflege

- Die Station für Brandverletzte: eine Schule der menschlichen Resilienz

Die **Abteilung für Brandverletzungen** wird oft als eine **Schule der menschlichen Widerstandsfähigkeit** beschrieben, sowohl für die Patienten, ihre Familien als auch für das Pflegepersonal. Angesichts von Verletzungen, die den Körper tiefgreifend verändern und das tägliche Leben erschüttern, ist diese Station der Ort, an dem ein erbitterter Kampf ums Überleben, um Heilung und Wiederaufbau stattfindet. Die Patienten, die hier betreut werden, erleiden intensive körperliche Leiden, lange und schmerzhafte Behandlungen sowie eine tiefe psychologische Erschütterung. Doch in dieser Tortur zeigt sich eine innere Stärke, die viele nicht vermutet hätten: die **Resilienz**.

Resilienz, die Fähigkeit, nach einem Trauma **wieder auf** die **Beine** zu **kommen**, entwickelt sich allmählich im Laufe der Pflege, der kleinen Fortschritte und der überwundenen Prüfungen. Sie betrifft nicht nur den Patienten, sondern auch die Pflegeteams, die eine enorme moralische Stärke beweisen müssen, um diese schmerzhaften Wege zu begleiten, und die Familien, die eine entscheidende Rolle beim Wiederaufbau ihrer Angehörigen spielen. So wird die Station für Brandverletzte zu einer echten Schule der Resilienz, in der jeder Tag ein Sieg gegen den Schmerz, die Verzweiflung und die irreversiblen Folgen von Verletzungen ist.

1. Die Widerstandsfähigkeit des Körpers gegenüber Verbrennungen: ein täglicher Kampf

Verbrennungen, seien sie thermischer, chemischer oder elektrischer Art, fügen dem Körper Verletzungen von seltener Heftigkeit zu. Die Haut, das erste Schutzorgan, wird schwer beschädigt, manchmal über große Körperflächen, und das Leben des Patienten ist aufgrund des Risikos eines hypovolämischen Schocks, schwerer Infektionen oder Multisystemschäden unmittelbar in Gefahr. Die Behandlung von Verbrennungen erfordert intensive chirurgische und medizinische Pflege sowie ständige Wachsamkeit, um Komplikationen zu vermeiden.

1.1 Der körperliche Wiederaufbau: eine lange Tortur

Die Widerstandsfähigkeit des Körpers drückt sich in seiner Fähigkeit aus, zu **vernarben**, sich wieder aufzubauen und zu heilen, doch dieser Prozess ist langwierig und schwierig. Die Patienten durchlaufen intensive Pflegephasen: Wundausschneidungen, Hauttransplantationen, komplizierte Verbände. Jede Pflegemaßnahme, so schmerzhaft sie auch sein mag, ist ein Schritt auf dem Weg zur Heilung.

- **Hauttransplantationen**: In vielen Fällen sind bei tiefen Verbrennungen **Hauttransplantationen** erforderlich, damit der Körper seine Schutzhülle wieder aufbauen kann. Der Patient muss sich oft mehreren chirurgischen Eingriffen unterziehen, damit sich die Haut neu bilden und die verbrannten Stellen bedecken kann.
- **Wundheilungspflege**: Die Wundheilung ist eine langsame, manchmal unvorhersehbare Phase. Sie erfordert eine kontinuierliche Pflege mit geeigneten Verbänden und Massagen, um Kontrakturen und dem Auftreten von hypertrophen Narben oder Keloiden vorzubeugen. Für den Patienten ist diese Pflege oft schmerzhaft, aber sie ist unerlässlich, um die Hautbarriere wieder aufzubauen und die Folgen zu begrenzen.

1.2 Schmerzmanagement: eine unumgängliche Dimension

Die **Schmerzbehandlung** steht im Mittelpunkt der Behandlung von Brandopfern. Dieser Schmerz ist nicht nur physisch, verursacht durch die Verbrennungen selbst und die notwendige Pflege, sondern auch psychologisch, bedingt durch den Verlust eines Körpers, den man kaum wiedererkennt.

- **Akute und chronische Schmerzen**: Verbrennungen verursachen starke **akute Schmerzen**, insbesondere bei

465

der Behandlung, aber sie führen auch zu lang anhaltenden chronischen Schmerzen. Die Bewältigung dieser Schmerzen im Alltag erfordert eine Kombination aus pharmakologischen Behandlungen (Analgetika, Morphin) und nicht-pharmakologischen Techniken (Hypnose, Entspannung), um dem Patienten zu helfen, sie besser zu tolerieren.

- **Resilienz gegenüber Schmerzen**: Im Laufe der Tage, Wochen und manchmal Monate der Pflege entwickelt der Patient eine Form der Resilienz gegenüber Schmerzen. Er lernt, sie zu **verstehen**, zu **tolerieren**, mit ihnen umzugehen und sich auf das Pflegepersonal und seine Familie zu stützen, um sie zu überwinden.

2. Psychologische Resilienz: Überwindung des Traumas und Wiederaufbau der eigenen Identität

Eine Verbrennung ist nicht nur eine körperliche Verletzung; sie ist auch ein großes **psychologisches Trauma**. Sie erzwingt eine plötzliche und abrupte Veränderung des Aussehens des Körpers, manchmal entstellt sie den Patienten, manchmal beraubt sie ihn seiner Mobilität oder bestimmter Funktionen. Dieser körperliche Schock geht mit einem Gefühl des Identitätsverlusts, Zukunftsangst und einer tiefgreifenden Infragestellung des Selbstbildes einher.

2.1 Umgang mit der Veränderung des Körperbildes

Eine der größten psychologischen Belastungen für Patienten mit schweren Verbrennungen ist die Konfrontation mit einem **neuen Körperbild**. Der Körper, der von den Narben tief gezeichnet ist, sieht nicht mehr so aus wie vorher. Diese Veränderung kann zu einem tiefen Schock, Selbstablehnung und sogar zu Depressionen führen.

- **Akzeptieren der körperlichen Veränderungen**: Die Akzeptanz des neuen Körpers erfordert Zeit und eine nachhaltige psychologische Begleitung. Dem Patienten muss geholfen werden, die **körperlichen Veränderungen** in seine neue Identität zu integrieren. Dies geschieht schrittweise, oft mit der Unterstützung von spezialisierten Psychologen oder Psychotherapeuten, aber auch mit der Hilfe des Behandlungsteams, das die Patienten ermutigt, über die Narben hinauszusehen.

- **Selbstvertrauen zurückgewinnen**: Bei der psychologischen Resilienz geht es darum, trotz der Folgen **wieder Selbstvertrauen zu gewinnen**. Dies geschieht durch die Anerkennung kleiner Siege: die Möglichkeit, sich wieder zu bewegen, an bestimmten Aktivitäten teilzunehmen oder auch Aspekte des Alltags wieder aufzunehmen, die verloren schienen.

2.2 Emotionale und psychologische Begleitung

Das durch Verbrennungen verursachte Trauma hinterlässt tiefe emotionale Spuren. Die psychologische Betreuung ist daher ein wesentlicher Bestandteil des Behandlungsverlaufs. Der Patient, der häufig unter einer **posttraumatischen Belastungsstörung** leidet, muss lernen, nicht nur das körperliche Leiden, sondern auch **Angst**, **Schuldgefühle** und manchmal das Gefühl des endgültigen Verlusts des alten Lebens zu überwinden.

- **Psychologische Unterstützung**: Von den ersten Tagen an arbeiten spezialisierte **Psychologen** und **Psychiater** mit den Patienten zusammen, um ihnen zu helfen, ihre Gefühle auszudrücken und das Trauma, das sie durchmachen, zu verstehen. Sie unterstützen sie bei der Wiederherstellung ihrer Identität und helfen ihnen, mit Depressionen oder Angststörungen, die auftreten können, umzugehen.
- **Rolle des Umfelds**: Auch das Umfeld spielt eine entscheidende Rolle für die psychische Widerstandsfähigkeit des Patienten. Die emotionale Unterstützung, Akzeptanz und das Wohlwollen der Familie und der Angehörigen tragen dazu bei, ihm bei der

467

Bewältigung dieses Schicksalsschlags zu helfen. Allerdings muss auch das Umfeld unterstützt werden, da es durch die Veränderung des physischen und psychischen Zustands des Patienten oftmals erschüttert wird.

3. Die Resilienz von Pflegekräften: Stärke und Solidarität im Angesicht der Prüfung

Die Arbeit in einer Abteilung für Brandverletzte erfordert ein hohes Maß an mentaler und emotionaler Stärke. Das Pflegepersonal, das täglich mit extremen Schmerzen, psychischen Leiden und lebensbedrohlichen Situationen konfrontiert ist, muss echte Resilienz entwickeln, um den Patienten weiterhin die bestmögliche Versorgung zukommen zu lassen und gleichzeitig das eigene Gleichgewicht zu bewahren.

3.1 Die emotionale Herausforderung für Pflegende

Die emotionale Belastung der Pflegekräfte in einer Abteilung für Brandverletzte ist immens. Sie sind mit schwer verletzten Patienten, manchmal auch Kindern, konfrontiert, die nicht nur körperlich, sondern auch psychisch leiden. Sie müssen in der Lage sein, einfühlsame Unterstützung zu bieten und gleichzeitig die nötige Distanz zu wahren, um ihr eigenes emotionales Gleichgewicht zu schützen.

- **Vermeidung von Burnout**: Aufgrund der intensiven Pflege und der oft langen Dauer der Patientenbetreuung ist das Risiko eines **Burnouts** in diesen Abteilungen hoch. Die Pflegekräfte müssen lernen, mit ihren eigenen Emotionen umzugehen, ihre Erlebnisse mit Kollegen zu teilen und sich auf Selbsthilfegruppen oder Strukturen zur Nachbesprechung zu verlassen.
- **Solidarität im Pflegeteam** : Die Widerstandsfähigkeit von Pflegekräften beruht auch auf der **Solidarität** innerhalb des Teams. Pfleger, Ärzte, Pflegehelfer und Physiotherapeuten arbeiten zusammen, unterstützen sich

gegenseitig in schwierigen Situationen und teilen Erfolge wie auch Schwierigkeiten. Diese Solidarität ist ein Schlüsselelement bei der Bewältigung von emotionaler Erschöpfung.

3.2 Der Sinn der Pflege als Motor der Resilienz

Für Pflegekräfte ist einer der Motoren der Resilienz die **Bedeutung der Pflege**, die sie ihren Patienten zukommen lassen. Sie wissen, dass jede Geste zählt, dass ihre Anwesenheit und ihr Engagement einen Unterschied im Leben der Patienten machen.

- **Kleine Siege**: Zu sehen, wie ein Patient die Beweglichkeit eines Gliedes wiedererlangt, einen schwierigen Eingriff übersteht oder nach einer langen Schmerzphase einfach nur lächelt, ist eine tiefe **Motivationsquelle** für das Pflegepersonal. Diese kleinen täglichen Siege nähren ihre Resilienz und lassen sie trotz aller Widrigkeiten weiter machen.

4. Die Rückkehr ins Leben: Eine alltägliche Resilienz, die neu erfunden werden muss

Die Abteilung für Brandverletzte ist oft der Ausgangspunkt eines langen Weges zur sozialen, familiären und beruflichen Wiedereingliederung. Für die Patienten bedeutet die Entlassung aus dem Krankenhaus nicht das Ende der Tortur, sondern den Beginn eines neuen Lebens, in dem sie weiterhin ihre Widerstandsfähigkeit unter Beweis stellen müssen.

4.1 Mit einem neuen Körper wieder in den Alltag einsteigen

Nach wochen- oder gar monatelanger Behandlung muss der Patient wieder lernen, **mit einem veränderten Körper zu leben**. Diese Reintegration ist eine immense Herausforderung, da sie nicht nur eine körperliche, sondern auch eine psychologische Anpassung erfordert.

- **Rehabilitation und Selbstständigkeit**: Die körperliche Rehabilitation wird auch lange nach der Entlassung aus dem Krankenhaus fortgesetzt. Sie zielt darauf ab, ein Höchstmaß an **Mobilität, Selbstständigkeit** und **Funktionalität** im täglichen Leben wiederherzustellen. Dazu gehören regelmäßige Übungen, Wundheilungsmaßnahmen und manchmal das Tragen von Kompressionskleidung, um hypertrophe Narben zu vermeiden.
- **Wiederaufbau des Selbstwertgefühls**: Sozial muss der Patient lernen, sich mit dem neuen Körper **wieder aufzubauen**. Die Rückkehr ins Berufsleben und die Wiederherstellung der sozialen und familiären Beziehungen erfordern eine ständige Resilienz. Dies bedeutet, sich den Blicken der anderen zu stellen, die sichtbaren Narben zu akzeptieren und einen neuen Sinn für das Leben nach dem Trauma zu finden.

4.2 Veränderungen akzeptieren und sich neu aufbauen

Resilienz, im täglichen Leben nach der Pflege, ist ein fortlaufender Prozess. Es geht nicht darum, zum alten Leben zurückzukehren, sondern darum, **das Leben** mit den neuen Grenzen und Möglichkeiten, die sich dem Patienten bieten, **neu zu erfinden**.

- **Neue Orientierungspunkte finden**: Zur Resilienz gehört die Fähigkeit, **sich** an eine neue Realität **anzupassen**, Aktivitäten und Hobbys neu zu erfinden und persönliche und berufliche Ziele neu zu definieren. Viele Patienten finden in ihren Lebensläufen Inspirationen und entwickeln eine innere Stärke, die sie vor dem Unfall nicht vermutet hätten.
- **Rolle des Umfelds und der Verbände** : Patienten- und Selbsthilfeorganisationen spielen ebenfalls eine entscheidende Rolle in diesem Resilienzprozess. Sie bieten Räume, in denen sich Patienten über ihre Erfahrungen austauschen und sich gegenseitig auf ihrem

Weg des Wiederaufbaus unterstützen und inspirieren können.

- Angehende Pflegehelfer/innen ermutigen, diese Fachrichtung zu wählen

Angehende Pflegehelfer/innen zu ermutigen, sich **für die Fachrichtung Brandverletztenabteilung zu entscheiden**, ist ein Ansatz, der auf der Wertschätzung der vielen Facetten dieses Berufs beruht, der sowohl technisch als auch menschlich und zutiefst verändernd ist. Die Arbeit in dieser Abteilung erfordert zwar große physische und psychische Stärke, bietet aber auch eine **einzigartige menschliche Erfahrung**, bei der man direkt zum Wiederaufbau von Leben beiträgt, die durch schwere Unfälle, Traumata oder verheerende Verletzungen zerstört wurden. In diesem Fachgebiet entwickelt man spezifische Fähigkeiten, sowohl in der Pflege als auch in der psychologischen Betreuung der Patienten, und kultiviert gleichzeitig wichtige Eigenschaften wie Einfühlungsvermögen, Belastbarkeit und Teamarbeit.

Auch wenn die Vorstellung, in dieser Abteilung zu arbeiten, auf den ersten Blick einschüchternd wirken mag, so ist es doch auch ein Fachgebiet, das **große Befriedigung** und das **Gefühl eines tiefen Beitrags** vermittelt. Die Rolle der Pflegehilfskräfte ist hier von entscheidender Bedeutung, da sie den Patienten in jeder Phase ihres Heilungsprozesses ganz nahe sind. Sie sind nicht nur an der hochspezialisierten technischen Versorgung beteiligt, sondern auch eine wichtige Stütze bei der emotionalen Unterstützung der Patienten und ihrer Familien. Wer sich für diese Fachrichtung entscheidet, tritt in einen Beruf ein, in dem jeder Tag zählt, jede Geste einen Unterschied macht und die **menschliche Beziehung** im Mittelpunkt der Pflege steht.

1. Eine entscheidende Rolle bei der Heilung und Rekonstruktion von Patienten

Die Abteilung für schwere Verbrennungen ist aufgrund der Art der behandelten Verletzungen und der **Intensität der Pflege**, die für die Genesung der Patienten erforderlich ist, einzigartig. Die Pflegekräfte spielen hier eine zentrale Rolle, da sie den Patienten von ihrer Ankunft im Krankenhaus an und während ihres gesamten Behandlungsverlaufs nahe sind. Ihre Arbeit ist unerlässlich, um **den Heilungsprozess** sowohl auf körperlicher als auch auf emotionaler Ebene zu **begleiten**.

1.1 Ein technischer und vielseitiger Beruf

Pflegehilfskräfte in einer Abteilung für Brandverletzungen entwickeln **fortgeschrittene technische** Fähigkeiten, die weit über die üblichen Pflegehandlungen hinausgehen. Sie werden in speziellen Verfahren im Zusammenhang mit der Pflege von Verbrennungen, der Infektionsprävention, dem Umgang mit komplexen Verbänden und der Begleitung bei Hauttransplantationen geschult.

- **Versorgung komplexer Wunden** : Die Verbände von Brandwunden erfordern sehr genaue Techniken, um Infektionen zu vermeiden, die Wundheilung zu fördern und Komplikationen vorzubeugen. Pflegehilfskräfte spielen eine Schlüsselrolle bei dieser täglichen Pflege, die sowohl technisch anspruchsvoll ist als auch auf die Schmerzen des Patienten eingeht.
- **Überwachung von Vitalzeichen und Komplikationen** : In einer Abteilung, in der sich die Patienten häufig in kritischen Situationen befinden, werden Pflegehelfer/innen in der **sorgfältigen** Überwachung des Gesundheitszustands der Patienten geschult. Sie müssen wissen, wie sie frühe Anzeichen von Komplikationen wie Infektionen oder Schocks erkennen und eng mit

Krankenschwestern und Ärzten zusammenarbeiten, um die Pflege entsprechend anzupassen.

1.2 Eine tiefe menschliche Beziehung zu den Patienten

Mit der Entscheidung, in dieser Abteilung zu arbeiten, betreten die Pflegehelfer/innen ein Fachgebiet, in dem der **menschliche Kontakt** besonders stark ausgeprägt ist. Das Trauma einer Verbrennung schafft eine einzigartige Nähe zwischen Pfleger und Patient. Diese Beziehung beruht auf der täglichen Begleitung, dem Zuhören, der moralischen Unterstützung und manchmal sogar der Hilfe beim psychologischen Wiederaufbau.

- **Schmerzbegleitung**: Patienten **mit** schweren Verbrennungen durchleben Momente intensiven Schmerzes, sowohl physisch als auch psychisch. Pflegehelfer sind oft die ersten, die eingreifen, um dieses Leiden zu lindern, nicht nur durch Pflege, sondern auch durch ihre **tröstende Präsenz** und ihr aufmerksames Zuhören. Diese unterstützende Rolle ist von entscheidender Bedeutung, um den Patienten zu helfen, diese schwierige Zeit zu überstehen.
- **Ermutigung im Heilungsprozess**: Die Genesung von Brandverletzten ist langwierig und mit Hindernissen gespickt. Pflegekräfte sind dazu da, die Patienten bei jedem Schritt zu ermutigen, sei es bei kleinen körperlichen Fortschritten oder bei der Anpassung an ein neues Körperbild. Sie spielen eine grundlegende Rolle bei der **Stärkung der Motivation** des Patienten, indem sie die Fortschritte hervorheben und dabei helfen, Momente der Entmutigung zu überwinden.

2. Entwicklung einzigartiger menschlicher und beruflicher Fähigkeiten

Die Arbeit in einer Abteilung für Brandverletzte ermöglicht es Pflegekräften, berufliche und menschliche Fähigkeiten zu entwickeln, die sie in anderen Fachbereichen wahrscheinlich nicht erwerben würden. Die komplexe und schwierige Art der Pflege in dieser Abteilung erfordert besondere Qualitäten: Einfühlungsvermögen, Geduld, Belastbarkeit und die Fähigkeit, unter Druck zu arbeiten.

2.1 Resilienz gegenüber schwierigen Situationen entwickeln

Die Behandlung von Brandverletzungen konfrontiert das Pflegepersonal mit besonders schwierigen menschlichen Realitäten: Leiden, Not, Veränderungen des Körpers, manchmal sogar der Verlust des Lebens. Diese Konfrontation erfordert eine hohe **mentale Belastbarkeitund** die Fähigkeit, mit den eigenen Emotionen umzugehen, um für die Patienten verfügbar und wirksam zu bleiben.

- **Lernen, mit emotionaler Intensität umzugehen**: Krankenpflegehelfer müssen lernen, mit ihrem **eigenen Stress** umzugehen und sich in schwierigen Situationen zurückzunehmen, während sie gleichzeitig empathisch und für die Patienten da sind. Die Arbeit in dieser Abteilung ist eine Schule der Resilienz, in der wertvolle Fähigkeiten für den Umgang mit Krisensituationen oder Situationen mit hoher emotionaler Intensität entwickelt werden.
- **Vom Pflegeteam unterstützt werden** : Die Widerstandsfähigkeit der Pflegehelfer in dieser Abteilung beruht auch auf der **Solidarität** und Unterstützung durch das multidisziplinäre Team. In einem Umfeld zu arbeiten, in dem gegenseitige Unterstützung eine große Rolle spielt, hilft dabei, mit Momenten des Zweifels oder der Erschöpfung besser umzugehen und ein starkes Gefühl der Zugehörigkeit zum Team zu entwickeln.

2.2 In einem multidisziplinären Team arbeiten

In der Abteilung für Brandverletzte ist **Teamarbeit** von entscheidender Bedeutung. Die Pflegehelfer arbeiten eng mit Ärzten, Chirurgen, Physiotherapeuten, Psychologen und Krankenschwestern zusammen, um den Patienten eine umfassende Betreuung zu bieten. Diese Interaktion bereichert ihre Berufserfahrung und ermöglicht es ihnen, Fähigkeiten im Umgang mit komplexer Pflege zu entwickeln.

- **Zusammenarbeit mit Experten**: Pflegehilfskräfte in dieser Abteilung haben die Möglichkeit, mit spezialisierten Fachkräften wie plastischen Chirurgen, Psychologen oder Rehabilitationskräften zusammenzuarbeiten. Diese **Interdisziplinarität** ermöglicht es ihnen, ständig dazuzulernen und den gesamten Heilungsprozess der Patienten besser zu verstehen.
- **Dreh- und Angelpunkt im Pflegeverlauf werden**: Pflegehilfskräfte sind oft ein **Bezugspunkt** für Patienten, da sie in jeder Phase der Pflege anwesend sind. Sie helfen dabei, die Pflege zu koordinieren, Informationen zwischen den verschiedenen Akteuren des Pflegeteams weiterzuleiten und die Kontinuität der Pflege zu gewährleisten. Diese zentrale Position stärkt ihre Rolle und Bedeutung im Behandlungsverlauf der Patienten.

3. Eine Fachrichtung, die dem Beruf des Pflegehelfers Sinn verleiht

Die Entscheidung, in einer Abteilung für Brandverletzte zu arbeiten, bedeutet, sich für ein Fachgebiet zu entscheiden, in dem jeder Handgriff zählt und jeder Tag eine neue Herausforderung, aber auch eine enorme Befriedigung mit sich bringt. Dieser Dienst bietet dem Beruf des Krankenpflegehelfers einen **tieferen Sinn**, da er einen direkten und sichtbaren Einfluss auf das Leben der Patienten hat, die oftmals aus einer kritischen Situation heraus den Weg zum Wiederaufbau und zur Selbstständigkeit gehen.

3.1 Den konkreten Fortschritt von Patienten sehen

Die Arbeit in dieser Abteilung ermöglicht es den Pflegekräften, die Ergebnisse ihrer Bemühungen **konkret zu sehen**. Jeder Verband, jede Pflege, jedes tröstende Wort trägt direkt zur Verbesserung des Zustands des Patienten bei.

- Die **Verwandlung** miterleben: innen/Pflegehelfer sehen mit eigenen Augen, wie **sich** die Patienten von ihrem kritischen Zustand zu ihrer allmählichen Rückkehr in die Selbstständigkeit **entwickeln**. Dieser Fortschritt ist zwar langsam, aber eine immense Quelle des **Stolzes** und der beruflichen Zufriedenheit.
- **Greifbare Auswirkungen haben**: Im Gegensatz zu manchen Fachrichtungen, in denen die Auswirkungen der Arbeit eher diffus sein können, sieht der Pfleger in einer Abteilung für Brandverletzungen direkt die Vorteile seiner Arbeit. Jede Pflege ermöglicht es dem Patienten zu heilen, jede Ermutigung hilft dem Patienten, den Mut zum Kämpfen wiederzufinden. Dieses **Gefühl, gebraucht** zu werden, **ist** zutiefst befriedigend.

3.2 An einem menschlichen Abenteuer teilnehmen

Die Station für Brandverletzte ist auch ein einzigartiges **menschliches Abenteuer**, sowohl für das Pflegepersonal als auch für die Patienten. Es ist ein Ort, an dem man mit der Verletzlichkeit des menschlichen Daseins konfrontiert wird, aber auch mit der außergewöhnlichen Kraft des menschlichen Geistes. Für Pflegehelfer ist es eine seltene Gelegenheit, an diesem Abenteuer der Resilienz und des Wiederaufbaus teilzunehmen.

- **Langfristige Bindungen zu den Patienten aufbauen** : Bei der Arbeit auf einer Verbrennungsstation bauen Pflegekräfte oft eine **starke Bindung** zu den Patienten auf, die unter Umständen lange Zeit im Krankenhaus bleiben müssen. Durch diesen längeren Kontakt lernt man die Patienten besser kennen, wird Zeuge ihrer Kämpfe und teilt ihre Siege. Diese menschlichen Beziehungen sind oft bereichernd und dauerhaft.

- **Teil einer intensiven** Pflegemission **sein**: In dieser Abteilung zu arbeiten bedeutet auch, sich an einer Pflegemission zu beteiligen, bei der jeder Tag eine Gelegenheit ist, einen Unterschied zu machen. Für Pflegekräfte, die auf der Suche nach Sinn und Herausforderungen sind, ist dies eine Fachrichtung, die reiche und prägende Erfahrungen bietet, sowohl auf persönlicher als auch auf beruflicher Ebene.

- Die Zukunft der Verbrennungspflege: Auf dem Weg zu mehr Technologie und Menschlichkeit

Die **Zukunft der Versorgung von Brandverletzten** ist Teil einer faszinierenden Dynamik, die sich an der Schnittstelle von **Technologie** und **Menschlichkeit** abspielt. Diese beiden Aspekte stehen nicht im Widerspruch zueinander, sondern ergänzen und bereichern sich gegenseitig. Während der technologische Fortschritt die Versorgung von Brandverletzten revolutioniert hat und immer effizientere Lösungen zur Beschleunigung der Heilung und zur Verbesserung der Lebensqualität der Patienten bietet, steht das menschliche Element weiterhin im Mittelpunkt dieser Versorgung. Diese doppelte Bewegung hin zu immer fortschrittlicheren Technologien und einer einfühlsameren Beziehung zwischen Pflegekraft und Patient definiert die Landschaft der Verbrennungspflege neu. Medizinische Innovationen führen zu leistungsfähigeren Behandlungen, lassen aber gleichzeitig einen wesentlichen Platz für die menschliche Begleitung, die für die psychologische und emotionale Heilung der Patienten unerlässlich ist.

In einem Bereich, in dem Brandverletzungen nicht nur physisch traumatisch sind, sondern auch psychologisch und sozial behindernd wirken, liegt die Zukunft der Pflege in der

harmonischen Ergänzung von Technologie und Menschlichkeit. Neue Ansätze, von Tissue Engineering bis hin zur Telemedizin, verändern die Pflege, müssen aber immer von echter menschlicher Unterstützung begleitet werden, um eine vollständige Heilung zu ermöglichen.

1. Technologische Fortschritte im Dienste von Brandopfern

Die Versorgung von Brandverletzten entwickelt sich dank der technologischen Fortschritte, die die Behandlung der Patienten sowohl in Bezug auf die medizinische Behandlung als auch auf die Rehabilitationstechniken revolutionieren, ständig weiter. Die Innovationen ebnen den Weg für eine schnellere Wundheilung, bessere ästhetische und funktionelle Ergebnisse und weniger körperliches Leiden.

1.1 Biomaterialien und künstliche Haut

Eine der größten Herausforderungen bei der Behandlung von tiefen Verbrennungen ist die Regeneration der Haut. **Künstliche Haut** und **Biomaterialien** gehören zu den vielversprechendsten Innovationen in diesem Bereich.

- **Künstliche Haut und Biomaterialien**: Dank der fortgeschrittenen Forschung im Bereich Tissue Engineering ist es nun möglich, **biokompatible Materialien** herzustellen, die beschädigte Haut ersetzen. Diese Materialien sind so konzipiert, dass sie die Regeneration von Hautzellen fördern, gleichzeitig das Infektionsrisiko senken und die Wundheilung beschleunigen. Diese künstlichen Häute, ob temporär oder dauerhaft, sind ein echter Durchbruch für Patienten mit tiefen Verbrennungen, die eine Transplantation benötigen.
- **Verbesserte Hauttransplantationen** : Die Techniken der **Hauttransplantation** werden weiterentwickelt, wobei

Methoden entwickelt werden, die Narbenbildung zu minimieren und das Aussehen und die Funktion der Haut bestmöglich wiederherzustellen. Durch die Kultivierung von Hautzellen des Patienten im Labor und die anschließende Applikation auf die Wunde kann das Risiko einer Abstoßung minimiert und ein harmonischeres ästhetisches Ergebnis erzielt werden.

1.2 Intelligente und vernetzte Pflaster

Intelligente Pflaster sind eine weitere wichtige Innovation, die die Versorgung von Brandverletzten verändern wird. Diese mit Sensoren ausgestatteten Verbände ermöglichen eine kontinuierliche Überwachung der Wunde und geben automatisch Medikamente ab, je nach Zustand der Wundheilung.

- **Echtzeitüberwachung**: Diese Verbände sind in der Lage, wichtige Parameter wie Wundfeuchtigkeit, Temperatur und pH-Wert zu überwachen, die Frühindikatoren für Infektionen oder Komplikationen sind. Diese Daten werden dann über vernetzte Geräte an das Pflegepersonal weitergeleitet und ermöglichen so eine genaue und kontinuierliche Überwachung des Wundverlaufs.
- **Verabreichung von Medikamenten** : Intelligente Pflaster können auch Reservoirs mit Medikamenten, wie Antibiotika oder Schmerzmitteln, enthalten und diese automatisch als Reaktion auf Veränderungen in der Wunde abgeben. Dadurch kann **die Pflege personalisiert** und manuelle Eingriffe reduziert werden, während gleichzeitig eine optimale Behandlung gewährleistet wird.

1.3 Zelltherapien und Hautregeneration

Ein weiterer vielversprechender technologischer Fortschritt sind **Zelltherapien**, bei denen die Hautfunktion durch den Einsatz von Stammzellen und Wachstumsfaktoren wiederhergestellt werden soll. Diese Techniken eröffnen neue Perspektiven für die Hautregeneration bei Patienten mit schweren Verbrennungen.

- **Stammzellen und Regeneration**: Stammzellen, die sich in verschiedene Zelltypen verwandeln können, können zur **Förderung der Regeneration von Hautgewebe** eingesetzt werden. Durch die Injektion von Stammzellen in eine Wunde kann die Produktion neuer Hautzellen angeregt werden, wodurch die Qualität der Wundheilung verbessert und die Narbenbildung verringert wird.
- **Wachstumsfaktoren**: **Wachstumsfaktoren**, natürlich im Körper vorkommende Proteine, können zur Beschleunigung der Wundheilung eingesetzt werden, indem sie die Produktion neuer Hautzellen anregen und Entzündungen regulieren. Diese Zelltherapien sind ein vielversprechender Ansatz, um die Ergebnisse bei Patienten mit Verbrennungen zu verbessern.

2. Die Humanisierung der Pflege: Auf dem Weg zu einer ganzheitlichen Betreuung

Auch wenn die Technologie spektakuläre Fortschritte bringt, bleibt das menschliche Element bei der Behandlung von Brandverletzungen **unverzichtbar**. Die Heilung beschränkt sich nicht auf die körperliche Wiederherstellung, sondern beinhaltet auch den emotionalen und psychologischen Wiederaufbau. Angesichts von Verletzungen, die den Körper radikal verändern, benötigen die Patienten eine aufmerksame und einfühlsame Begleitung, um diese Tortur zu überstehen.

2.1 Verstärkte psychologische und emotionale Betreuung

Verbrennungen führen zu einem tiefen Trauma, das nicht nur körperlich, sondern auch psychologisch bedingt ist. Die Patienten haben oft mit einem **posttraumatischen Schock**, **Angstzuständen** und **Depressionen** zu kämpfen, da sich ihr Aussehen verändert hat und die Verletzungen schmerzhaft sind.

- **Psychologische Betreuung von Anfang an**: Bereits in den ersten Tagen des Krankenhausaufenthalts sollte eine **psychologische Betreuung** stattfinden, die den Patienten hilft, mit der emotionalen Notlage umzugehen. Spezialisierte Psychologen arbeiten mit den Patienten zusammen, um ihnen zu helfen, ihre Gefühle auszudrücken, ihre Ängste zu überwinden und nach und nach ein psychologisches Gleichgewicht zu finden.
- **Rehabilitation des Körperbildes**: Das Akzeptieren der Veränderung des Körpers ist eine langwierige Prüfung. Die Pflege von Brandverletzten muss eine **Rehabilitation des Körperbildes** beinhalten, um die Patienten bei der Wiederentdeckung ihres Körpers zu begleiten und ihnen zu helfen, ihre Narben zu akzeptieren. Dieser Aspekt der Pflege erfordert ein hohes Maß an Menschlichkeit, da er die Intimsphäre und die Identität der Patienten berührt.

2.2 Die zentrale Stellung der Pflegenden: zwischen Fachwissen und Empathie

Die Rolle der Pflegekräfte in einer Abteilung für Brandverletzte geht über die bloße Ausführung technischer Pflege hinaus. Sie sind die **Hüter der menschlichen Bindung** in einem Prozess, in dem die Technologie, so fortschrittlich sie auch sein mag, die aufmerksame und einfühlsame Präsenz nicht ersetzen kann.

- **Präsenz und Zuhören**: Pflegekräfte, insbesondere Pflegehilfskräfte, sind in jedem Moment des Tages ganz nah an den Patienten dran. Sie sind oft die Ersten, die Ängste, Schmerzen oder unausgesprochene Bedürfnisse erkennen. Ihre Rolle geht über die technische Pflege hinaus: Sie bieten **moralische Unterstützung, aktives Zuhören** und eine **wohlwollende Präsenz**, durch die sich der Patient umgeben und verstanden fühlen kann.
- **Fortlaufende Empathie-Schulung**: Angesichts der technologischen Fortschritte ist es von entscheidender Bedeutung, dass Pflegekräfte weiterhin **in empathischer Kommunikation** und psychologischer

481

Schmerzbehandlung **geschult** werden. Die Humanisierung der Pflege bedeutet, dass Pflegekräfte nicht nur auf den Einsatz neuer Technologien vorbereitet sein müssen, sondern auch darauf, ihre Pflege anzupassen, um eine tiefere emotionale Unterstützung zu bieten.

2.3 Unterstützung der Familien: ein Pfeiler des Pflegeverlaufs

Die Heilung von Patienten mit Verbrennungen kann nicht ohne die Unterstützung ihrer Familien erfolgen. Auch die Familien durchleben Momente der Angst und des Leidens, wenn sie sehen, wie ein geliebter Mensch durch die Verletzungen verändert wird.

- **Begleitung der Angehörigen**: Die Versorgungseinrichtungen für Brandverletzte sollten **Begleitprogramme für die Familien** integrieren, um ihnen dabei zu helfen, diese Tortur zu überstehen. Selbsthilfegruppen, Familientherapie und Informationsworkshops können eingerichtet werden, um den Familien Werkzeuge an die Hand zu geben, die ihnen helfen, den Heilungsprozess besser zu verstehen und sich auf die Herausforderungen der Heimkehr vorzubereiten.
- **Informieren und beruhigen** : Die Familien müssen regelmäßig über die Entwicklung des Zustands ihres Angehörigen **informiert** werden. Dieser ständige Dialog **beruhigt** sie und bindet sie in den Heilungsprozess ein, indem er ihnen hilft, ihren Platz an der Seite des Patienten zu finden, ohne sich hilflos zu fühlen.

3. Telemedizin und die Kontinuität der Versorgung nach dem Krankenhausaufenthalt

Die **Telemedizin** ist ein weiterer Schlüsselaspekt für die Zukunft der Versorgung von Brandverletzten. Sie ermöglicht eine längere Nachsorge der Patienten nach ihrer Entlassung aus dem Krankenhaus, indem sie eine **Fernüberwachung** und den Zugang zur Versorgung auch für diejenigen sicherstellt, die weit entfernt von spezialisierten Zentren leben.

3.1 Patientenbetreuung aus der Ferne

Die Heilung von Brandwunden kann ein langwieriger Prozess sein, der regelmäßige Pflege und eine sorgfältige Überwachung über Wochen oder sogar Monate nach der Entlassung aus dem Krankenhaus erfordert. Dank der Telemedizin können die Pflegekräfte den Verlauf der Wunden aus der Ferne verfolgen und bei Komplikationen schnell eingreifen.

- **Online-Konsultationen**: Patienten können regelmäßige **Online-Konsultationen** in Anspruch nehmen, bei denen sie Fotos ihrer Wunden teilen und ihre Symptome beschreiben. Dadurch können die Pflegekräfte den Heilungsstatus aus der Ferne beurteilen und Ratschläge für die häusliche Pflege geben.
- **Vernetzte Geräte**: **Vernetzte medizinische Geräte** wie intelligente Pflaster oder Temperatursensoren ermöglichen es, die Entwicklung von Wunden in Echtzeit zu überwachen und bei Anzeichen einer Infektion oder einer Verschlechterung des Gesundheitszustands eine Warnung zu senden.

3.2 Fernrehabilitation und Telepflege

Als Ergänzung zur medizinischen Betreuung wird auch die Rehabilitation aus der Ferne durch **Telepflege** möglich. Patienten können zu Hause unter der Aufsicht von Physiotherapeuten und anderen Betreuern an Rehabilitationsprogrammen teilnehmen.

- Rehabilitationsübungen **zu Hause**: Über Telehealth-Plattformen können Patienten individuelle Übungsprogramme absolvieren, die auf ihren körperlichen Zustand abgestimmt sind. So können sie Mobilitäts- und **Muskelaufbauübungen** von zu Hause aus durchführen und werden dabei in Echtzeit über Videokonferenzen mit Physiotherapeuten beraten.

- **Psychologische Unterstützung aus** der Ferne: Die psychologische Dimension wird auch aus der Ferne betreut. Die Patienten können **Telekonsultationen** mit Psychologen in Anspruch nehmen, um ihre emotionale Aufbauarbeit auch nach der Entlassung aus dem Krankenhaus fortzusetzen.